高等职业教育旅游与酒店管理类专业"十四五"系列教材

餐饮食品安全
（第2版）
CATERING AND FOOD SAFETY

主　编　王　鑫　熊　敏
副主编　向　芳　张　淼　唐英明
　　　　林　丹　刘思奇　谭　杨
　　　　许程剑

东南大学出版社
SOUTHEAST UNIVERSITY PRESS
·南京·

图书在版编目(CIP)数据

餐饮食品安全 / 王鑫,熊敏主编. — 2版. — 南京：东南大学出版社,2023.10
　ISBN 978-7-5766-0886-1

Ⅰ.①餐… Ⅱ.①王… ②熊… Ⅲ.①饮食业-食品安全　Ⅳ.①R155.6

中国国家版本馆 CIP 数据核字(2023)第 185468 号

责任编辑:张丽萍　　责任校对:张万莹　　封面设计:王　玥　　责任印制:周荣虎

餐饮食品安全（第 2 版）

Canyin Shipin Anquan(Di-er Ban)

主　　编	王　鑫　熊　敏
出版发行	东南大学出版社
出 版 人	白云飞
社　　址	南京市四牌楼 2 号(邮编:210096　电话:025－83793330)
经　　销	全国各地新华书店
印　　刷	南京玉河印刷厂
开　　本	787 mm×1092 mm　1/16
印　　张	11.75
字　　数	286 千字
版 印 次	2023 年 10 月第 2 版第 1 次印刷
书　　号	ISBN 978-7-5766-0886-1
定　　价	45.00 元

本社图书若有印装质量问题,请直接与营销部联系,电话:025-83791830。

出 版 说 明

当前职业教育还处于探索过程中,教材建设"任重而道远"。为了编写出切实符合旅游管理专业发展和市场需要的高质量教材,我们搭建了一个全国旅游与酒店管理类专业"十三五"规划建设、课程改革和教材出版的平台,加强旅游管理类各高职院校的广泛合作与交流。在编写过程中,我们始终贯彻高职教育的改革要求,把握旅游与酒店管理类专业"十三五"规划课程建设的特点,体现现代职业教育新理念,结合各校的精品课程建设,每本书都力求精雕细琢,全方位打造精品教材,力争把该套教材建设成为国家级规划教材。

质量和特色是一本教材的生命。与同类书相比,本套教材力求体现以下特色和优势:

1. 先进性:形式上,尽可能以"立体化教材"模式出版,突破传统的编写方式,针对各学科和课程特点,综合运用"案例导入""模块化"和"MBA 任务驱动法"的编写模式,设置各具特色的栏目;内容上,重组、整合原来教材内容,突出学生的技术应用能力训练与职业素质培养,形成新的教材结构体系。

2. 实用性:突出职业需求和技能为先的特点,加强学生的技术应用能力训练与职业素质培养,切实保证在实际教学过程中的可操作性。

3. 兼容性:既兼顾劳动部门和行业管理部门颁发的职业资格证书或职业技能资格证书的考试要求又高于其要求,努力使教材的内容与其有效衔接。

4. 科学性:所引用标准是最新国家标准或部颁标准,所引用的资料、数据准确、可靠,并力求最新;体现学科发展最新成果和旅游业最新发展状况;注重拓展学生思维和视野。

本套教材聚集了全国最权威的专家队伍和由江苏、四川、山西、浙江、上海、海南、河北、新疆、云南、湖南等省、市、自治区的近 60 所高职院校参加的最优秀的一线教师。借此机会,我们对参加编写的各位教师、各位审阅专家以及关心本套教材的广大读者,致以衷心的感谢,希望在以后的工作和学习中为本套教材提出宝贵的意见和建议。

高等职业教育旅游与酒店管理类专业"十四五"系列教材编委会

前言 PREFACE

《餐饮食品安全》教材自2015年出版以来,在众多旅游与酒店管理类专业教学中已经使用了近八年。为了更好地满足现阶段旅游与酒店管理类专业教育教学的需求,我们重新修订了《餐饮食品安全》教材。

随着经济发展和人民生活水平的提高,我国民众的生活方式发生悄然变化,由吃饱、吃好转变为吃得健康。我国食品安全水平不断提升,但是我国食品安全治理体系仍然存在薄弱环节,我国仍处于食品安全风险隐患凸显和食品安全事件高发期。餐饮服务业是与消费者关系最为密切的食品经营行业,几乎每个人都有餐饮消费的经历,相对其他食品行业而言,餐饮服务业更加直接地面对消费者,在餐饮业中出现的食品安全问题日益突出。

随着2015年10月1日新的《中华人民共和国食品安全法》颁布实施,首次以法律的形式明确了"地方政府负总责、监督部门各负其责、企业是第一责任人"的食品安全责任体系。近年来,我国的食品安全法律和监管体系日益完善,但"从农田到餐桌"的食品安全问题日益复杂化,食品安全问题多发频发;食源性疾病存在漏报、瞒报情况,由其引发的潜在风险尚未引起足够重视。食品安全治理仍然任重道远。

因此,本教材紧紧围绕餐饮行业特点,从餐饮生产环节入手,将食品安全理论与新的法规标准、研究成果、典型案例充分结合,着重介绍餐饮企业进行食品安全管理的方法和措施,指导餐饮服务从业者在生产经营中确保餐饮食品安全,保障消费者身体健康。

本教材采用项目导向、模块化设置和任务驱动编写法进行编写,以餐饮食品生产流程为主线设置项目,各项目按主要内容设置模块,每个模块由案例导入、工作任务和知识链接等栏目组成,使教材形成以食品安全控制的能力培养为核心,项目导向、模块化设置、任务驱动为特色。本教材可以作为餐饮相关专业学生的教材,也可作为食品安全监管人员、餐饮服务业经营者和管理人员的参考书。

本教材主编为四川旅游学院王鑫、熊敏,副主编为南京旅游职业学院向芳和成都卫生计生监督执法支队张淼、唐英明、林丹、刘思奇、谭杨等。编写分工为:项目一由熊敏、王鑫、刘思奇编写;项目二由王鑫、林丹、谭杨编写;项目三由熊敏、张淼、唐英明、向芳编写；项目四由向芳编写；项目五由林丹编写。最后由王鑫、熊敏和许程剑进行全书统稿、校阅。

在本教材编写过程中，全体编写人员表现出极大的热情和高度负责的精神。本书的编写出版得到有关部门的领导和专家的关心和支持，全体编者在此表示衷心的感谢！

由于我们的编写经验和水平有限，本教材难免存在不足之处，恳请读者不吝批评指正！

编者

2023 年 3 月

目录 CONTENTS

项目一　餐饮食品安全概况 ………………………………………… 001
　模块一　餐饮业食品安全特点 ………………………………………… 001
　　工作任务一　了解餐饮食品安全的重要性 ………………………… 002
　　工作任务二　了解餐饮食品安全现状及特点 ……………………… 003
　　工作任务三　熟悉餐饮业食品安全事故的起因 …………………… 004
　模块二　餐饮食品安全相关法律法规和标准 ………………………… 007
　　工作任务一　了解餐饮服务应遵守的食品安全法规及标准 ……… 007
　　工作任务二　明确餐饮食品安全的工作任务 ……………………… 010
　　工作任务三　了解食品安全事故的法律责任 ……………………… 011
　模块三　餐饮食品安全危害及预防 …………………………………… 017
　　工作任务一　了解食品安全危害的来源 …………………………… 018
　　工作任务二　掌握食品安全危害的类别及预防原则 ……………… 018
　　工作任务三　了解食源性疾病的种类及特点 ……………………… 019

项目二　餐饮食品原料及相关产品的安全 …………………………… 029
　模块一　原料采购验收的安全 ………………………………………… 029
　　工作任务一　识别各类食品安全级别 ……………………………… 030
　　工作任务二　判断食品原料卫生质量 ……………………………… 031
　　工作任务三　原料采购验收的食品安全管理 ……………………… 038
　模块二　餐饮食品原料贮存的安全 …………………………………… 050
　　工作任务一　了解食品腐败变质的原因 …………………………… 050
　　工作任务二　采用科学保藏方法 …………………………………… 051
　　工作任务三　安全管理库房 ………………………………………… 053
　模块三　餐饮食品相关产品的安全 …………………………………… 056
　　工作任务一　餐饮食品相关产品的种类 …………………………… 057
　　工作任务二　餐（饮）具的清洗与消毒 …………………………… 057
　　工作任务三　加工设备及用具的卫生管理 ………………………… 058

项目三　餐饮加工环节食品安全 ……………………………………… 064
　模块一　菜点初加工的食品安全 ……………………………………… 064
　　工作任务一　植物性原料初加工的安全控制 ……………………… 065

工作任务二　动物性原料初加工的安全控制 ……………………… 066
　模块二　热制菜点的食品安全 ………………………………………… 070
　　工作任务一　控制食物的温度与时间 …………………………………… 070
　　工作任务二　烹饪热加工的安全控制 …………………………………… 073
　　工作任务三　快速冷却食物的方法 ……………………………………… 075
　　工作任务四　面点制作的安全控制 ……………………………………… 075
　模块三　冷制菜肴的安全 ……………………………………………… 088
　　工作任务一　冷制凉食的安全控制 ……………………………………… 089
　　工作任务二　热制凉食的安全控制 ……………………………………… 092
　模块四　中央厨房的食品安全 ………………………………………… 101
　　工作任务一　中央厨房的选址设计 ……………………………………… 102
　　工作任务二　中央厨房的食品安全管理 ………………………………… 106
　　工作任务三　配送及供应链的食品安全控制 …………………………… 110

项目四　餐饮从业人员及环境、服务的安全 ……………………………… 113
　模块一　餐饮从业人员的安全管理 …………………………………… 113
　　工作任务一　从业人员的健康和培训管理 ……………………………… 114
　　工作任务二　从业人员的个人卫生要求 ………………………………… 115
　　工作任务三　从业人员的标准卫生操作 ………………………………… 116
　模块二　餐饮加工环境的安全 ………………………………………… 126
　　工作任务一　餐饮加工场所的建筑要求 ………………………………… 127
　　工作任务二　餐饮加工场所的设施要求 ………………………………… 128
　模块三　餐厅服务的食品安全 ………………………………………… 132
　　工作任务一　餐厅环境的食品安全维护 ………………………………… 133
　　工作任务二　餐厅服务人员的操作卫生规范 …………………………… 134
　　工作任务三　备餐与自助餐的卫生控制 ………………………………… 136
　　工作任务四　宴会服务的卫生保障 ……………………………………… 138

项目五　餐饮业食品安全控制体系 ………………………………………… 142
　模块一　现代食品安全控制体系 ……………………………………… 142
　　工作任务一　了解HACCP食品安全控制体系 ………………………… 143
　　工作任务二　了解良好生产规范(GMP) ……………………………… 146
　　工作任务三　了解卫生标准操作程序(SSOP) ………………………… 148
　模块二　餐饮业HACCP体系的建立 ………………………………… 156
　　工作任务一　实施HACCP体系的前提条件 …………………………… 156
　　工作任务二　建立餐饮业HACCP体系的步骤 ………………………… 158

参考文献 ………………………………………………………………………… 177

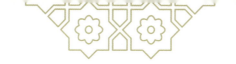

项目一
餐饮食品安全概况

餐饮业是与消费者关系最为密切的食品经营行业。随着国民生活水平的不断提高，餐饮业中出现的食品安全问题日益突出，备受消费者关注。餐饮食品安全是食品安全中一个较为特殊的组成部分，有其自身的行业特点，了解这些特点将有助于提高我们对餐饮食品安全的认识并采取更有针对性的措施。

◎ **学习目标**

- 了解餐饮食品安全的重要性、现状和特点；
- 了解餐饮食品安全相关法律法规和标准；
- 熟悉食品安全、食品安全事故的概念；
- 熟悉食品安全法规定禁止生产经营的食品；
- 熟悉食品安全危害的类别和来源；
- 了解常见食源性疾病的种类和特点。

模块一　餐饮业食品安全特点

案例导入 ▶

国家卫生计生委 2014 年全国食物中毒事件情况的通报显示："2014 年在各省（自治区、直辖市）通过突发公共卫生事件网络直报系统上报的食物中毒类突发公共卫生事件（以下简称食物中毒事件）报告 160 起，中毒 5 657 人，其中死亡 110 人。与 2013 年同期数据相比，报告起数、中毒人数和死亡人数分别增加 5.3%、1.8% 和 0.9%。发生在集体食堂和饮食服务单位的食物中毒事件报告起数和中毒人数分别占 40% 和 65%。发生在集体食堂的食物中毒事件中中毒人数最多，占食物中毒事件中中毒总人数的 37.8%。发生在饮食服务单位的食物中毒事件报告起数和中毒人数分别增加 36.4% 和 27.8%。"

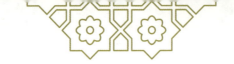

> 该案例告诉我们,餐饮食品安全与生活息息相关,在餐饮行业发生的食物中毒事件占据较大的比重,且呈现上升趋势,餐饮业食品安全成为全国食品安全工作的重点。

上述食物中毒案例数据仅为通过网络直报系统上报的数据,而根据有关部门调查数据,我国每年实际发生食物中毒的人数约为 20 万~40 万人,其中约有 70% 来自餐饮行业,特别是近年来地沟油、有毒火锅底料和过期变质肉加工等恶性安全事件的发生,使我国餐饮业受到巨大的冲击,顾客对餐饮消费也越来越谨慎。

工作任务一　了解餐饮食品安全的重要性

餐饮消费作为食品从"农田到餐桌"的最后一个环节,已经成为公众日常生活的重要组成部分。随着时代的发展和社会的进步,消费者对安全饮食、健康生活的需求越来越高,餐饮安全所受到的社会舆论和公众关注也越来越多。伴随着餐饮业发展的是接连不断的食品安全问题,作为整个食品供应链的最末端,餐饮消费的安全风险具有更强的积累性、复杂性和现实性。

一、确保餐饮食品安全才能满足消费者的基本需求

从宏观意义上讲,餐饮企业所提供的产品是"服务",而构成"服务"这一产品的内容包含很多具体项目,其中最基本的部分是菜点、饮料等食品。到酒店、餐厅就餐的消费者,基本需求之一就是享受美食,满足人体健康的需要,因此餐饮业提供的食品需要确保食品安全。消费者如果在餐饮消费时受到健康损害,企业提供的产品就是不合格的。餐饮企业实施有效的食品安全管理,确保加工销售的食品无毒无害,是餐饮生产经营的基础,是餐饮企业能够得到发展的基本保证。不难想象,餐饮企业连基本的食品安全都保证不了,失去消费者的信任,还谈什么永续经营和发展?

二、重视餐饮食品安全有助于提升企业竞争力

在市场经济环境中,餐饮企业生存发展面临重重压力,政策影响、同业竞争、市场秩序等因素都对餐饮业带来冲击,被政府、社会高度关注的食品安全,更是成为影响餐饮企业经营和发展的重要条件。北上广等城市的部分餐饮企业已开始重视现代食品安全管理体系的应用,摆脱了长期以来在餐饮业形成的"看戏不进后台,就餐不进厨房"的尴尬状况。作为中华著名老字号企业、中国餐饮业百强之首的全聚德,在其经营管理中强调"食品安全对餐饮业是致命的",至于国际餐饮集团,更是将餐饮食品安全作为企业永续经营的法宝。在餐饮业人力资源日益紧缺的现状下,干净整洁的后厨环境不仅有助于保证食品安全,而且也有利于餐饮从业人员身心健康,从而提高员工积极性和工作效率,稳定企业员工队伍。

三、餐饮食品安全是政府监管部门的法律法规要求

2015 年 10 月 1 日新的《中华人民共和国食品安全法》开始实施,2019 年 12 月 1 日《中

华人民共和国食品安全法实施条例》开始施行。《中华人民共和国食品安全法》将"保证食品安全,保障公众身体健康和生命安全"作为整个法律的目的和灵魂,社会各界对《中华人民共和国食品安全法》的贯彻实施寄予厚望。《中华人民共和国食品安全法》第四条明确规定,食品生产经营者对其生产经营食品的安全负责,县级以上人民政府食品安全监督管理部门是餐饮服务食品安全监督管理部门。法律中首次将餐饮服务业单列出来,规定了餐饮服务业者的责任和义务,从法律的层面对餐饮食品安全提出了更高的要求。

工作任务二 了解餐饮食品安全现状及特点

当前我国餐饮业食品安全形势总体稳定向好,但影响和制约餐饮业的基础环境并没有发生根本改变,餐饮业食品安全面临的形势依然复杂严峻。

一、餐饮食品安全现状

餐饮业作为食物链的末端,与消费者关系最为密切,几乎每个人都有餐饮消费的经历。餐饮业又是食品安全风险极高、发生食物中毒事件最为集中的食品行业之一。保证餐饮业的食品安全对于确保消费者的身体健康、生命安全起到举足轻重的作用。

目前我国星级酒店、连锁或大型餐饮单位的食品安全意识不断增强,食品安全管理制度日渐完善,能按照食品安全法规要求设立专职或兼职的食品安全管理员岗位,配备基本的检验检测设备,做好相应的台账登记,完善加工环节的监管,定期对岗位工作人员开展培训,这些措施对保障食品安全起到积极的作用。但近年来发生的连锁餐饮企业因供应商原材料、烹饪加工方式等原因导致的食品安全事件,企业本身也难辞其咎,说明大型餐饮企业仍需进一步完善从采购、加工到销售的全过程食品安全管理。

对于餐饮企业中大部分的中小型餐饮服务单位而言,食品安全现状更是不容乐观。这类企业大多食品安全法律法规意识薄弱,管理水平低,加工环境差,设施设备简陋,从业人员文化水平低,甚至采用掺杂、掺假和非食用物质加工食品,如非法使用苏丹红等非食用物质,非法使用地沟油、泔水油等加工菜点,对消费者的健康和生命安全带来极大威胁。

二、餐饮食品安全特点

我国餐饮业与食品工业相比,在原料选择、加工制作方法、服务供餐形式、消费方式等方面有其自身特点,增加了餐饮食品安全的控制难度。

1. 原料和菜点种类繁多

餐饮业经营菜点品种繁多,工序复杂,所用原料以肉类、禽蛋、果蔬、水产品等易腐原料为主,新鲜度要求高,受到生物性、化学性污染的可能性非常大,导致烹饪原料从初加工、切配、贮存方式等各个步骤都可能出现安全问题。同时,餐饮业采购原料,大多没有固定产地,单纯以价格作为选购原料的标准,导致餐饮企业由原料引入的食品安全风险较大。

2. 烹调方法多样,制作工艺复杂

中国传统饮食文化博大精深,烹调方法多种多样,煎、炸、炒、煮等只是最常见最普通的

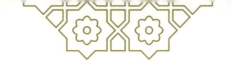

烹调方法,还有各种传统或新奇的烹调方式。烹调加工的工艺过程以手工操作为主,接触面广,污染环节较多,厨师多凭个人经验进行食物制作,烹饪工艺难以规范,传统加工方法如烟熏、火烤等存在食品安全隐患。

3. 菜品安全依赖厨师的经验

餐饮经营具有即时制作即时消费的特点,菜品安全无法通过食品安全检测来进行最后的把关。无论是烹饪原料的挑选,还是菜品的加工制作,大多凭借原料形态、色泽、质地或者菜品口感、颜色等感官特征,结合厨师个人经验综合判断食品是否安全。对于冷冻保鲜的原料,也仅凭感官看颜色和形态,缺乏贮存温度和时间的科学判断。

4. 从业人员文化程度低,流动性大

餐饮从业人员文化程度普遍较低,很多人只是经过简单的培训甚至没有经过培训即从事厨师、服务员等职务的工作,他们的卫生习惯、卫生意识和卫生知识比较欠缺。此外,由于餐饮企业劳动强度大、社会地位和工资待遇较低、缺乏职业发展规划等,使得餐饮从业人员相对不够稳定,转行和跳槽现象比较普遍,流动性大。

工作任务三　熟悉餐饮业食品安全事故的起因

一、食品安全事故的相关概念

1. 食品安全事故:指食源性疾病、食品污染等源于食品,对人体健康有危害或者可能有危害的事故。

2. 食品污染:指在食品加工过程中或者加工前后沾染有害物质的现象。

3. 食物中毒:指人食用了被有毒有害物质污染的食品或者食用了含有有毒有害物质的食品后出现的急性、亚急性的疾病。

4. 食源性疾病:指食品中致病因素进入人体引起的感染性、中毒性等疾病,包括食物中毒。

二、餐饮业食品安全事故的起因

1. 烹饪原料本身的安全性

烹饪原料来源广泛,种类繁多,性质各异。影响原料安全性的因素有很多,主要有:

(1) 种植或养殖环境。种植和养殖的外部环境如产地的大气、土壤、水体等因素。

(2) 原料生产。种植阶段,种植户对化肥和农药的使用;养殖阶段,养殖户对兽药和饲料添加剂的使用;原料商品化处理阶段,生产企业加工方式和添加物的使用。

(3) 农产品管理。政府和相关监管机构对农产品质量的分析和监测的频率;对违法行为的处罚力度和打击效果;食品生产的信用体系建立、可追溯体系、风险预警系统的建立等。

2. 餐饮加工经营的安全性

餐饮业的主要特点体现在菜点品种繁多、工序复杂、手工操作、即做即食等,因此加工

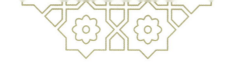

经营各个环节都可能导致食品安全事故的发生。

（1）厨房环境。厨房是菜点生产的主要场所，厨房环境和布局不仅影响企业生产效率，而且对食品安全产生直接影响。厨房中的各种设施、设备和工具的使用都可能接触食品，生熟不分导致交叉污染的现象时有发生，流程与布局的混乱更易使食品受到污染。

（2）烹饪原料的采购、验收和贮存。烹饪原料大多属于鲜活农产品，食物供应链前端的所有食品安全危害都可能通过原料进入餐饮服务业中，因此烹饪原料的采购、验收环节不仅影响餐饮业的生产成本和利润，也会对餐饮食品安全产生影响。严格按照《中华人民共和国食品安全法》及相关的配套管理规定的要求，建立完善的索证索票制度，便是保证烹饪原料安全的重要方法。

同时，餐饮企业原料品种繁多，贮存和管理同样影响原料的安全。科学的贮存方法、足够的贮存场地和设备、有效的库房管理制度才能确保原料的新鲜和卫生。

（3）烹饪加工过程。烹饪加工过程是保证餐饮企业食品安全最重要的环节。烹饪加工的主要过程包括原料初加工、热加工、备餐、配送等。烹饪加工中，食物加热温度、加热方式等都可能导致食品安全事件的发生；大批量菜点配送或保存的温度、时间不当，也是导致重大食品安全事故的常见原因；近年来餐饮业滥用食品添加剂或非法使用非食用物质的现象时有发生，也是导致食品安全事故的起因。

（4）从业人员的健康和操作习惯。餐饮业的一大特点就是手工操作为主，从业人员的个人健康、卫生习惯和操作规范将对食品安全产生较大影响。

（5）消费习惯。餐饮行业的食品安全与消费者的消费习惯和方式也存在着重要的关联，如部分消费者过于追求食物的鲜嫩、生食蔬菜和部分肉类、不良的卫生习惯等。

知识链接 ▼

一、食品的概念

食品简单来说就是可供食用的物品，但其中也有不同，见表1-1。

表1-1 食品的概念

类 别	概 念
法令定义	各种供人食用或饮用的成品和原料，以及按照传统既是食品又是药品的物品但不包括以治疗为目的的物品
食用农产品	来自农业的初级产品，即在农业活动中获得的植物、动物、微生物及其产品，属于食品，如生猪、稻谷、小麦等
药食两用物品	卫健委颁发的"既是食品又是药品名单"中的物品，是不以治疗为目的的食药两用物品，如陈皮、甘草、枸杞子、芡实、荷叶等
保健食品	表明具有特定保健功能，适宜于特定人群食用，具有调节机体机能，但不以治疗为目的的食品，属于一类特定的食品，但不列入普通食品管理

二、食品安全的概念

食品安全的概念随着人们研究的深入和社会的发展在不断变化，从最初数量的保障，

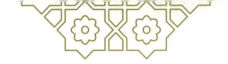

到现在安全的保障,也存在有区别的相关概念,见表1-2。

表1-2 食品安全及相关的概念

类别	概念
法令定义	食品无毒无害、符合应当有的营养需求,对人体健康不会造成任何急性、亚急性或者慢性危害
食品卫生	为确保食品安全性和适合性而在食物链所有阶段必须采取的一切条件和措施
食品绝对安全	确保不可能因食用某种食品而危及健康或造成伤害的一种承诺,就是指食品绝对没有危害,食用后对人体没有任何的风险,但在当今的环境下,任何一种饮食消费都会存在某些风险,绝对安全或者所谓的零风险很难做到,实际上绝对安全的食品并不存在
食品相对安全	一种食品或食品的成分在合理的使用方式和正常消费量情况下,不会导致对健康损害的实际确定性。各种法律法规中要求的无毒无害就是指的相对安全

三、餐饮服务的业态类别

餐饮服务经营业态的分类多种多样,无论是经营类别、经营规模都存在较大差异,相应的食品安全法律法规要求也各不相同。申请食品经营许可,应当按照食品经营主体业态和经营项目分类提出。

食品经营主体业态分为食品销售经营者、餐饮服务经营者、集中用餐单位食堂。食品经营者从事食品批发销售、中央厨房、集体用餐配送的,利用自动设备从事食品经营的,或者学校、托幼机构食堂,应当在主体业态后以括号标注。

食品经营项目分为食品销售、餐饮服务、食品经营管理三类。食品销售,包括散装食品销售、散装食品和预包装食品销售。餐饮服务,包括热食类食品制售、冷食类食品制售、生食类食品制售、半成品制售、自制饮品制售等,其中半成品制售仅限中央厨房申请。食品经营管理,包括食品销售连锁管理、餐饮服务连锁管理、餐饮服务管理等。

按照餐饮经营特点进行分类的话,基本可以分为堂食服务业态、有店铺无餐位业态和无店铺业态三种。堂食服务业态是目前餐饮业的主要业态形式,包括综合性餐厅、便利餐厅、快餐厅、专业餐厅、特色餐厅、休闲餐厅、自助餐厅、美食综合体和食堂等9种主要业态。有店铺无餐位业态主要指店铺内拥有餐饮制作或餐饮存储场所,并且消费者购买行为可以在店铺内完成的餐饮业,包括流动早餐车、摊贩、外卖店三种主要形式。无店铺业态包括订单送餐和餐饮服务提供两种。

【要点提示】

1. 食品安全的定义:食品无毒无害、符合应当有的营养需求,对人体健康不会造成任何急性、亚急性或者慢性危害。

2. 餐饮食品安全的重要性:餐饮服务是食品被消费前的最后保障,原料种植养殖和生产加工所带来的危害都需要在餐饮服务环节降低或去除,一旦不能很好地处理就会给消费者带来重大的危险。

3. 食品安全事故:起源于食品,对人体健康有危害或者可能有危害的事故,包括食品污染、食物中毒、食源性疾病等。

4. 餐饮食品安全事故的起因:烹饪原料来源广泛、种类繁多,可能给餐饮业引入较多食品安全风险;烹饪加工经营的手工操作、即做即食、工艺复杂等因素是食品安全事故的重要原因;从业人员的食品安全意识和规范操作,也对餐饮食品安全产生影响。

【思考练习】
1. 餐饮食品安全的重要性体现在哪些方面?
2. 引发餐饮业食品安全事故的原因有哪些?

模块二　餐饮食品安全相关法律法规和标准

案例导入

2009年2月28日,十一届全国人大常委会第七次会议通过了《中华人民共和国食品安全法》,自2009年6月1日开始实施。2014年起实行了5年的《中华人民共和国食品安全法》为适应新的食品安全形势启动了修订程序。2015年4月24日,《中华人民共和国食品安全法》修订稿获十二届全国人大常委会第十四次会议审议通过。新修订的《中华人民共和国食品安全法》明确要求建立最严格的全过程监管制度,对食品生产、流通、餐饮服务和食用农产品销售等各个环节,食品生产经营过程中涉及的食品添加剂、食品相关产品的监管、网络食品交易等新兴的业态,还有在生产经营过程中的一些过程控制的管理制度,都进行了细化和完善,进一步强调了食品生产经营者的主体责任和监管部门的监管责任。修订后的《中华人民共和国食品安全法》于2015年10月1日正式实施。

新《中华人民共和国食品安全法》的修订和实施,不仅彰显了政府加强食品安全监管的决心和力度,也对食品生产经营者提出更高要求,为食品安全管理提供了法律基础,配套的一系列法律法规构成了我国的食品安全保障体系,有助于提升我国的食品安全水平。

工作任务一　了解餐饮服务应遵守的食品安全法规及标准

一、餐饮服务业应遵守的法律法规

我国政府对食品安全实行立法管理和监督制度,从事餐饮服务的经营者必须遵守国家颁发的食品安全法律法规和标准。

1. 食品安全通用的法律法规

目前,食品安全通用的法律法规主要是《中华人民共和国食品安全法》和《中华人民共和国食品安全法实施条例》。

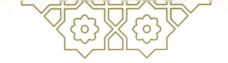

2. 餐饮服务适用的现行有效的主要法律法规（见表1-3）

表1-3　餐饮服务适用的现行有效的主要法律法规

发布年份	发布部委	食品安全法规
2014年	商务部、国家发展和改革委员会	《餐饮业经营管理办法(试行)》
2015年	全国人大常委会	《中华人民共和国食品安全法》
2016年	国家食品药品监督管理总局	《食品生产经营风险分级管理办法(试行)》
2018年	国家市场监督管理总局	《餐饮服务食品安全操作规范》
2019年	教育部、国家市场监督管理总局、国家卫生健康委员会	《学校食品安全与营养健康管理规定》
2019年	国家市场监督管理总局	《餐饮服务食品安全监督检查操作指南》
2019年	国务院	《中华人民共和国食品安全法实施条例》
2020年	国家食品药品监督管理总局	《网络餐饮服务食品安全监督管理办法》
2021年	国家市场监督管理总局	《食品生产经营监督检查管理办法》
2022年	国家市场监督管理总局	《企业落实食品安全主体责任监督管理规定》
2023年	国家市场监督管理总局	《食品经营许可和备案管理办法》

二、生产经营企业应建立的食品安全管理制度

按照《中华人民共和国食品安全法》规定：

食品生产经营企业应当健全本单位的食品安全制度，加强对职工食品安全知识的培训，配备专职或兼职食品安全管理人员，做好对所生产经营食品的检验工作，依法从事食品生产经营活动。

食品安全管理制度类别应包括：经营食品索证索票制度；台账管理制度；库房管理制度；食品销售与展示卫生制度；食品检验制度；从业人员健康检查制度；从业人员食品安全知识培训制度；餐具与食品用具洗涤消毒制度和卫生检查制度等。

三、食品生产经营应符合的要求

《中华人民共和国食品安全法》第三十三条规定：食品生产经营应当符合食品安全标准，并符合下列要求：

1. 具有与生产经营的食品品种、数量相适应的食品原料处理和食品加工、包装、贮存等场所，保持该场所环境整洁，并与有毒、有害场所以及其他污染源保持规定的距离；

2. 具有与生产经营的食品品种、数量相适应的生产经营设备或者设施，有相应的消毒、更衣、盥洗、采光、照明、通风、防腐、防尘、防蝇、防鼠、防虫、洗涤以及处理废水、存放垃圾和废弃物的设备或者设施；

3. 有专职或者兼职的食品安全专业技术人员、食品安全管理人员和保证食品安全的规章制度；

4. 具有合理的设备布局和工艺流程，防止待加工食品与直接入口食品、原料与成品交叉污染，避免食品接触有毒物、不洁物；

5. 餐具、饮具和盛放直接入口食品的容器，使用前应当洗净、消毒，炊具、用具用后应当

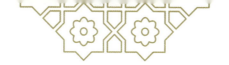

洗净,保持清洁;

6. 贮存、运输和装卸食品的容器、工具和设备应当安全、无害,保持清洁,防止食品污染,并符合保证食品安全所需的温度、湿度等特殊要求,不得将食品与有毒、有害物品一同贮存、运输;

7. 直接入口的食品应当使用无毒、清洁的包装材料、餐具、饮具和容器;

8. 食品生产经营人员应当保持个人卫生,生产经营食品时,应当将手洗净,穿戴清洁的工作衣、帽等;销售无包装的直接入口食品时,应当使用无毒、清洁的容器、售货工具和设备;

9. 用水应当符合国家规定的生活饮用水卫生标准;

10. 使用的洗涤剂、消毒剂应当对人体安全、无害;

11. 法律、法规规定的其他要求。

四、禁止生产经营的食品、食品添加剂、食品相关产品

1. 用非食品原料生产的食品或者添加食品添加剂以外的化学物质和其他可能危害人体健康物质的食品,或者用回收食品作为原料生产的食品;

2. 致病性微生物,农药残留、兽药残留、生物毒素、重金属等污染物质以及其他危害人体健康的物质含量超过食品安全标准限量的食品、食品添加剂、食品相关产品;

3. 用超过保质期的食品原料、食品添加剂生产的食品、食品添加剂;

4. 超范围、超限量使用食品添加剂的食品;

5. 营养成分不符合食品安全标准的专供婴幼儿和其他特定人群的主辅食品;

6. 腐败变质、油脂酸败、霉变生虫、污秽不洁、混有异物、掺假掺杂或者感官性状异常的食品、食品添加剂;

7. 病死、毒死或者死因不明的禽、畜、兽、水产动物肉类及其制品;

8. 未按规定进行检疫或者检疫不合格的肉类,或者未经检验或者检验不合格的肉类制品;

9. 被包装材料、容器、运输工具等污染的食品、食品添加剂;

10. 标注虚假生产日期、保质期或者超过保质期的食品、食品添加剂;

11. 无标签的预包装食品、食品添加剂;

12. 国家为防病等特殊需要明令禁止生产经营的食品;

13. 其他不符合法律、法规或者食品安全标准的食品、食品添加剂、食品相关产品。

五、满足餐饮食品安全标准要求

食品安全标准是指为了保证食品安全,对食品生产经营过程中影响食品安全的各种因素,以及关键环节所规定的统一技术要求,是具有法律效应的技术规范的总称,是保障公众身体健康的重要技术支撑。《中华人民共和国食品安全法》规定,食品安全标准应当以保障公众身体健康为宗旨,做到科学合理、安全可靠。只有遵照食品安全标准,企业才能判断餐饮服务生产经营是否在安全控制之下,政府才能开展食品安全监督管理工作。

食品安全标准是强制执行的。没有食品安全标准时，可以制定食品安全地方标准。企业生产的食品没有食品安全标准或者地方标准时，应制定企业标准，在企业内部使用。

1. **食品安全标准的作用**：对照食品安全标准可对一种食品是否安全作出评价，不符合食品安全标准的食品，属于不合格产品，应当禁止生产经营。

2. **食品安全标准的类别**：可分为国家标准、地方标准和企业标准。

3. **食品安全标准的代号**：食品安全国家标准以"GB"开头，国家推荐性标准以"GB/T"开头，地方标准代号以"DB"开头，企业标准代号以"Q"开头。农业部制定的食用农产品标准以"NY"开头。

工作任务二　明确餐饮食品安全的工作任务

一、食品安全机构与食品安全管理人员的设置

1. 餐饮业食品安全管理机构的设置

餐饮业设置的食品安全管理部门可以是专门成立的部门，也可以是一个构建在各相关部门如原料采购、厨房加工、餐厅服务等基础上的管理组织，由组织中的成员共同行使管理职责。食品安全管理部门一般由总经理、食品安全管理人员与厨师长、餐厅部经理等三级管理人员组成。

2. 食品安全管理人员的设置

2022年国家市场监督管理总局发布的《企业落实食品安全主体责任监督管理规定》要求：食品生产经营企业应当建立健全食品安全管理制度，落实食品安全责任制，依法配备与企业规模、食品类别、风险等级、管理水平、安全状况等相适应的食品安全总监、食品安全员等食品安全管理人员，明确企业主要负责人、食品安全总监、食品安全员等的岗位职责。

二、餐饮业食品安全管理部门和管理人员的职责

1. 餐饮业食品安全管理部门的职责

《中华人民共和国食品安全法》规定："食品生产经营企业应当建立健全本单位的食品安全管理制度，配备专职或者兼职食品安全管理人员，做好对生产经营食品的检验工作。"

餐饮业主要负责人对本企业食品安全工作全面负责，建立并落实食品安全主体责任的长效机制。食品安全总监、食品安全员应当按照岗位职责协助企业主要负责人做好食品安全管理工作。

2. 餐饮业食品安全总监和食品安全员的职责

（1）食品安全管理人员的素养

2022年9月22日国家市场监督管理总局令第60号《企业落实食品安全主体责任监督管理规定》第六条规定：食品安全总监、食品安全员应当具备下列食品安全管理能力：① 掌握相应的食品安全法律法规、食品安全标准；② 具备识别和防控相应食品安全风险的专业

知识；③ 熟悉本企业食品安全相关设施设备、工艺流程、操作规程等生产经营过程控制要求；④ 参加企业组织的食品安全管理人员培训并通过考核；⑤ 其他应当具备的食品安全管理能力。食品生产经营企业可以将符合前款规定的企业负责人、食品安全管理人员明确为食品安全总监、食品安全员。

（2）食品安全总监的主要职责

食品安全总监按照职责要求直接对本企业主要负责人负责，协助主要负责人做好食品安全管理工作，承担下列职责：① 组织拟定食品安全管理制度，督促落实食品安全责任制，明确从业人员健康管理、供货者管理、进货查验、生产经营过程控制、出厂检验、追溯体系建设、投诉举报处理等食品安全方面的责任要求；② 组织拟定并督促落实食品安全风险防控措施，定期组织食品安全自查，评估食品安全状况，及时向企业主要负责人报告食品安全工作情况并提出改进措施，阻止、纠正食品安全违法行为，按照规定组织实施食品召回；③ 组织拟定食品安全事故处置方案，组织开展应急演练，落实食品安全事故报告义务，采取措施防止事故扩大；④ 负责管理、督促、指导食品安全员按照职责做好相关工作，组织开展职工食品安全教育、培训、考核；⑤ 接受和配合监督管理部门开展食品安全监督检查等工作，如实提供有关情况；⑥ 其他食品安全管理责任。

（3）食品安全员的主要职责

食品安全员按照职责要求对食品安全总监或者企业主要负责人负责，从事食品安全管理具体工作，承担下列职责：① 督促落实食品生产经营过程控制要求；② 检查食品安全管理制度执行情况，管理维护食品安全生产经营过程记录材料，按照要求保存相关资料；③ 对不符合食品安全标准的食品或者有证据证明可能危害人体健康的食品以及发现的食品安全风险隐患，及时采取有效措施整改并报告；④ 记录和管理从业人员健康状况、卫生状况；⑤ 配合有关部门调查处理食品安全事故；⑥ 其他食品安全管理责任。

三、餐饮食品安全管理的任务

餐饮企业应该做到：制定并实施原料采购控制要求，确保所购原料符合食品安全标准；在制作加工过程中应当检查待加工的食品及原料，发现有腐败变质或者其他感官性状异常的，不得加工或者使用；定期维护食品加工、储藏、陈列等设施、设备；定期清洗、校验保温设施及冷藏、冷冻设施；按照要求对餐具进行清洗、消毒，不得使用未经清洗和消毒的餐具、饮具；认真学习、宣传贯彻《中华人民共和国食品安全法》《餐饮服务食品安全操作规范》《食品安全国家标准 餐饮服务通用卫生规范》（GB 31654—2021）等相关的法律法规标准，积极推行 HACCP 等先进的管理体系。

工作任务三　了解食品安全事故的法律责任

一、法律责任的概念

法律责任是指因违反了法定义务或契约义务，或不当行使法律权利、权力所产生的，由

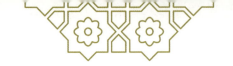

行为人承担的不利后果。就其性质而言,法律责任的方式可以分为补偿性方式和制裁性方式。法律责任是一种由特定法律事实所引起的对损害予以补偿、强制履行或接受惩罚的特殊义务。根据违法行为所违反法律的性质,可以把法律责任分为民事责任、刑事责任、行政责任、违宪责任和国家赔偿责任。

二、食品安全事故的法律责任

食品安全事故的法律责任有行政责任、刑事责任和民事责任三种。一是由《中华人民共和国食品安全法》规定的对事故行为人所追究的行政责任,具体包括警告、责令停产停业、罚款和吊销许可证。二是由《中华人民共和国食品安全法》《中华人民共和国刑法》规定的对犯罪行为人所追究的刑事责任,其刑罚有拘役、有期徒刑、无期徒刑、死刑、罚金和没收财产。三是由《中华人民共和国民法典》和《中华人民共和国食品安全法》规定的民事赔偿责任,其赔偿项目包括医疗费、误工费、生活费、丧葬费和精神损害抚慰金等。消费者除要求赔偿损失外,还可以向生产者或者销售者要求支付价款十倍的赔偿金。

三、违反《中华人民共和国食品安全法》的常见餐饮食品生产经营行为

1. 受行政处罚的常见餐饮食品生产经营行为

此类生产经营行为主要有:安排未取得有效健康证明的人员从事接触直接入口食品的工作的(包括健康证明已过期的);经营者未取得食品经营许可证从事餐饮服务的(虽然取得食品经营许可证但已过有效期的),或者进货时未查验许可证和相关证明文件,或者未按规定建立并遵守进货查验记录、出厂检验记录和销售记录制度的;采购或者使用不符合安全标准的食品原料的;生产经营污秽不洁、混有异物的食品的;超过经营范围或者超限量使用食品添加剂的;掺入非食品原料生产不符合安全标准的食品的;生产经营被包装材料、容器、运输工具等污染的食品的;生产经营超过保质期的食品的,或者生产经营转基因食品未按规定进行标示的;使用超过保质期的食品原材料的;经营无标签的预包装食品、食品添加剂或者标签、说明书不符合《中华人民共和国食品安全法》规定的食品的;销售侵犯注册商标专用权的商品的;使用未经检定的电子计价秤的,或者使用的电子计价秤超期未检定的。

2. 构成食品犯罪的行为

此类犯罪行为主要有:非法经营罪;生产销售不符合食品安全标准的食品罪;生产销售有毒有害食品罪;生产销售伪劣产品罪。

知识链接 ▼

一、餐饮服务食品安全法律法规体系

餐饮服务食品安全法律法规体系是指根据宪法制定和实施的关于餐饮服务食品安全监管的法律、法规和规范性文件的总称。完整、科学的法律体系,是实现依法监管的前提。

1. 法律

法律是指由全国人大及其常委会制定的规范性文件,主要有《中华人民共和国食品安

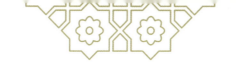

全法》《中华人民共和国行政许可法》《中华人民共和国行政处罚法》《中华人民共和国行政强制法》等。当前,我国食品安全法律体系的构建以《中华人民共和国食品安全法》为核心,这部法律最早发布于2009年,实施6年后,新修订的《中华人民共和国食品安全法》从2015年10月1日实施,涵盖了食品安全生产和加工、流通、餐饮等领域,确定了"预防为主、科学管理、明确责任、综合治理"的监管原则,设置了"食品安全风险监测""食品安全风险评估""食品安全事故处置""食品召回"等多项制度。

2. 行政法规

行政法规是指国务院根据宪法和法律所制定的规范性文件。目前,最主要的行政法规是《中华人民共和国食品安全法实施条例》。该条例自2019年12月1日实施,对《中华人民共和国食品安全法》的一些原则性规定进行了细化。例如,细化了食品复检程序规定,明确了食品安全日常监管信息的内容。

3. 地方性法规

地方性法规是指省、自治区、直辖市以及省级人民政府所在地的市和国务院批准的较大的市的人民代表大会及其常务委员会,根据宪法、法律和行政法规,结合本地区的实际情况制定的规范性文件。目前,多个地方都制定了地方性法规。

4. 行政规章

行政规章是指国务院各部委以及各省、自治区、直辖市的人民政府和省、自治区的人民政府所在地的市以及国务院批准的较大市的人民政府根据宪法、法律和行政法规等制定的行政性规范文件,如《食品经营许可和备案管理办法》等。

5. 其他规范性文件

规范性文件是指除政府规章外,各级行政机关依据法定职权制定发布的,对公民、法人或者其他组织具有普遍约束力的,可以反复适用的文件,如《餐饮服务食品安全操作规范》等。

6. 食品安全标准

食品安全标准是食品及其生产、加工、经营过程安全,以及食品检验方法与规程的技术规定。《中华人民共和国食品安全法》规定,食品安全标准应当以保障公众身体健康为宗旨,做到科学合理、安全可靠。食品安全标准是强制执行的。没有食品安全标准时,可以制定食品安全地方标准。企业生产的食品没有食品安全标准或者地方标准时,应制定企业标准,在企业内部使用。2021年3月18日,中国首次发布餐饮服务行业规范类食品安全国家标准《食品安全国家标准 餐饮服务通用卫生规范》(GB31654—2021)。该标准由国家卫生健康委员会、国家市场监督管理总局联合发布,已于2022年2月22日正式实施。

二、我国餐饮服务食品安全监管制度

食品安全监管的概念:国家职能部门对食品生产、流通企业的食品安全行使监督管理的职能。具体负责食品生产加工、流通环节食品安全的日常监管,实施生产许可、强制检验等食品质量安全市场准入制度,查处生产、制造不合格食品及其他质量违法行为。

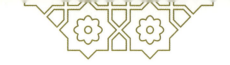

(一) 餐饮服务的食品安全监管制度

1. 餐饮服务行政许可制度

《中华人民共和国食品安全法》第三十五条规定：国家对食品生产经营实行许可制度。从事食品生产、食品销售、餐饮服务，应当依法取得许可。县级以上地方人民政府食品安全监督管理部门应当依照《中华人民共和国行政许可法》的规定，审核申请人提交的《中华人民共和国食品安全法》第三十三条第一款第一项至第四项规定要求的相关资料，必要时对申请人的生产经营场所进行现场核查；对符合规定条件的，准予许可；对不符合规定条件的，不予许可并书面说明理由。

2. 餐饮服务食品安全监管制度

《中华人民共和国食品安全法》第一百一十条规定：县级以上人民政府食品安全监督管理部门履行食品安全监督管理职责，有权采取下列措施，对生产经营者遵守本法的情况进行监督检查：进入生产经营场所实施现场检查；对生产经营的食品、食品添加剂、食品相关产品进行抽样检验；查阅、复制有关合同、票据、账簿以及其他有关资料；查封、扣押有证据证明不符合食品安全或有证据证明存在安全隐患以及用于违法生产经营的食品、食品添加剂、食品相关产品；查封违法从事食品生产经营活动的场所。

县级以上农业行政部门应当依照《中华人民共和国农产品质量安全法》规定的职责，对食用农产品进行监督管理。

安全监管的目的在于发现和纠正餐饮服务单位的违法行为，主要有日常监管和专项监管。日常监管主要是市场监督管理部门应当依据餐饮服务提供者的许可办理、监督检查、风险分级、信用记录等情况，确定日常检查的次数。专项监管是有针对性地检查监督，一般以舆论热点、食品风险特征、重点地区等因素为重点组织开展。

3. 食品生产经营风险分级管理办法

《食品生产经营风险分级管理办法（试行）》规定：风险分级管理，是指食品药品监督管理部门以风险分析为基础，结合食品生产经营者的食品类别、经营业态及生产经营规模、食品安全管理能力和监督管理记录情况，按照风险评价指标，划分食品生产经营者风险等级，并结合当地监管资源和监管能力，对食品生产经营者实施的不同程度的监督管理。食品生产经营者风险等级从低到高分为 A 级风险、B 级风险、C 级风险、D 级风险四个等级。食品药品监督管理部门根据食品生产经营者风险等级，结合当地监管资源和监管水平，合理确定企业的监督检查频次、监督检查内容、监督检查方式以及其他管理措施，作为制订年度监督检查计划的依据。

(二) 餐饮服务食品安全管理制度

餐饮服务食品安全管理制度是指为保障食品安全，法律法规或者监管政策要求餐饮服务单位在经营运作中必须遵守并接受政府监督的各种义务。经过多年的发展和积累，餐饮服务食品安全管理制度逐步完善，形成一套管理制度体系，见表 1-4。

表 1-4　餐饮服务食品安全管理制度

管理制度	法律依据
职工食品安全知识培训制度	《中华人民共和国食品安全法》第四十四条　食品生产经营企业应当建立健全食品安全管理制度，对职工进行食品安全知识培训，加强食品检验工作，依法从事生产经营活动
食品安全管理人员制度	《中华人民共和国食品安全法》第四十四条　食品生产经营企业应当配备食品安全管理人员，加强对其培训和考核。经考核不具备食品安全管理能力的，不得上岗。食品安全监督管理部门应当对企业食品安全管理人员随机进行监督抽查考核并公布考核情况。监督抽查考核不得收取费用
食品检验制度	《中华人民共和国食品安全法》第五十条　食品生产者采购食品原料、食品添加剂、食品相关产品，应当查验供货者的许可证和产品合格证明；对无法提供合格证明的食品原料，应当按照食品安全标准进行检验；不得采购或者使用不符合食品安全标准的食品原料、食品添加剂、食品相关产品
从业人员健康管理制度	《中华人民共和国食品安全法》第四十五条　食品生产经营者应当建立并执行从业人员健康管理制度。患有国务院卫生行政部门规定的有碍食品安全疾病的人员，不得从事接触直接入口食品的工作。从事接触直接入口食品工作的食品生产经营人员应当每年进行健康检查，取得健康证明后方可上岗工作
食品采购查验制度	《中华人民共和国食品安全法》第五十条　食品生产者采购食品原料、食品添加剂、食品相关产品，应当查验供货者的许可证和产品合格证明；对无法提供合格证明的食品原料，应当按照食品安全标准进行检验；不得采购或者使用不符合食品安全标准的食品原料、食品添加剂、食品相关产品
食品查验记录制度	《中华人民共和国食品安全法》第五十条　食品生产企业应当建立食品原料、食品添加剂、食品相关产品进货查验记录制度，如实记录食品原料、食品添加剂、食品相关产品的名称、规格、数量、生产日期或者生产批号、保质期、进货日期以及供货者名称、地址、联系方式等内容，并保存相关凭证。记录和凭证保存期限不得少于产品保质期满后六个月；没有明确保质期的，保存期限不得少于二年
食品贮存管理制度	《中华人民共和国食品安全法》第五十四条　食品经营者应当按照保证食品安全的要求贮存食品，定期检查库存食品，及时清理变质或者超过保质期的食品。食品经营者贮存散装食品，应当在贮存位置标明食品的名称、生产日期或者生产批号、保质期、生产者名称及联系方式等内容
食品安全事故处置制度	《中华人民共和国食品安全法》第一百零二条　食品生产经营企业应当制定食品安全事故处置方案，定期检查本企业各项食品安全防范措施的落实情况，及时消除事故隐患
场所设施设备管理制度	《中华人民共和国食品安全法》第五十六条　餐饮服务提供者应当定期维护食品加工、贮存、陈列等设施、设备；定期清洗、校验保温设施及冷藏、冷冻设施
餐饮具清洗消毒制度	《中华人民共和国食品安全法》第五十六条　餐饮服务提供者应当按照要求对餐具、饮具进行清洗消毒，不得使用未经清洗消毒的餐具、饮具；餐饮服务提供者委托清洗消毒餐具、饮具的，应当委托符合本法规定条件的餐具、饮具集中消毒服务单位
食品添加剂管理制度	《中华人民共和国食品安全法》第四十条　食品生产经营者应当按照食品安全国家标准使用食品添加剂
咨询投诉举报处理制度	《中华人民共和国食品安全法》第一百一十五条　县级以上人民政府食品安全监督管理等部门应当公布本部门的电子邮件地址或者电话，接受咨询、投诉、举报。接到咨询、投诉、举报，对属于本部门职责的，应当受理并在法定期限内及时答复、核实、处理；对不属于本部门职责的，应当移交有权处理的部门并书面通知咨询、投诉、举报人。有权处理的部门应当在法定期限内及时处理，不得推诿。对查证属实的举报，给予举报人奖励
召回和销毁管理制度	《中华人民共和国食品安全法》第六十三条　国家建立食品召回制度。食品生产者发现其生产的食品不符合食品安全标准或者有证据证明可能危害人体健康的，应当立即停止生产，召回已经上市销售的食品，通知相关生产经营者和消费者，并记录召回和通知情况。食品生产经营者应当对召回的食品采取无害化处理、销毁等措施，防止其再次流入市场。但是，对因标签、标志或者说明书不符合食品安全标准而被召回的食品，食品生产者在采取补救措施且能保证食品安全的情况下可以继续销售；销售时应当向消费者明示补救措施

三、食品安全标准

(一)食品安全标准的性质

食品安全标准是食品安全监督管理的重要支撑,是规范和统一食品生产和经营行为的技术依据,是食品安全评价的最重要依据,也是食品安全管理和执法的重要手段,更是制定食品生产、加工和消费的重要指南。而且食品安全标准是强制执行的标准,除食品安全标准外,不得制定其他的食品强制性标准。

(二)食品安全国家标准的内容

1. 食品、食品相关产品中的致病微生物、农药残留、兽药残留、重金属、污染物质,以及其他危害人体健康物质的限量规定。
2. 食品添加剂的品种、使用范围、用量。
3. 专供婴幼儿和其他特定人群的主辅食品的营养成分要求。
4. 与食品安全、营养有关的标签、标识、说明书的要求。
5. 食品生产经营过程的卫生要求。
6. 与食品相关的质量要求。
7. 食品检验方法与规程。
8. 其他需要制定为食品安全标准的内容。

(三)食品安全标准中的评价指标

食品安全标准中的评价指标有感官指标、理化指标和微生物指标等,见表1-5。

表1-5 食品安全的评价指标

类别	指标的内容	指标举例
感官指标	食品的颜色、气味和组织形态	色度、气味、口味、黏度、弹性、硬度、透明度、质地均匀度等
理化指标	各种有毒有害物质的最高容许残留量,具有食品安全意义的营养素最低限量,并制定统一的食品理化指标测定方法	蔬菜农药残留量、肉制品亚硝酸钠残留量、鸡精可溶性含氮量等
微生物指标	应加以控制或限制的含菌种类和数量,制定统一的食品微生物指标检测方法	菌落总数、大肠菌群、霉菌总数、致病菌等

(四)食品安全国家标准餐饮服务通用卫生规范

2021年3月18日,国家卫生健康委员会、国家市场监督管理总局联合发布《食品安全国家标准 餐饮服务通用卫生规范》(GB 31654—2021),该标准于2022年2月22日正式实施。该标准是我国首部餐饮服务行业规范类食品安全国家标准,对于提升我国餐饮业安全水平、保障消费者饮食安全、适应人民群众日益增长的餐饮消费需求具有重要意义。

《食品安全国家标准 餐饮服务通用卫生规范》(GB 31654—2021)包括术语和定义,场所与布局,设施与设备,原料采购、运输、验收与贮存,加工过程的食品安全控制,供餐要求,配送要求,清洁维护与废弃物管理,有害生物防治,人员健康与卫生,培训,食品安全管理等内容。

【要点提示】

1. 餐饮业遵守的食品安全法律法规是以《中华人民共和国食品安全法》为基础的一系列配套的法律法规体系,严格遵守相应的法律法规是确保餐饮食品安全的重要途径。

2. 餐饮食品安全的工作任务主要有建立符合现状的食品安全管理机构和制度,认真履行管理职责,完成相应的食品安全管理工作,保障食品安全。

3. 当餐饮食品安全事故发生时,政府、企业都应承担相应的法律责任,《中华人民共和国食品安全法》规定企业是食品安全第一责任人。

【思考练习】

1. 餐饮企业应遵守的法律法规有哪些?
2. 餐饮食品安全的主要工作任务是什么?
3. 禁止生产经营的食品有哪些?应承担什么法律责任?

模块三　餐饮食品安全危害及预防

案例导入

1. "苏丹红"红心鸭蛋:2006年11月12日,央视《每周质量报告》播报了某市个别市场和经销企业售卖用添加苏丹红的饲料喂鸭所生产的"红心鸭蛋",并在该批鸭蛋中检测出苏丹红,其余各地也陆续发现含苏丹红的红心咸鸭蛋。苏丹红是一种人工色素,进入体内后通过胃肠道微生物还原酶、肝和肝外组织微粒体与细胞质的还原酶进行代谢,在体内代谢成相应的胺类物质,苏丹红的致癌性即与胺类物质有关。国际癌症研究机构将苏丹红Ⅳ号列为三类致癌物,其初级代谢产物邻氨基偶氮甲苯和邻甲基苯胺均列为二类致癌物,对人可能致癌。

2. 二噁英事件:1999年,比利时Verkest公司的饲料中含有二噁英污染的动物脂肪,5 000个养鸡场中有900个养鸡场使用了Verkest公司的饲料,波及法国、德国、荷兰的鸡、猪、牛,致使几十个国家抵制上述国家的有关产品。造成的直接损失达3.55亿欧元,如果加上与此关联的食品工业,损失已超过上百亿欧元。

3. O-157中毒事件:1996年5～8月,日本几十所中学和幼儿园相继发生集体大肠杆菌O-157中毒事件,1.2万人感染该菌引起食物中毒。发病者大部分为儿童,波及44个都府县。一些食品快餐公司为此倒闭。本次食物中毒的爆发是学生午餐被肠出血性大肠杆菌O-157∶H7污染所致。

随着现代科技的迅猛发展,各类食品安全问题也日益突出。有环境污染引起的(二噁英事件),也有人为因素造成的(苏丹红事件);有化学性危害(二噁英),也有生物性危害

(O157:H7型大肠杆菌)。案例中涉及的安全事件仅仅显露了食品安全问题的"冰山一角",而餐饮业处于食品产业链的末端,任何前端的食品安全问题,最后都可能在餐饮业表现出来。

工作任务一　了解食品安全危害的来源

动植物食品中可能含有一些天然有毒成分,也可能受到各种外来物质的污染,在加工过程中还可能生成一些有毒有害物质。从原料的种植、生长到收获、捕捞、屠宰、加工、贮存、运输、销售到食用前整个过程的各个环节,都有可能被某些有毒有害物质侵入,从而使食品的营养价值和卫生质量降低或对人体产生不同程度的危害。简而言之,有毒有害物质进入正常食品的过程称为食品污染,它们造成的危害,即为食品安全危害。

这些食品安全危害按照污染物的性质不同,大致可分为:① 生物性危害;② 化学性危害;③ 物理性危害。

工作任务二　掌握食品安全危害的类别及预防原则

一、生物性危害

生物性危害是指生物(尤其是微生物)本身及其代谢产物(如毒素)对食品原料、加工过程和产品的污染及其危害,包括微生物、寄生虫及其虫卵和昆虫等危害。在已知的250种以上的食源性致病因子中,大部分属于微生物和寄生虫等生物性危害。其中以微生物危害最为常见,是危害食品安全的首要因素。

避免这些危害对食物的污染、减缓其生长繁殖的速度、对食物进行彻底加热,是预防生物性危害的基本原则。

二、化学性危害

化学性危害是指食品中的天然有害物质和有害的化学物质污染食物造成的危害。其主要类型包括:食品中的天然有害物质、农药残留、兽药残留、重金属、滥用食品添加剂和加工助剂、食品包装材料、容器与设备的化学溶出物及污染物,具有"三致"作用的多环芳烃、亚硝胺、二噁英、杂环胺等。

减少环境污染、加强农产品源头监管、规范食品加工过程,是预防化学性危害的基本原则。

三、物理性危害

物理性危害是指食品生产加工和消费过程中可能使人致病或导致伤害的外来的任何非正常的物体或异物。物理性危害包括碎骨、砂石、碎玻璃、铁屑、木屑、头发、蟑螂等昆虫的残体以及其他可见的异物、各种放射性同位素污染食品原料等。

规范食品安全操作、减少异物进入食物是预防物理性危害的基本原则。

工作任务三　了解食源性疾病的种类及特点

食品受到有毒有害物质的污染后,可能引发各种食源性疾病。在最近数十年中,无论发达国家还是发展中国家,食源性疾病发病率都在不断增加。食源性疾病大多是由细菌、病毒、真菌等引起。广义上的食源性疾病还包括与饮食有关的肿瘤、心血管疾病等。

狭义的食源性疾病是指通过摄食进入人体内的各种致病因子引起的、通常具有感染性质或中毒性质的一类疾病,如食物中毒、食源性传染病和寄生虫病等。食源性疾病是当今世界上分布最广泛、最常见的公共卫生问题,其发病率居各类疾病发病率的前列,是当前世界上最突出的食品安全问题。统计数据显示,我国每年食物中毒报告例数为2万~4万人,专家估计这个数字尚不到实际发生数的1/10,也就是说我国每年食物中毒例数为20万~40万人。

食源性疾病往往具有临床症状明显、危害容易察觉,呈急性、亚急性效应的特点。一般有以下三个基本特征:① 在食源性疾病爆发或传播流行过程中食物起了传播病原物质的媒介作用。② 引起食源性疾病的病原物质是食物中所含有的各种致病因子。③ 摄入食物中所含有的致病因子可以引起以急性病理过程为主要临床特征的中毒性或感染性两类临床综合征。

一、食物中毒

在食源性疾病中,食物中毒是最为常见的一种类型。食物中毒是指摄入了含有生物性、化学性有毒有害物质的食品,或把有毒有害物质当作食品摄入后所出现的非传染性急性、亚急性疾病。食源性疾病中食物中毒常呈集体性爆发,其种类很多,病因也很复杂,一般具有下列共同特点:① 食物中毒的发病与食物有关。所有的病人都在相近的时间内食用了某种共同的致病食物,中毒也都局限在食用了同一致病食物的人群中,没有进食这种食物的人,即使同桌就餐或同室居住也不发病。停止食用这种有毒食物后,发病就很快停止。② 潜伏期较短,发病急,具有爆发性。食用有毒食物后,如摄入数量较大,很多人在短时间内同时或先后发病,并很快使发病人数达到高峰,继而逐渐消失。③ 症状相似。摄入同一食物而中毒的病人,其症状极其相似,多数病人呈现急性胃肠炎症状,即腹痛、腹泻、恶心和呕吐等。④ 没有人与人之间的直接传染,这是食物中毒与食源性传染病的重要区别。停止食用有毒食物或传染源被消除后,不再出现新患者,无传染病所具有的尾端余波。

二、食源性传染病

食源性传染病是指病原微生物(细菌、病毒等)感染人体后所产生的有传染性的疾病。传染病流行的三个环节是传染源(如病人、病畜、病原携带者等)、传播媒介(途径,如空气、水、食物、虫媒、生活接触、血液体液传播)和易感人群。食源性肠道传染病是因摄入了被各种致病菌、病毒污染的食物和饮水而引起细菌性及病毒性肠道传染性疾病。

常见食源性肠道传染病有病毒性肝炎、细菌性痢疾、伤寒、霍乱、结核病、布氏杆菌病、炭疽,另外,还有人畜共患传染病,如口蹄疫(偶蹄类动物由病毒引起的一种接触性急性传染病,多见于牛、羊、猪,病原体为口蹄疫病毒)、疯牛病(一种由耐高温的"朊病毒"引起的,能使脑组织"海绵化"的人畜共患传染病)等。为预防人畜共患传染病,对疫区牲畜必须严格隔离、处死、焚尸深埋,同时应加强对肉品、乳及乳制品的卫生检验。

三、食源性寄生虫病

食源性寄生虫病是易感个体摄入污染病原体(寄生虫或其虫卵)的食物而感染的、潜伏期相对较短的人体寄生虫感染性疾病。这是一类重要的食源性疾病,也是食源性人兽共患病。因此在食品安全学上有着重要的意义。

常见的食源性寄生虫病有旋毛虫病、绦虫病、华枝睾吸虫病、蛔虫病、姜虫病、猪弓形体病、肺吸虫病、线虫病等。与食品安全关系密切的寄生虫有猪(牛)肉绦虫、旋毛虫、肝吸虫、蛔虫等,它们经食物进入人体内均可引起相应的寄生虫病,对人体健康造成极大危害。

知识链接 ▼

一、食品中的生物性危害

(一) 细菌污染

细菌是食品加工中最重要的生物性污染。细菌引起的食源性疾病明显多于其他污染。

细菌污染的来源广泛,包括:① 原料食品加工前附着大量细菌,加工时使用不洁净水,是微生物污染食品的主要途径。② 从业人员的手和工作服不清洗消毒,其皮肤生疖、脓疮、粉刺等,通过与食品直接接触使大量微生物附着污染。③ 老鼠、苍蝇及蟑螂等携带的大量微生物对食品的污染。④ 操作间内空气中的微生物及灰尘等沉降于食品,以及加工操作的工作人员带有微生物的痰沫、鼻涕、唾液通过谈话、咳嗽、打喷嚏间接地污染食品。⑤ 包装材料、运输工具、加工设备等未经消毒就接触食品造成污染。⑥ 各类食品在加工过程中未能生熟分开,使食品中已存在或污染的细菌大量繁殖生长。

按照细菌对食品品质的影响和对人体健康的危害可将其分为腐败性和致病性微生物。腐败菌降解食物使其外观、气味和口感变差无法食用,只能丢弃。而致病菌或其毒素伴随食物食用后能使人们患上各种食源性疾病,严重危害身体健康。

(二) 真菌污染

真菌广泛存在于自然界中,种类繁多,数量庞大,与人类的关系非常密切。有许多真菌对人类是有益的,但也有些真菌对人类是有害的,其产生的毒素致病性强。真菌常生长在阴暗、潮湿和温暖环境中。

霉菌是一部分丝状真菌的通称。霉菌可能在食品中产生有毒代谢产物,即霉菌毒素。

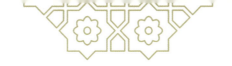

霉菌毒素对人体健康造成的危害极大,主要表现为慢性中毒、致癌、致畸、致突变作用。其中特别是黄曲霉素,已经受到世界各国的高度关注。

(三) 病毒污染

病毒是非细胞形态的结构简单的专性寄生微生物,必须依赖宿主细胞提供条件,在活细胞内生长和复制,不能在细胞外增殖。病毒广泛存在于自然界,常寄生于人类、动物、植物及微生物等体内。病毒性疾病可通过空气、衣物、接触等传播,更主要的是通过食物、粪便污染,引起消化道病毒性疾病的传播。

存在于食品中的病毒称为食品病毒。人类的传染病中约80%由病毒引起,相当部分是经过食物传播的。有研究表明,无论哪种食品上残存的病毒,一旦遇到相应的寄生宿主,病毒到达寄主体内即可呈爆发性地繁殖,引起相应的病毒性疾病。正确洗手,特别是在如厕后洗手,是控制食源性病毒传播的关键。

(四) 食源性寄生虫污染

自然界中生物之间的关系复杂而多样,生物种类之间的关系主要是建立在食物和居住上,两者之间相互联系、相互依赖,形成了今天不可分离的生态平衡关系和相互依存关系。大部分生物在自然界是自由生活的,但有一部分的生物相互依存,形成不可分割的生态上的联系,包括寄生生活。一些低等生物长久或暂时地依附在另一种生物的体内或体表,取得营养,而且给被寄生的生物带来损害的这种生活方式,称为寄生生活。寄生于其他生物并给对方造成损害的低等生物,称为寄生虫。被寄生虫寄生的生物称为宿主。人体寄生虫可通过种种途径侵入人体,通过掠夺宿主营养、体内移行或直接造成寄生部位损伤、堵塞和压迫组织及产生有害代谢产物的毒性作用等对机体产生致病作用。

与食品安全关系密切的寄生虫有猪(牛)肉绦虫、旋毛虫、肝吸虫、蛔虫等,它们经食物进入人体内均可引起相应的寄生虫病,给人体健康造成极大危害。

二、食品中的化学性危害

(一) 农药残留污染

农药是重要的农业生产资料,农药的使用不仅可以有效地控制病虫害、消灭杂草、提高农作物的产量和质量,而且可以减轻劳动强度,降低人工费用。但是,农药又是有毒有害物质,如不合理使用会产生残留问题,污染环境和农产品,危害人畜健康和生命安全。

农药残留是指农药使用后残留于生物体、农副产品和环境中的农药原体、有毒代谢物、降解物和杂质的总称。食品中的农药残留主要来自三个方面:① 施药后对农产品或作物的直接污染。② 农产品或作物从污染环境中对农药的吸收。③ 通过食物链与生物富集吸收。

农药污染食品引起的危害是全世界共同面临的一个重要的食品安全问题。农药污染食品引起的中毒事件在我国也频繁出现。近年来我国发生的农药中毒主要是有机磷农药中毒。有机磷农药中毒主要原因是其污染食物引起。如用装过农药的空瓶装酱油、酒、食用油等;或农药与食品混放污染;或运输工具污染后再污染食品;或国家禁用于蔬菜的高毒农药在蔬菜成熟期喷洒蔬菜等。

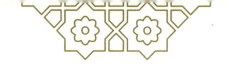

一些毒性较大的农药经误食或皮肤接触及呼吸道进入体内,在短期内出现不同程度的中毒症状,如头昏、恶心、呕吐、抽搐痉挛、呼吸困难、大小便失禁等,若不及时抢救,即有生命危险。中毒的轻重与进入量有关,中毒严重的死亡率较高。

有的农药虽然急性毒性不高,但少量长期接触,在体内积累,引起内脏机能受损,阻碍正常生理代谢过程。慢性毒性,主要表现为致癌、致畸、致突变作用。

尽管农药有毒性,污染环境,危害人体健康,但全面禁止使用农药是不现实的,制定有效的预防措施才是正确的态度。农药中毒的预防有:① 积极贯彻病、虫、草、害综合防治的方针。要以农业防治为基础,因地制宜地合理应用化学防治、生物防治和物理防治等措施,从而达到安全、经济、有效地控制病虫害的目的。② 选择使用高效、低毒、低残留的农药。尽可能选择本身毒性低、安全性大的农药品种,淘汰高毒高残留的农药品种,从根本上解决因滥用高毒农药造成农产品农药残留中毒问题。③ 根据农药的性质和病虫杂草发生的规律,合理地使用农药。广泛宣传安全使用农药知识及对人体的毒害作用,喷洒过农药的蔬菜、水果等食品要经过规定的安全时间间隔后方可上市。蔬菜、水果食用前要洗净,用清水浸泡后再烹制或食用;农药要专人专管,不能与食品混放;严禁用装农药的容器装食品。④ 政府制定并颁布农产品中农药残留限量标准,做好农药残留的监控工作,健全农药残留检测方法体系,严格执行国家农药安全使用标准。

(二) 兽药残留

兽药指用于预防、治疗诊断畜禽等动物疾病,有目的地调节其生理功能并规定作用、用途、用法、用量的物质。近年来,为预防和治疗畜禽和养殖鱼患病而投入大量抗生素、磺胺类化学药物,造成药物残留在食品动物组织中,伴随而来的是对公众健康和环境的危害。各种兽药的滥用,已经令人对餐桌上的农副产品不能放心。

大量长期使用抗生素添加剂,使得动物体内细菌产生了耐药性。与在人类医学上使用的同类抗生素产生交叉耐药性,或残留药物引起人过敏反应发生,其中以青霉素类和磺胺类引起的过敏反应最为常见。

生长激素类的药物残留包括生长激素、性激素、甲状腺激素等,尤其后两者对人类健康危害更大。儿童食用含有生长激素和性激素的食品可以导致早熟;激素通过食物链进入人体从而会产生一系列其他的健康效应,如导致与内分泌相关的肿瘤、生长发育障碍、出生缺陷和生育缺陷等,给人类健康带来深远的影响。

控制兽药残留必须做到:① 彻底改革动物性食品的供应体制,作为商品的食品都应有一定规格、包装、商标和标签,否则无法管理。② 提高农民文化知识水平以及培训农民使用兽药的知识。③ 定期定点检测动物性食品,并公布结果,让消费者选择商品,让市场淘汰不合格的产品。④ 食品兽药残留标准有待补充和修订。⑤ 提高兽药生产的工艺,发展生物性兽药,减少化学兽药。

(三) 有毒金属污染

有些金属,正常情况下人体只需极少的数量或者人体可以耐受极少的数量,剂量稍高,即可出现毒性作用,这些金属称为有毒金属或金属毒物。从食品安全学角度讲,汞、镉、铅、砷、铬较为重要。

1. 来源

一些特殊地区,如海底、火山地区的一些高含量有毒元素及其化合物可使动植物和水体污染带毒;食品加工中使用的机械、管道、容器或加入的某些食品添加剂中存在的金属元素及其盐类,在一定条件下可污染食品。随着工业、交通运输业的发展,工业废气废渣不经处理或处理不彻底,任意排入水体、农田、大气中,造成"三废"中的有害物质如汞、镉、砷、铅、铬以及有机毒物在大气、土壤与水体中聚集,直接进入食品或落到蔬菜、水果、谷物等中致其受污染。

2. 几种常见有毒金属

(1)镉

动植物食物中的镉均主要来源于含镉废水对环境的污染。另外,在食品加工、运输和储藏中含镉管道和容器对食品也有一定的污染。

急性镉中毒主要表现为恶心呕吐、腹痛腹泻、头痛眩晕、感觉障碍、抽搐等。慢性镉中毒主要损害肾小管,使肾的再吸收发生障碍,出现蛋白尿、糖尿等。镉还能引起贫血,因为镉在肠道内阻碍铁的吸收,且尿铁增多。

为减少镉对食品的污染,必须对含镉的工业"三废"进行无害化处理,使其达到排放标准。粮食中所含的镉用稀释、碾磨、水洗等方法处理可以部分去除。

(2)汞

由食物摄入甲基汞引起的中毒病例很多,日本发生的"水俣病"是典型的汞中毒案例。汞污染食品主要通过含汞的工业废水污染水体中的鱼、虾和贝类等水产品;含汞农药的使用,直接污染植物性食品原料。汞对人体的毒性,主要取决于它们的吸收率。其中甲基汞的吸收率可达95%,对人体的毒害也最大。

甲基汞主要侵犯神经系统,尤其是大脑和小脑的皮质部分,表现为肢体末端或口唇周围麻木刺激疼痛,手部动作与感觉、视力等障碍,语言、步态失调、全身麻痹,严重者神经错乱,严重痉挛而死亡。孕妇接触后可造成流产、死胎,或使初生婴儿先天性发育不良,智力低下,甚至发生脑麻痹而死亡。

烹调方法一般不能直接清除汞。被汞污染的粮食,无论用碾磨来提高加工精度或淘洗、烘炒、蒸煮等都不能将其除净。鱼体内的汞用油炸、煮、冻干、晒干等方法都不能去除。由于汞可以转移进入汤汁,弃汤有一定效果。

(3)铅

食品中铅的来源很多,包括罐头食品、饮水管道、土壤、空气、含铅废水等,还来自接触食品的管道、容器、包装材料、器具和涂料等,如锡酒壶、锡箔、劣质陶瓷、马口铁罐或镀锡和焊锡不纯,均会使铅转入食品中。我国传统食品皮蛋在生产中会加入黄丹粉(氧化铅),铅会透过蛋壳进入蛋白造成污染。

慢性铅中毒主要表现为造血系统、神经系统、肾脏的损伤,如:贫血、头昏头痛、失眠、食欲不振、易疲劳、记忆力下降、关节肌肉酸痛。儿童急性铅中毒可造成视力发育迟缓、癫痫、脑性瘫痪和视神经萎缩等永久性后遗症。

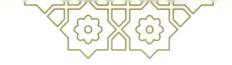

铅污染的粮食可通过淘洗、碾磨、稀释等减少其毒性。现如今皮蛋制作已改用硫酸锌等金属盐代替黄丹粉。

(4) 砷

砷广泛分布于自然界。食品中的砷污染主要来源于土壤的自然本底、含砷农药、含砷废水。水生生物对砷有很强的富集作用,通过食物链可以富集3 300倍。

砷进入人体后,主要蓄积在皮肤、骨骼、肌肉、肝、肾、肺等器官。慢性砷中毒主要表现为食欲下降、体重下降、胃肠功能障碍、末梢神经炎、结膜炎、角膜硬化和皮肤变黑、皮肤癌、肺癌等。

浸泡处理可使食品中部分砷溶出,溶出量随浸泡时间延长而增加。加热处理和酸处理均不能使其降解。

3. 控制

金属毒物的特殊威胁在于它不能被微生物分解,相反可以被生物体富集,并将某些重金属转化成毒性更强的金属化合物。通过食物进入人体后,要经过一段时间的积累才能显出毒性,往往不易为人们所察觉。所以有毒金属是食品安全的重要指标,对其控制必须从以下几个方面着手:① 实行"从农田到餐桌"全程质量控制。对食品产地环境质量进行监测和评价,以保证对食品的安全符合产地环境技术要求;对整个食品生产过程实施全程质量监控。② 改善环境质量。确保污染的最低限度,继续加大综合治理力度,确保流域内工业污染源达标排放,保证已建成的城市污水、垃圾处理设施正常运转并发挥效益;还要加强环保宣传教育和执法工作,营造"保护环境、人人有责"的社会氛围。③ 加强食品中重金属限量控制。建立严密统一且尽量与国际接轨的质量控制标准和科学检测方法,强化技术人员的培训及监测技术研究,建立监测机制,实行有效检测,为食品新产品的开发研究、产品质量的稳定提高提供有力的检验技术保障。

(四) 包装材料的污染

传统使用的食品容器、工具设备、包装材料主要以竹、木、铁、玻璃、纸等材料为主,一般情况下不会对食品造成污染。新型化学合成的食品包装材料是一种或多种化学物质聚合而成的高分子聚合物,在聚合过程中,聚合不完全的单体、低分子聚合物或加入的助剂等,与食品接触后会向食品中迁移,造成对食品的化学污染。

1. 塑料制品

塑料以及合成树脂都是由很多小分子单体聚合而成的,单体的分子数目越多,聚合度越高,则塑料性质越稳定,与食品接触时向食品中移溶的可能性就越小。

有些塑料在加工过程中除以合成树脂为主要原料外,还要加入一些辅助原料,目的是使塑料具有较好的工艺性能,如色彩、外观和耐久性,或者为了加工过程的方便,此种辅助原料俗称为塑料添加剂,塑料中常用的重要添加剂有稳定剂、增塑剂、润滑剂、着色剂、抗氧化剂和防紫外线剂、抗静电剂等。

塑料包装材料对食品安全性的影响在于:① 塑料本身的残留单体及裂解物的毒性。② 塑料包装表面污染物。③ 包装材料回收或处理不当。包装前食品容器的无菌程度对成品的卫生质量有非常重要的意义。

2. 橡胶制品

橡胶制品是广泛用于食品工业的包装材料,除奶嘴、瓶盖、垫片、垫圈、高压锅圈等直接接触食品外,食品工业中还应用橡胶管道以及与食品设备有关的附件等。

橡胶可分为天然橡胶和合成橡胶两大类。天然橡胶是天然的长链高分子化合物,本身既不分解也不被人体吸收,一般认为对人体无害,但生产不同工艺性能的产品时,往往需要加入某些添加剂。合成橡胶也和塑料一样存在未完全聚合的单体和添加剂的卫生问题。橡胶添加剂并非高分子化合物,有些并不结合到高分子结构中,而是混在成型品中,因此有必要规定配方中使用无毒添加剂。

3. 陶器、瓷器

陶瓷是将瓷釉涂覆在由黏土、长石、石英等无机物的混合物烧结成的坯胎上,再经焙烧而制成的产品。陶瓷容器的安全问题来自瓷釉中的金属物质,如铅、镉、钛等。用陶瓷容器盛装醋、果汁、酒等食品可引起上述重金属的溶出而中毒。

4. 包装纸

包装纸的安全问题与纸浆、黏合剂、油墨、溶剂等有关。要求这些材料必须低毒或无毒,不得采用社会回收废纸作为原料,禁止添加荧光增白剂等有害助剂,制造托蜡纸的蜡采用食用级石蜡,控制其多环芳烃含量。用于食品包装纸的印刷油墨、颜料符合食品安全要求。石蜡纸及油墨颜料印刷面不得直接与食品接触。食品包装纸还要防止再生产对食品的细菌污染和回收废纸中残留的化学物质对食品的污染。

(五)食品添加剂的使用和管理

食品添加剂是指为改善食品品质和色香味以及为防腐和加工工艺的需要而加入食品中的化学合成或者天然物质。其作用包括:① 增加食品的保藏性、防止腐败变质。② 改善食品的感官性状。③ 有利于食品加工操作,适应生产的机械化和连续化。④ 保持或提高食品的营养价值。⑤ 满足其他特殊需要。随着食品工业的迅速发展,食品添加剂的种类日益增多,使用范围日益扩大,已成为现代食品工业生产中必不可少的物质。只有按照有关规定正确使用食品添加剂才是安全、有效的。

1. 使用原则

在使用食品添加剂时,应遵循以下原则:① 各种食品添加剂必须经过安全性毒理学评价。② 严格控制使用范围和使用量。③ 不得以掩盖食品腐败变质或伪造、掺假为目的而使用食品添加剂。④ 不得销售和使用非定点厂家的产品,不得使用污染或变质的食品添加剂和"三无"产品。⑤ 专供婴儿的主辅食品,不得加入人工甜味剂、色素、香精、谷氨酸钠和不适宜的食品添加剂。⑥ 复合食品添加剂中的各单项物质必须符合食品添加剂的各有关规定。⑦生产、使用新的食品添加剂,应事先提出安全学评价资料和实际使用的依据,逐级审批后报卫生部和国家标准局批准,按规定执行。⑧ 进口和出口食品添加剂必须符合我国相关规定。

2. 部分禁止使用的非食用物质

有些非食用物质被违法添加在食品中,以达到防腐、护色、漂白等作用,如果大量或长期使用可能产生急性或慢性中毒,甚至引起部分人群的变态反应(见表1-6)。

表1-6 禁止使用的非食用物质

名 称	食品中功能	禁止原因
甲醛	(牛奶、肉类、酒类等)防腐	呕吐、呼吸困难、致突变作用
硼酸、硼砂	(肉类等)防腐、(糕点)膨松剂	体内蓄积,影响消化和吸收
β-萘酚	(酱油等)防腐	损害肾、膀胱
水杨酸	蛋白质凝固	中枢神经麻痹、听觉障碍
吊白块	还原性漂白剂	损害肾及红血球
硫酸铜	护色、澄清	肠腐蚀、肝肾损伤、贫血等
黄樟素	一些香料的成分	致癌
香豆素	香豆中的成分	肝慢性损伤、致癌

(六) 有害化合物的污染

近年来,随着科学技术和工农业生产的迅猛发展,环境污染也日益严重。许多有毒有害的化学物质通过各种途径进入人体,造成危害,甚至产生"三致"作用。常见的化学致癌物包括 N-亚硝基化合物、多环芳烃、苯并[a]芘、杂环胺、二噁英及多氯芳香化合物等。

1. N-亚硝基化合物

N-亚硝基化合物包括亚硝胺和亚硝酰胺两种,是亚硝酸与胺类合成的一大类化学物质。自然界中存在的 N-亚硝基化合物并不多,但其前体物质亚硝酸盐和胺类普遍存在,二者在适当条件下通过反应可生成 N-亚硝基化合物。

硝酸盐和亚硝酸盐广泛存在于人类环境中,是自然界中最普遍的含氮化合物。胺类物质也广泛存在于动物性和植物性食品中,因为蛋白质、氨基酸、磷脂类的前体物是各种天然食品的成分。不合理的加工工艺或食物贮存方式都可能导致 N-亚硝基化合物的产生。

许多动物实验证明,N-亚硝胺具有直接致癌作用。目前尚未发现任何动物对其致癌作用有抵抗力。人体中 N-亚硝基化合物的来源有两种,一是由食物摄入,二是体内合成。无论是食物中的亚硝胺,还是体内合成的亚硝胺,其合成的前体物质都离不开亚硝酸盐和胺类。因此减少亚硝酸盐的摄入是预防其危害的有效措施。

2. 多环芳烃及苯并[a]芘

多环芳烃是一大类广泛存在于环境中的有机污染物和化学致癌物,它产生于煤、汽油、木柴等不完全燃烧过程中。已经发现的几百种多环芳烃化合物中,一部分已被证明对人类有致癌作用。苯并[a]芘的污染最广,致癌作用最强,因而常以苯并[a]芘[即 B(a)P]作为多环芳烃化合物污染的监测指标。

自然环境中的多环芳烃含量极微,主要来源于森林火灾和火山爆发。在人类生产和生活中,煤炭、木柴、烟叶以及各种石油馏分燃烧,烹调烟熏以及废弃物质均可产生多环芳烃。

苯并[a]芘对人体的主要危害是致癌作用。动物实验结果及流行病学调查资料证明,长期接触苯并[a]芘物质可诱发皮肤癌、阴囊癌、肺癌等,经食物污染作用于机体主要引起胃癌等消化道肿瘤,并可透过胎盘屏障造成子代肺腺癌和皮肤乳头状瘤。

3. 杂环胺

杂环胺是食品中蛋白质热分解时产生的一类具有致突变、致癌作用的杂环化合物。1977年人们发现直接在明火或炭火上炙烤的鱼和肉烧焦的表面部分，有大量超过该食品所含苯并[a]芘的致突变性，即杂环胺的致突变性。煎炸烤鱼和肉类食品是膳食杂环胺的主要来源，而煎炸烤是我国常用的烹调鱼类和肉类的方法。

由于杂环胺具有较强的致突变性，且多数被证明可诱发实验动物产生多种组织肿瘤，所以，它对食品的污染以及对人体健康的危害，日益引起人们的关注。

4. 二噁英及多氯芳香化合物

二噁英作为现代化工业生产的负面产物，虽然发现的时间并不长，但其危害是万万不可低估的。二噁英是由四百多种氯代含氧三环芳烃类化合物组成的庞大家族。其化学性质极为稳定，难被生物降解，在土壤中降解的半衰期为12年，破坏其结构需加热至800 ℃以上。二噁英具有脂溶性的特点，最容易存在于动物的脂肪和乳汁中，因此鱼、家禽及其蛋、乳肉是最容易被污染的食品，已经证实在食物链中富积。比利时受污染家禽调查结果显示，鸡的体内二噁英含量高于正常值的1 000倍，大大超过了限量标准，引起国际社会的极大关注，是食品受环境污染的重大突发性事件。

国际癌症研究中心已将二噁英列为人类一级致癌物。美国环保局1995年公布的评价结果表明，二噁英不仅有致癌性，而且具有生殖毒性、免疫毒性和内分泌毒性。二噁英被世界卫生组织作为新的环境污染物列入全球环境监测计划食品部分的监测对象名单。

三、食品中的物理性危害

1. 食品中的异物污染

食品中的异物主要是指食物中人为混杂的泥土、沙石、金属、玻璃、头发等，这些异物进入食品的可能途径有：原料不纯含杂质较多，加工时清除不彻底；加工过程或人工操作时不规范带入异物；食品包装材料不卫生带入杂质；设计或维护不好的设施和设备带入了异物等。异物杂质性危害虽然在食品加工中较易去除，但往往容易成为产生纠纷的直接诱因，因此，应在生产过程中，加强从业人员的责任心，规范操作环节，严格把关，防止异物混入食品。

2. 食品中的放射性污染

现在已经确定并做出特性鉴定的天然放射性核素已超过40种，这些放射性同位素广泛分布于空气、土壤和天然水中，构成了自然界的天然辐射源。它们与稳定性同位素一样参与外环境与生物体间的物质自然交换过程，所以在动植物组织中均有放射性核素存在，即食品的天然放射性本底。食品可吸附或吸收外来的（人为的）放射性核素，其放射性高于自然放射性本底时称为食品的放射性污染。食品的放射性污染源包括：核爆炸试验或核素废物排放处理不当及意外事故。食品放射性污染的食品安全学意义在于小剂量长期内照射作用。

防止食品放射性危害主要在于控制放射性污染来源。使用放射性物质时，应严格遵守操作规程。在食品生产过程中，有时用电离辐射检查食品中异物、测定脂肪含量以及保藏

食品和促进蔬菜、水果或酒类成熟过程,均应严格遵守照射剂量和照射源的规定;应禁止任何能够引起食品和包装产生放射性的照射;绝对禁止向食品中加入放射性核素作为保藏剂。

食品在严密包装的情况下,只是外部受到放射性物质的污染,可用擦洗和吸尘等方式去除。放射性物质已进入食品内部或已渗入食品时,则无法除去。

【要点提示】

1. 食品安全危害按照污染物的性质不同,可分为生物性危害、化学性危害和物理性危害。餐饮业中生物性危害最常见,而化学性危害导致的后果更严重。

2. 生物性危害可通过彻底加热食物去除污染物。化学性危害既可能来自环境污染,也可能来自不健康的烹调方式,因此治理环境污染和采用健康烹调方式同等重要。物理性危害多通过从业人员的规范操作来避免。

3. 食源性疾病包括食物中毒、食源性传染病和食源性寄生虫病。食物中毒是最常见的食源性疾病,但没有人和人的传染;食源性传染病则有人与人的传染,可能在人群中传播流行。

【思考练习】

1. 预防生物性危害的基本原则是什么?
2. 什么样的烹调方式容易生成致癌物质?
3. 加强环境保护可以减少哪些化学性污染物对食品的污染?

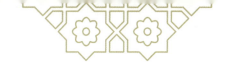

项目二
餐饮食品原料及相关产品的安全

餐饮食品原料指餐饮业从其他食品生产经营者手中购进的作为餐饮加工原料用的各种食品,食品相关产品指食品的包装材料、容器、洗涤剂、消毒剂和用于食品生产经营的工具、设备。在餐饮食品原料从采购到加工成为供餐食品的过程中,食品安全问题主要集中在两个方面:一是采购环节,原料不符合食品安全标准或要求,甚至有掺杂使假;二是餐饮食品原料在运输、贮存过程中发生卫生质量恶化。餐饮食品相关产品则是直接或可能接触食物的,同样关系到餐饮食品的安全性。

◎ **学习目标**

- 了解选择餐饮食品原料供货商的方法;
- 熟悉餐饮食品原料采购索证制度;
- 掌握各类餐饮食品原料的采购验收方法;
- 掌握各类餐饮食品原料正确的贮存和保藏方法及食物防腐的措施;
- 熟悉食品原料库房的管理方法;
- 掌握餐饮食品相关产品(餐用具、烹饪加工设备及用具)的食品安全控制措施。

模块一 原料采购验收的安全

案例导入 ▶

当事人赵某系个体经营户,经营粮油制品,于2009年10月份开始经营某公司生产的食用猪油。该食用猪油是某公司生产熟肉制品后的副产品,尚未取得食用猪油的工业产品生产许可证,未粘贴QS标志;该公司的其他产品已取得工业产品生产许可证。当事人赵某于2009年10月起至案发共进购该猪油220桶(50公斤/桶),已销售15桶,尚余205

桶没有售出。2010年3月25日上午,当事人再去某公司购买猪油,下货到仓库时,被工商部门查获。当事人随后提供了厂方的营业执照、进货发票及2010年3月20日批次(2010年3月25日进的货)的猪油的检测报告,但不能提供该猪油的工业产品生产许可证。

　　该案例说明,从事食品生产、食品流通、餐饮服务应依法取得《食品生产许可证》《食品经营许可证》以及食品生产、经营者的《工商营业执照》。

工作任务一　识别各类食品安全级别

常见的食品安全标志包括无公害农产品、绿色食品、有机食品等。

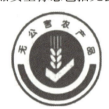 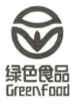 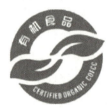

图 2-1　常见食品安全标志

1. 无公害农产品标志

无公害农产品标志图案由金色麦穗、对勾和绿色"无公害农产品"字样组成。麦穗代表农产品,对勾表示合格,金色寓意成熟和丰收,绿色象征环保和安全。

无公害农产品能够把有毒有害物质控制在一定范围内,主要强调其安全性,是最基本最起码的市场准入标准,普通食品都应达到这一要求。根据《无公害农产品管理办法》,无公害农产品认证分为产地认定和产品认证,产地认定由省级农业行政主管部门组织实施,产品认证由农业部农产品质量安全中心组织实施,获得无公害农产品产地认定证书的产品方可申请产品认证。无公害农产品定位是保障基本安全、满足大众消费。

2. 绿色食品标志

与环境保护有关的事物,国际上通常都冠之以"绿色"字样,目的是突出这类事物与良好的生态环境有关,涉及食品则定名为"绿色食品"。

绿色食品标志是在经权威机构认证的绿色食品上使用以区分此类产品与普通食品的特定标志。该标志已作为我国第一例证明商标由中国绿色食品发展中心在国家商标局注册,受法律保护。绿色食品标志管理,即依据绿色食品标志证明商标特定的法律属性,通过该标志商标的使用许可,衡量企业的生产过程及其产品的质量是否符合特定的绿色食品标准,并监督符合标准的企业严格执行绿色食品生产操作规程,正确使用绿色食品标志的过程。依法管理绿色食品的机构是农业部中国绿色食品发展中心。

3. 有机食品标志

有机食品是指来自有机农业生产体系,根据国际有机农业生产要求和相应的标准生产加工的,即在原料生产和产品加工过程中不使用化肥、农药、生长激素、化学添加剂、化学色素和防腐剂等化学物质,不使用基因工程技术,并通过独立的有机食品认证机构认证的一切农副产品。

有机食品对生产环境和品质控制的要求非常严格,是更高标准的安全食品。目前,在我国产量还非常少。

4. 食品安全标志的级别差异

有机食品与其他食品的显著差别在于,有机食品的生产和加工过程中严格禁止使用农药、化肥、激素等人工合成物质,而一般食品的生产加工则允许有限制地使用这些物质。同时,有机食品还有其基本的质量要求:原料产地无任何污染,生产过程中不使用任何化学合成的农药、肥料、除草剂和生长素等,加工过程中不使用任何化学合成的食品防腐剂、添加剂、人工色素和用有机溶剂提取等,贮藏、运输过程中不能受有害化学物质污染,必须符合国家食品安全法律法规的要求和食品行业质量标准。

各类食品安全标志的级别差异如图 2-2 所示:从塔底到塔尖,食品的安全性逐渐增高,品质逐渐增强。

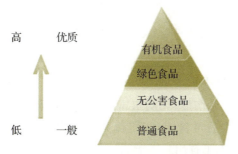

图 2-2 各类食品安全标志的级别差异

工作任务二 判断食品原料卫生质量

一、植物性原料

1. 粮食的卫生质量要求

优质粮粒应颗粒完整,大小均匀,坚实丰满,表面光滑,具有粮粒固有的色泽。无异味、无霉变、无虫蛀、无杂质。取少量样品于手掌上,用嘴哈气使之稍热,立即嗅其气味。优质粮粒具有纯正的固有气味,无其他任何异味。

优质面粉色泽呈白色或微黄色,不发暗,无杂质。呈细粉末状,手指捻捏无粗粒感,无虫子和结块,置于手中紧捏后放开不成团。具有面粉的正常气味,无异味、无霉味。味道可口,淡而微甜,没有发酸、刺喉、发苦的滋味。

2. 豆制品的卫生质量要求(见表2-1)。

表2-1　豆制品的卫生质量鉴别

品　名	良　质	次　质	变　质
豆腐	块形完整,具有一定弹性,质地细嫩,结构均匀,无杂质。刀口干净,不碎。脱套圈,揭布后不坍	块形基本完整,粗糙,弹性差,表面发黏	块形不完整,组织粗糙松散,触之易碎,无弹性,发馊或豆腥味强
豆腐干	表面不发毛,肉质坚紧,切口挤压不出水	表面发黏,略有酸臭味,或刀口挤压有水流出,但无异味	严重黏滑,发糊,拉开后,内部也有酸臭味
千张	紧密细腻,薄厚均匀,不粘手	不成整张,面上略发黏	粘滑,起糊,有酸臭味
素肠	不出水,表面光洁坚韧	质不坚韧,表面稍粘手,但无异味	发黏,有酸馊味
素鸡	切口光亮,无裂缝,无破皮,无重碱味	切口可见较多裂缝,有碱味,质松碎	表面发黏,有严重酸臭味
油豆腐	皮薄软,不实心,黄橙发亮	表面色暗,中心较硬	哈喇味,发滑,黏糊
豆腐衣	不破碎,有光泽,柔软,无霉点	破碎,色泽较暗,有轻度异味	有严重霉变气味
黄豆芽	芽身挺直,颜色洁白	豆芽上端部分豆瓣有烂斑,基部略带浅棕色	霉烂出水,有腐烂气息
绿豆芽	双芽不超过10%,无红眼,芽脚不软,无烂豆,白净,有主根及须根	双芽超过10%,芽脚软萎,有少量烂豆	豆芽全株萎软,出水,有异味(注:用农药孵的豆芽主根不明显,无根,茎部有皱皮、水泡)

3. 蔬菜水果的卫生质量要求

优质蔬菜鲜嫩,无黄叶,无伤痕,无病虫害,无烂斑;次质蔬菜梗硬,老叶多,枯黄,有少量病虫害、烂斑和空心,挑选后可食用;变质蔬菜严重腐烂,呈腐臭气味,亚硝酸盐含量增多,有毒或严重虫蛀、空心,不可食用。

优质水果表皮色泽光亮,肉质鲜嫩、清脆,有固有的清香味;次质水果表皮较干,不够光泽丰满,肉质鲜嫩度差,清香味减退,略有小烂斑点,有少量虫伤,去除腐烂、虫伤部分,仍可食用;变质水果严重腐烂、虫蛀、变味,不可食用。

二、动物性原料

1. 畜禽肉的卫生质量要求

(1) 鲜肉

鲜肉指畜类屠宰后,经兽医卫生检验符合市场鲜销的肉品。肉品鲜度,可分为新鲜肉、次鲜肉和变质肉三种,见表2-2。

表2-2　鲜肉的卫生质量鉴别

项　目	新鲜肉	次鲜肉	变质肉
色泽	肌肉有光泽,红色均匀,脂肪洁白	肌肉色稍暗,脂肪缺乏光泽	肌肉无光泽,脂肪呈灰绿色
黏度	外表微干或微湿润,不粘手	外表略湿,稍粘手	外表发黏起腐,粘手
弹性	指压后凹陷立即恢复	指压后凹陷恢复慢且不完全恢复	指压后凹陷不能恢复,留有明显痕迹

续 表

指 标	新鲜肉	次鲜肉	变质肉
气味	具有鲜肉正常气味	略有氨味或略带酸味	有臭味
肉汤	透明澄清,脂肪团聚于表面,具有香味	稍有混浊,脂肪呈小滴浮于表面,稍有哈喇味	混浊,有絮状物,不见脂肪滴,有臭味

注意鉴别死畜肉。死畜肉指牲畜因各种原因死后屠宰的肉品。由于未经放血或放血不彻底,死畜肉外观呈暗红色,肌肉间毛细血管淤血,切开肌肉按压时,有暗紫色淤血溢出,切面不干燥,呈豆腐样,肌肉无弹性。死畜肉必须确定死亡原因后才能做出相应处理。如为一般性疾病或物理性死亡,而肉品未出现腐败变质迹象,内脏废弃,肉须经高温处理后可以食用;如死因不能确定的死畜肉,其肉品不得食用。

注意鉴别注水畜肉。注水畜肉肌肉色泽浅淡,外观湿润,具有渗水光泽,肌纤维肿胀,切面可见血水渗出;指压后凹陷恢复缓慢;注水后的切面有水顺刀流出;如果是冻肉,肌肉间有冰块残留。注水后的畜肉较正常鲜畜肉味淡,煮后肉汤混浊,脂肪滴不匀,缺少香味,有的上浮血沫,有血腥味。用吸水性较好的纸覆盖于切面,纸张很快浸湿且不易点燃出明火者,即为注水猪肉。

(2) 肉制品(表2-3)

表2-3 肉制品的的卫生质量鉴别

项 目	良 质	次 质
肉馅	红白分明,气味正常,不含脏肉、砧屑、血筋等杂物	呈灰暗色或暗绿色,有氨味、酸味或臭味,含血筋、脏肉、砧屑等杂物较多
香肠(腊肠)	肠衣干燥完整而紧贴肉馅,无粘液及异味,坚实而有弹性,切面有光泽,肌肉呈玫瑰红色,脂肪白色或微带红色,具有香肠固有的风味	肠衣湿润、发粘,易与肉馅分离并易断裂,表面霉点严重,抹后仍有痕迹,切面不齐,裂缝明显,中心部有软化现象,肉馅无光泽,肌肉呈灰暗色,有酸味或臭味
腊肉	色泽鲜明,肌肉暗红色,脂肪透明呈乳白色,肉干燥结实,腊肉的固有香味	肌肉灰暗无光,脂肪黄色,有霉点,肉体松软带粘液,有脂肪酸败的哈喇味或异味
咸肉	肌肉呈红色,脂肪白色,肉质紧密,具有咸肉的固有气味	肌肉呈暗红色或灰绿色,有霉斑、虫蚀,异味和腐败酸臭味(骨骼周围明显),有严重哈喇味
火腿	肌肉桃红色,脂肪白净,有光泽,肉质致密结实,有香味(用竹木签插入肌肉中拔出闻其味)	肌肉切面呈酱色,上有各色斑点。脂肪呈褐黄色,无光泽,肉质疏松,有腐败味、哈味或酸味
肉松	呈金黄色,有光泽,肌肉纤维清晰疏松,无异味和臭味	呈黄褐色,无光泽,潮湿,粘手,有酸味和臭味

(3) 内脏(表2-4)

表2-4 内脏的卫生质量鉴别

项 目	良 质	次 质
肠	乳白色,稍软,略带坚韧,黏液无异味,无脓点和出血点,无伤斑	淡绿色或灰绿色,组织软化,无韧性,易断裂,有腐败臭味
肚	乳白色,黏膜清晰,质地结实,较强韧性,无异臭,无血块及污物	灰绿色,黏膜模糊,组织松弛,易破,无光泽,有臭味

续表

项目	良质	次质
肝	棕红色或淡黄色,有光泽,有弹性,组织结实,切面整齐,无异味	青绿色或灰褐色,无光泽,无弹性,组织松软,切面模糊,有腥臭味
心	淡红色,脂肪乳白色或微红色,组织结实,有弹性,无异味	红褐色或绿色,组织松弛,无弹性,有异臭
肺	粉红色,有弹性,有光泽,无异臭	灰绿色,无弹性,无光泽,有异臭
肾	淡褐色,有光泽,有弹性,组织结实,无异臭	灰绿色,无光泽,组织松弛,无弹性,有臭味

（4）鲜禽肉（表2-5）

表2-5　鲜禽肉的卫生质量鉴别

项目	新鲜肉	次鲜肉	变质肉
眼睛	眼球饱满,角膜透明	眼球稍陷,角膜稍混浊	眼球凹陷,角膜混浊
色泽	肌肉因品种不同呈淡黄、淡红、灰白、灰黑色,有光泽,脂肪黄色	肌肉色稍暗,脂肪缺乏光泽	肌肉无光泽,脂肪灰绿色
黏度	外表微干或微湿润,不粘手	外表略湿,稍粘手	外表发黏起腐,粘手
弹性	指压后凹陷立即恢复	指压后凹陷恢复慢且不完全恢复	指压后凹陷不能恢复,留有明显痕迹
气味	具有鲜禽肉正常气味	略有氨味或略带酸味	有臭味
肉汤	透明澄清,脂肪团聚于表面,有香味	稍有混浊,脂肪呈小滴浮于表面,稍有哈喇味	混浊有絮状物,不见脂肪滴,有臭味

（5）健康活鸡与病活鸡（表2-6）

表2-6　健康活鸡与病活鸡的卫生质量鉴别

项目	健康鸡	病鸡
体貌鉴别	鼻孔干净无鼻水,鸡冠朱红色,头羽紧贴,肛门黏膜肉色,不流口水,口腔无红点	鼻孔有水,鸡冠变色,肛门有红点,流口水
动态鉴别（提翅）	挣扎有力,双腿收起,鸣声长而响亮,有一定重量	挣扎无力,腿伸而不收,鸣声短促而嘶哑,肉薄身轻
静态鉴别	呼吸不张嘴,眼睛干净而灵活有神	不时张嘴,眼球混浊,眼睑浮肿

（6）健康禽肉与病死禽肉（表2-7）

表2-7　健康禽肉与病死禽肉的卫生质量鉴别

项目	健康禽肉	病死禽肉
鸡冠肉髯	粉红色或微黄色,鸡冠挺直	发紫或苍白色,粗糙,萎缩
鸡头	光细洁净	粗糙,有黑紫色结痂
眼睛	多微闭,眼睑清洁,眼球充实,角膜有光泽	眼睛全闭,眼球凹陷,角膜混浊,有分泌物
皮肤体形	皮肤干燥紧缩,色新鲜,体形丰满圆润	颜色紫红,缺乏光泽,体形干枯
肌肉	色泽气味正常	不正常,肌肉中有粟粒大小结节
泄殖孔	紧缩清洁	松弛或污秽不洁,褪毛后留下粗糙痕迹

（7）活禽屠宰与死禽冷宰

禽类因各种病死、毒死、物理性死亡及不明原因死后宰杀称为死禽冷宰（表2-8）。

表 2-8　活禽屠宰与死禽冷宰的卫生质量鉴别

项　目	活禽屠宰	死禽冷宰
放血	放血良好彻底,切口不平整	放血不良、不彻底,切口平整
切面	周围组织被血液浸润,呈鲜红色	周围组织无浸润血液,呈暗红色
皮肤	表面干燥紧缩,无淤血点	表面粗糙,可见淤血点(紫斑块)
脂肪	淡黄色,看不见小血管	暗红色,看得见小血管
胸肌腿肌	切面干燥有弹性,有光泽,肌肉微红色	切面不干燥无弹性,暗红色,暗紫色淤血溢出
卫生处理	可食	疾病、中毒死亡或不明死因一律不得食用

(8) 板鸭(表 2-9)

表 2-9　板鸭的卫生质量鉴别

项　目	良质板鸭	次质板鸭
体表	光洁,乳白色	淡红色或淡黄色,有少量油脂渗出
腹腔	干燥有盐霜	无盐霜
肌肉	紧密有光泽,呈玫瑰色	切面稀松,呈暗红色
气味	有板鸭固有的气味	有异味
肉汤	肉汤芳香,脂肪大片团聚,肉嫩味鲜	哈喇味,脂肪滴浮于表面

2. 水产动物的卫生质量要求

(1) 鲜鱼(表 2-10)

表 2-10　鲜鱼的卫生质量鉴别

项　目	新　鲜	次　鲜	变　质
表面	有光泽,有清洁透明的黏液,鳞片完整不易脱落,具有海水鱼或淡水鱼固有的气味	光泽较差,有混浊黏液,鳞片较易脱落,稍有异味	暗淡无光,有污秽黏液,鳞片脱落不全,有腐败臭味
眼睛	眼球饱满、凸出,角膜透明	眼球平坦或稍陷,角膜稍混浊	眼球凹陷,角膜混浊
鳃	色鲜红,清晰	色淡红、暗红或紫红,有黏液	呈灰褐色,有污秽黏液
腹部	坚实,无胀气,破裂现象,肛孔白色凹陷	发软,但膨胀不明显,肛孔稍凸出	松软、膨胀、肛孔凸出,有时破裂流出内脏
肉质	坚实,有弹性,骨肉不分离	肉质稍软,弹性较差	软而松弛,弹性差,指压时形成凹陷不恢复,骨肉分离

(2) 鲜虾(表 2-11)

表 2-11　鲜虾的卫生质量鉴别

项　目	新　鲜	次　鲜
头胸节与腹节的连接程度	头体连接紧密	头体连接松弛
体表色泽	青白色或青绿色,外壳清晰透明	虾体泛红,透明度较差
体表是否干燥	手摸有干燥感	手摸有滑腻感
伸屈能力	有	无

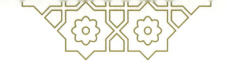

（3）鲜蟹（表2-12）

表2-12　鲜蟹的卫生质量鉴别

项目	新鲜	次鲜
肢与体的连接程度	连接紧密,提起蟹体时,步足不松弛下垂	连接松弛,提起蟹体时,步足松弛下垂
胃印	无	有
蟹黄是否凝固	凝固	半流动状
鳃	鳃色洁净,鳃丝清晰	鳃色不洁,鳃丝粘连

（4）鱼类制品（表2-13）

表2-13　鱼类制品的卫生质量鉴别

名称	新鲜	变质
咸鱼	鱼体无伤痕,鱼鳞完整,体表光亮,呈白色,肉质紧密、坚实,肌纤维清晰,无破肚离骨现象,有咸鱼固有的香味	鱼体有伤痕,鱼鳞不完整或大部分脱落,体表暗淡无光,发黄,肉质疏松,有黏性,有破肚离骨现象,有哈喇味或臭味
鱼干	外表洁净,有光泽,鳞片紧贴,肉质干燥,紧密,呈白色或淡黄色	外表污秽,暗淡无光,鳞片脱落,肉质疏松,呈黄色、深黄色或发红
虾米	味淡且鲜美,外表洁净,呈淡黄色有光泽,无搭壳现象,肉质干燥、紧密、坚硬,无异味	碎米多,表面潮湿,暗淡无光,呈灰褐色或黄褐色,搭壳严重,肉质松软,有异味或霉味
虾皮	外壳洁净,有光泽,呈淡黄色,体形完整,尾弯成钩状,头部与躯体紧连,紧握一把后松开能自动散开,无杂质,无异味	外壳污秽,暗淡无泽,呈苍白色或淡红色,体形不完整,紧握一把后松开相互粘连不易散开,有异味或霉味
海蜇	色泽光亮,呈淡黄色,质地坚实且脆	外表发黑,有脓样液,质地发软,易碎裂,有腐臭味

3. 蛋类的卫生质量要求

（1）鲜蛋

新鲜蛋蛋壳应完整,颜色正常,略有一点粗糙,蛋壳上有一层霜状物。如果蛋壳颜色变灰变黑,说明蛋内容物已腐败变质。如果蛋壳表面光滑,说明该蛋已孵化过一段时间。

用手摸蛋的表面、试重量、试重心。如果蛋壳手摸光滑,则一般为孵化蛋;蛋放在手中掂重量,若较轻则说明蛋因存放过久而水分蒸发为陈蛋,较重则表明蛋为熟蛋或水泡蛋。把蛋放在手心翻转几次,若始终为一面朝下,则为贴壳蛋。

把蛋与蛋轻轻互相碰击,应发出清脆声,则为鲜蛋;哑声则为裂纹蛋;空空声则为水花蛋;戛戛声则为孵化蛋。

用嘴对蛋壳哈一口热气,再用鼻子闻其味,若有臭味则为黑腐蛋;若有酸味则为泻黄蛋;若有霉味则为霉蛋;若有青草味或异味,则说明蛋与青饲料放在一起或在散发特殊气味的环境中贮藏。

将鲜蛋打开,内容物置于平皿上,观察蛋黄与蛋清的颜色、稠度、性状,有无血液,胚胎是否发育,有无异味等。鲜蛋的蛋清与蛋黄色泽分明,无异常颜色。蛋黄呈圆形凸起而完整,蛋清浓有韧性,紧贴蛋黄周围。

灯光透视时,整个蛋呈微红色,蛋黄略见阴影或无阴影,且位于中央,不移动。

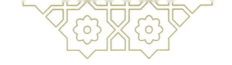

（2）皮蛋

优质皮蛋包料和外壳应完整，无霉点。将蛋上抛落下时有弹性感，摇晃时无动荡感。蛋白凝固，不粘壳，清洁有弹性，呈半透明的棕黄色，有松花样纹理。蛋黄呈淡褐或淡黄色，中心较稀。气味芳香，无辛辣味。若皮蛋无弹性且感觉轻飘，或耳听有水响声则为劣质蛋。凡是腐败发臭、发霉、液化的皮蛋不得食用。皮蛋保存期限一般为2～3个月。

（3）咸蛋

经灯光透视咸蛋蛋黄应呈鲜红色，圆如球形，蛋黄靠一边，蛋黄浓缩且质地硬，蛋白应清亮透明。咸蛋煮熟后蛋白白嫩，蛋黄食用时有细砂感，富有油脂，清香适口。散黄咸蛋若无腥臭味或呈水样咸蛋未出现腐败变质现象，均可煮熟后食用。如果出现蛋白、蛋黄全部发黑或全部水样的蛋，则禁止食用。

4. 乳类的卫生质量要求

（1）鲜奶

优质鲜奶为乳白色或略带微黄色的均匀胶态液体，无沉淀、无凝块、无杂质，具有鲜奶特有的香味和滋味，无异味。

（2）全脂奶粉

全脂奶粉应为浅黄色的干燥粉末，粉粒色泽均匀，大小均匀，手感疏松，无结块，无杂质。冲调后呈均匀胶状液。无团块，杯底无沉淀并具有纯正奶香味。若有苦味、腐败味、霉味、化学药品和石油等气味时，禁止食用。

（3）甜炼乳

甜炼乳为乳白色或微黄色，有光泽。组织细腻，质地均匀，黏度适中，无脂肪上浮，无乳糖沉淀，无杂质，具有纯正的乳香味。若有苦味、腐败味、霉味、化学药品和石油产品气味或胖听（胀罐）等应废弃。

（4）酸奶

酸奶呈乳白色或稍带微黄色，具有纯正的乳酸味，凝块均匀细腻，无气泡，允许析出少量乳清。若酸奶表面生霉、有气泡和析出大量乳清时，不得出售和食用。

（5）奶油

正常奶油为均匀一致的浅黄色，有光泽，组织均匀紧密，稠度、黏性和延展性适宜，切面无水珠，边缘与中心部位均匀一致，具有奶油的纯香味。凡有霉斑、腐败、异味（苦味、金属味、鱼腥味等）应废弃。

三、加工性原料

1. 罐头食品的卫生质量要求

合格罐头外观应洁净，封口完好无损，罐底和盖稍凹陷，无锈迹、无磨损、无渗漏、无破裂。玻璃瓶装的观察罐内容物无杂质，无变色，汤汁不混浊。

手指按压马口铁罐底或罐盖的铁皮，应该没有胀罐现象。所谓胀罐，又称胖听，是指罐头的一端或两端凸起的现象，这是区别正常罐头和变质罐头的重要标志。它有三种类型：① 物理性胖听：由于装罐过满，真空度太低，外界气温与气压变化所引起。这类罐头可以食用。②化学性胖听：水果罐头内含有机酸腐蚀金属罐产生大量氢气导致胀罐。这类罐头有食用价值，但不能确认为合格商品。③生物性胖听：由于杀菌不彻底，罐内微生物大量繁殖产气而引起的胖听。这类罐头不得食用。物理性胖听手指容易按压下去，松开手指后不会恢复原状；生物性和化学性胖听不容易按下去，或按下去松手后又凸起。手指敲击罐头底盖中心，发实音的多为物理性胖听；发出"砰砰"鼓音的多为生物性和化学性胖听。如不能确认为哪类性质的胖听，均按生物性胖听处理。

将罐头放于 86±1 ℃ 的温水中，观察 5 min，若发现有小气泡不断上升，则表明漏气，如确认为漏听应销毁。

开罐后内容物色泽正常，汤汁澄清，无杂质，具有该罐头所固有的气味和滋味，无平酸腐败现象。所谓平酸腐败是罐头食品常见的一种腐败变质，表现为罐内容物酸度增加，无胖听现象，罐头外观完全正常。这种酸败是由于分解碳水化物产酸不产气的平酸菌引起。此类罐头应禁止食用。

2. 食用油脂的卫生质量要求

（1）植物油

正常植物油的色泽一般为黄色，但颜色有浅有深，花生油为淡黄色至棕黄色，大豆油为黄色至橙黄色，菜油为黄色至棕色，精炼棉籽油为棕红色或红褐色，玉米油为淡黄色，葵花籽油为浅黄色。冷榨油无味，热榨油有各自的特殊气味，如花生油有花生香味、芝麻油有芝麻香味，油料发霉、炒焦后制成的油，带有霉味、焦味，所以优质油脂应无焦臭味、霉味、哈喇味。浸出油脂若带有汽油味，不得销售和食用。取油样滴在舌尖上以辨别油的滋味，正常植物油不带任何异味，无苦、辣、刺激味。发霉油料制成的油带苦味，酸败油脂带有酸、苦、辣味。正常油脂是透明状液体，无沉淀，不混浊。透明度越高油脂质量越好。

（2）动物脂

正常动物脂肪为白色或微黄色，有特有的气味、滋味，无焦味、哈喇味。

工作任务三　原料采购验收的食品安全管理

一、采购验收人员应具备的食品安全知识

原料的采购验收，就是要以合理的价格在适当时间从安全可靠的渠道按规格标准和预定数量采购到厨房所需的各种食品原料，从而保证烹饪生产的正常运行。

厨房要提供质量始终如一的菜点成品，必须使用规格、质量始终如一的食品原料。制定食品原料采购规格标准，并依次进行采购，是保证厨房生产所需原料质量的有效措施。

采购人员应具备一定的食品相关知识和烹调知识，特别是对行业通用模式的了解；对采购原料的行业状况及代表性的供应商的了解；对需要采购物品的加工成本、流程、包装等国家或行业标准要求的了解；熟悉食品制作的要领和厨房业务。采购人员虽然不必都是厨师，但至少应懂得每一种原料的用途以及质量标准要求，如企业对使用原料的规格、质量、

等级、产地、水分等要求。尤其是在饭店还没有制定采购食品原料质量标准时,更应具备这一素质,以确保能购买到适合需要的食品原料。

采购员具有鉴别采购商品质量的能力。在采购时,使用复杂的质检设备不现实,采购员的经验非常重要。餐饮业采购商品多为没有定量标准的农牧产品,采购员应对市场上的各种食品原料的标准和质量有一定的了解,有鉴别好坏的能力,熟悉食品原料的标准和质量。向供应商索取营业执照、检验报告等相关证件。

二、如何选择供应商

食品安全控制很大程度取决于餐饮生产经营单位对食品供应商的选择和管理。随着经济社会的不断发展,我国的食品种植养殖业、食品加工业也蓬勃发展,食品供应品种纷繁、数量充足,食品供求关系已是买方市场,餐饮业在采购时有较广阔的选择空间。在此情况下,餐饮业在选择供货单位时,应充分考虑供货单位的食品安全管理水平,大型餐饮业最好将具有较高食品安全管理水平和食品安全质量信誉好的食品生产、经营企业作为长期固定的食品原料供货单位。

1. 供应商分类

对大型餐饮生产经营单位和集体配送单位而言,应该选择战略性供应商,建立长期的合作伙伴关系,通过统一采购、合理配送,将合适的原料、物品在合适的时间以合适的方式送到合适的地点,加快物资的流转,使餐饮产品的采购供应成本迅速、有效地下降。

2. 供应商选择的基本指标

(1) 食品生产经营许可和食品质量认证

这两个指标是刚性指标,如果供应商没有经过许可、认证或者曾经供应的食品产生过质量问题都应该一票否决。

按照《中华人民共和国食品安全法》规定,国家对食品生产经营实行许可制度,对于从事食品生产或食品流通的供应商,应当依法取得食品生产许可、食品经营许可。取得食品生产许可的食品生产者在其生产场所销售其生产的食品,不需要取得食品经营许可;农民个人销售其自产的食用农产品,不需要取得食品检验许可。食品生产加工小作坊和食品摊贩从事食品生产经营活动,应当符合法律规定的与其生产经营规模、条件相适应的食品安全要求,保证所生产经营的食品卫生、无毒、无害,有关部门对其加强监督管理。

此外,国家鼓励食品生产经营企业符合良好生产规范要求,实施危害分析与关键控制点体系,对于取得良好生产规范和危害分析与关键控制点体系认证的食品供应商,其食品安全管理水平相对较高,但要注意认证机构对该类企业的追踪调查结果。

(2) 生产及运输设备、生产运输存储环境、食品安全监测和食品膳食营养结构指标

前三项是直接指标,主要针对食物供应链中的食品污染和食品腐败变质问题,旨在降低食品安全风险。而食物的营养成分指标则是从食品质量角度考虑,当然,对于营养成分的检测与监测也能从侧面反映食品安全状况,因为当食物发生腐败变质等问题时,营养成分也会发生相应改变。

生产及运输设备、生产运输存储环境反映食品供应商的硬件水平,合理的厂房、厂区布

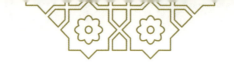

局能大大减少生产各个环节之间的时间,提高整个生产链的效率。对食品供应链而言,冷藏链设施非常重要。食品安全监测则反映食品供应商的软件水平,是供应商的质量体系中质量监控与检测的重要环节。

(3) 价格

这是餐饮生产经营单位选择供应商时不可避免要考虑的问题,因为降低成本是追求利润的必然方法。而从食品安全的角度来考虑,价格不应作为选择食品供应商的首要因素,但可作为衡量食物安全性的间接指标。

(4) 交货提前期和完成订单的履行率

对于餐饮经营单位来说,保持物质流通的通畅能够降低储存成本,提高食品周转率,降低食品腐败变质的可能,同时提高企业对客户需求的反应速度。

(5) 供应商的资金实力和企业管理水平

这两项指标使供应商有能力也有条件为可能发生的食品安全问题承担责任,从而降低了采购企业承担的食品安全风险,也是基于食品安全的供应商选择的重要间接指标。

3. 目前存在的问题

目前在餐饮生产经营单位中采购工作缺乏科学性、系统性和针对性。企业为了谋取最大利润,忽视供应商对餐饮食品安全的重要影响,而乐于与进货渠道不正的小商小贩"打交道";采购人员因业务素质、职业道德品质等因素,对真正影响餐饮业连续生产、竞争能力、盈利能力的产品和瓶颈原料的供应商不了解、不重视,对原料供应商没有进行科学的分类管理,忽视供应商的数量、可靠性、质量保证能力、供应风险等因素。

更为突出的现实问题是,由于餐饮食品原料采购自身存在的显著特点,诸如原料种类繁多、产地各异,采购范围跨度大,原料价格弹性大,保质期短,小批量、多批次采购促使采购成本长期偏高,需求量大小不一,每天的消耗量难以估计等,对于餐饮生产经营单位来说,尤其是中小型餐饮企业,构建与原料供应商之间安全且高效率的采购供应链很难实现,这就意味着被动依赖原料供应商来保障进入餐饮生产经营单位的原料安全、可靠在目前的现实状况下并不现实。因此,餐饮原料采购的食品安全控制仍应以餐饮生产经营单位自身的主动行为来实现,即以依法建立健全完善的采购索证制度和进货查验制度为工作重点。

三、餐饮原料采购索证制度

1. 餐饮原料采购索证制度的概念和意义

索证是指餐饮业经营者在采购食品、食品添加剂及食品相关产品时,查验产品是否符合相关食品安全法规或标准要求,查验供货产品合格证明并索取购物凭证的行为。索证的目的在于保障食品安全,在餐饮生产经营单位建立索证制度无论是对于餐饮企业本身还是对于消费者、政府食品安全监管部门都具有重要而长远的意义。

(1) 采购索证制度有效地保护消费者健康

索证可以阻断不合格食品流入消费环节。餐饮服务是向消费者提供直接入口食品的最后环节,如果在此环节阻断了不安全食品作为餐饮食品原料,餐饮食品的安全质量就有了基本保证。

作为买方的餐饮业在采购食品时,向供货方索证,必然会促使食品生产者对食品生产过程实行严格管理,并按照食品安全标准检验每批食品,保证食品合格出厂,这就形成了由餐饮服务到食品经营再到食品生产的链条式食品安全质量控制体系。

(2) 维护餐饮业的经济利益

采购不符合食品安全标准的食品,不仅会造成消费者的健康损害,也会影响餐饮经营者的经济利益。如果在购入食品以后,才发现食品存在被污染或腐败变质等问题,导致只能丢弃原料,造成直接经济损失;若可以退货退款,会耽误了加工与服务时间,影响了餐饮经营效率;较为严重的情况则可能由于未发现或发现食品安全问题后未作恰当处理,仍然以不合格的食品原料加工餐饮食品,其结果则可能导致食物中毒,企业面临赔偿、罚款,企业信誉尽失,严重者或被取消经营资格,或承担刑事责任。

(3) 索证是餐饮业的法律义务和监管部门的执法依据

食品生产者采购食品原料、食品添加剂、食品相关产品,应当查验供货者的许可证和产品合格证明文件。餐饮生产经营单位在购买食品原料时,应向供货方索取有关食品安全证明文件。

2. 索证的内容

索证包括索取、查验和建立台账三个方面。

(1) 索取

索取购物凭证、资质证明、证明食品安全质量的文件和供货合同(从固定供货商或供货基地采购食品的)。

(2) 查验

查验产品的一般卫生状况、产品合格证明和产品标识;批量采购食品时,查验食品是否有按照产品生产批次由符合法定条件的检验机构出具的检验合格报告或者由供货商签字(盖章)的检验报告复印件;采购生猪肉查验是否为定点屠宰企业屠宰的产品并查验检疫合格证明;采购其他肉类查验检疫合格证明。

(3) 建立进货验收和台账记录

记录进货时间、食品名称、规格、数量、供货商及其联系方式等内容;从固定供货基地或供货商采购食品并签订采购供应合同的,应留存每笔供货清单,可不再重新登记台账。

3. 索证的食品范围和种类

(1) 食品类

它主要有肉及肉制品、乳及乳制品、蛋及蛋制品、水产品及制品、豆制品、酒类、饮料、茶叶、冷食、糕点类、粮谷类及制品、食用油、调味品、酱腌菜、罐头、糖果、蜜饯、食糖、婴幼儿主辅食品、新资源食品、保健食品、辐照食品、强化食品、特殊营养食品等。

(2) 食品添加剂与营养强化剂类

它包括各类食品添加剂。餐饮业可能常用的添加剂有着色剂、膨松剂、品质改良、甜味剂和酸味剂等。

(3) 食品容器与包装材料类

它主要有塑料包装材料、纸质包装材料、木质包装材料和金属材料等。

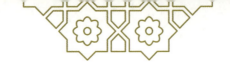

（4）食品用洗涤剂、消毒剂等

它主要有不同品质的洗涤剂、消毒剂和洗涤消毒剂等。

为了最大程度有效地保障消费者健康，除对规定的食品必须强制索证的证明文件外，也应该对未作规定的食品品种进行索证，尤其是购进量比较大、消费范围比较广的食品，如蔬菜、水果等。

4. 索证的具体方法

（1）索取证明生产者或经营者资质的文件

从事食品生产、食品流通和餐饮服务分别依法取得的《食品生产许可证》《食品经营许可证》以及食品生产、经营者的《工商营业执照》。

（2）索取证明食品安全质量的文件

① 食品（包括蔬菜、水果等）、食品添加剂与营养强化剂、食品包装材料与容器、食品用洗涤剂与消毒剂的检验合格证或化验单。② 食品为鲜（冻）畜禽肉或活禽时，应索取畜牧兽医部门出具的兽医检疫证明。③ 所购食品为进口食品时，应索取口岸进口食品安全监督检验机构出具的检验合格证明（进口食品卫生证书）。所购食品为鲜（冻）畜禽肉时，还应当索取进口检疫机构出具的卫生检疫合格证。④ 需要特殊批准的产品，如保健食品、新资源食品、绿色食品、无公害食品等，还需要索取批准机关的批准证书或其他相关证明文件。

（3）食品安全质量证明文件的具体形式

① 检验合格证。检验合格证是指对食品所作的综合性评价结论，一般无检验项目及检验结果的具体明细，而是对某项特殊内容所作的评价，如兽医检疫证明。② 化验单，即检验报告单。有具体的检验项目与检验结果应出具化验单。③ 畜肉类检验处理章。畜肉类检验处理章是专用检验图章，可以盖在检疫报告单上，也可以盖在肉品上。不同的图章有不同的含义，表明不同的检验结果与预处理要求，通常包括圆形的检验合格章印模、长方形的无害化处理章印模、等边三角形的高温处理章印模、"X"形的销毁处理章印模、菱形的复制处理章印模。

5. 如何查验各类文件

（1）查验证明文件的有效性

① 索取的《食品生产许可证》、《食品经营许可证》、《工商营业执照》、产品批准证书等应在有效年度内。② 索取的许可证所载明的生产或经营企业的名称应与所购食品包装标签或供货合同上的名称相同，所购买的食品应在许可证准许生产或经营的品种范围内。③ 索取的检验合格证明或化验单上的食品名称、批号或生产日期应与所购食品包装标签、供货合同或商品发货票上的内容相同。④ 检验合格证明或化验单上注明所使用的执行标准和检验方法应与所购食品相关现行标准一致。

（2）查验证明文件的合法性

① 出具检验合格证或化验单的检验机构应是有出证资格的单位，具有出证资质的检验机构的化验单上应有"MAC"字样。② 所有文件都加盖了合法有效的公章或检验专用章，如检验单位章、检疫章等。③ 各类文件无涂改、伪造。

（3）其他注意事项

① 做到每批必检验，每批必索证，每批必查验。② 化验单或检验合格证应当标明供货方或生产者名称、品名、生产日期、批号、检验时所依据的食品安全标准、检验的指标及检验结果，盖有检验单位公章。③ 检验时间应在产品保质期内。④ 按照现行食品安全国家标准或地方标准、行业标准、企业标准对该食品检验项目的检验结果进行查验。

6. 索证保存期限

餐饮业经营者需妥善保管索证的相关资料和验收记录，食品进货查验记录应当真实，不得涂改、伪造，保存期限不得少于二年。

知识链接 ▼

一、餐饮食品原料安全的评价方法

餐饮食品原料安全的评价一般从感官检验、理化检验和微生物检验等方面进行。

1. 感官检验

感官检验是利用人的感觉器官，即视觉、嗅觉、触觉及味觉对食品的色、香、味和外观形态进行综合的鉴别和评价，它是鉴定食品质量优劣尤其是食品腐败变质的简便、快速和比较准确的方法。

（1）视觉检验

用肉眼观察食品包装是否完整无损、标签商标是否与内容相符，观察食品表面有无霉斑、虫蛀、异物等来判断食品的新鲜程度。一般食品质量好时，带有其特有的颜色、光泽和透明度，随着食品的腐败变质，其颜色、光泽、形态和透明度也发生着相应变化。

（2）嗅觉检验

常用于肉、鱼及海产食品的评价。在鉴别食品时，液态食品可滴在清洁的手掌上摩擦，以增加气味的挥发；识别畜肉等大块食品时，可将一把尖刀稍微加热后刺入深部，拔出后立即嗅闻气味。

（3）触觉检验

通过手的触、摸、捏、搓等动作，对食品的轻重、软硬、脆韧、弹性、黏稠、滑腻等性质的描述，检查食品的组织状态、新鲜程度、有无吸潮硬结或龟裂崩解现象。

（4）味觉检验

滋味鉴别时，最好使食品处于20～45 ℃，以免温度的变化增强或降低其对味觉器官的刺激。

2. 理化检验

理化检验是指对食品及化学性污染物进行定性鉴定和定量测定，一般要求在实验室借助各种分析仪器、试剂等对食品的物理指标和化学指标进行分析检验，并与国家有关食品质量标准比较，以此确定其安全质量。

3. 微生物检验

微生物检验是在实验室条件下对食品中微生物进行培养观察、分类计数等检验。在食

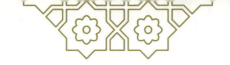

品的细菌污染中,评价食品原料安全的细菌学指标包括以下三种。

(1) 细菌菌相

食品中的细菌菌相系指存在于食品中的细菌种类及相对数量两者而言。食品中相对数量较大的细菌称为优势菌种;食品在细菌作用下所发生变化的程度及特征,主要取决于菌相,特别是优势菌种。由于食品中的细菌菌相及其优势菌种不同,食品的腐败变化变质也具有相应的变化特征。

食品中的沙门氏菌、大肠杆菌 O157:H7、单核细胞增生李斯特菌常作为食源性致病菌的代表,能反映一个地区食品微生物污染的状况。

(2) 菌落总数

食品中菌落总数反映食品每克或每毫升或每平方厘米面积上的细菌数量。即在严格规定的条件下,使对这些条件适应的每一个活菌细胞必须而且只能生成一个靠肉眼可以看见的菌落,所得到的结果,即以样品单位重量(g)、容积(mL)或表面积(cm^2)内的菌落总数来表示。

从食品安全角度来讲,食品中菌落总数有以下两方面意义:一是作为食品被细菌污染的程度,或是食品的清洁状态的标志。二是可用来预测食品的耐存放程度或期限。细菌数在(100万~1 000万)/g 的食品,可能会引起食物中毒。

(3) 大肠菌群

大肠菌群来自人与温血动物的粪便,可直接或间接污染食品。食品中该类细菌数量愈多,表示被粪便污染的程度愈严重,同时也说明有被肠道致病菌如伤寒杆菌、痢疾杆菌等污染的可能。

菌落总数、大肠菌群已被许多国家用作食品生产上质量鉴定的指标。我国目前对很多种食品如冷饮食品、熟肉制品、牛奶及奶制品等已制订了卫生学指标。

二、天然有毒有害动植物

作为人类食物的动植物,一些动植物内含有天然毒素,当人摄入这些食物后,可发生中毒性疾病。

1. 河豚鱼中毒

河豚(又名鲀、气泡鱼),是一种味道鲜美但含有剧毒物质的暖水性海洋底栖无鳞鱼类。该鱼身体浑圆,头胸部大腹尾部小;背上有鲜艳的斑纹或色彩,体表无鳞,光滑或有细刺,有明显的上下两枚门牙,在不利环境下腹部能膨气,在每年 2~5 月前后多由海中逆流游至入海口河中产卵。

河豚鱼中毒是世界上最严重的动物性食物中毒,江浙一带流传一句俗话即"拼死吃河豚"。河豚所含有毒成分为河豚毒素,毒素性质稳定,煮沸、盐腌、日晒均不被破坏,在100 ℃加热 7 h,200 ℃以上加热 10 min 才被破坏,是目前已知的毒性最强的低分子量非蛋白类神经毒素。鱼体内卵巢、皮肤、肝的毒力最强。在每年的生殖产卵期,含毒素最多,易发生中毒。河豚毒素主要作用于神经系统,阻断神经肌肉间的传导,发病很快且剧烈,初期口渴,唇部、舌和手指等处发麻,随后引起四肢麻痹,共济运动失调,全身软瘫,心跳初期加快,然

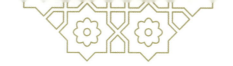

后缓慢,血压下降,瞳孔先收缩后放大,重症多在 4～6 h 内因心肺衰竭死亡,病死率 40%～60%。致死时间最快可在发病后 10 min。目前无特效解毒药,一般预后不良。

预防河豚鱼食物中毒的关键是提醒人们不食用河豚鱼,大力宣传河豚鱼的危害性,提高识别能力,餐饮业中从事烹饪工作的员工必须学会识别河豚鱼的技能,如有发现立即销毁,不得加工销售,严禁河豚鱼流入市场。

2. 鱼类组胺中毒

鱼类组胺中毒是由于食用了含组胺的鱼类食品所引起的类过敏反应。一般青皮红肉的鱼,如鲐鱼、竹夹鱼、秋刀鱼、金枪鱼、鲭鱼、鲣鱼、沙丁鱼等,体内含有大量的组氨酸,当鱼体被脱羧作用强的细菌污染时,可使鱼体内组氨酸脱掉羧基形成大量组胺。组胺中毒主要引起类似过敏反应的一系列症状,发病快,但多数症状较轻,恢复较快,死亡者较少。

由于高组胺中毒的形成中,微生物起了主要的作用,因此预防措施主要是防止鱼类腐败变质,进行冷藏和烹调时采取除胺措施,运输时应尽量保证在冷藏冷冻条件下运输和保存鱼类,市场不出售腐败变质鱼。有人认为烹调时适当加醋可以降低组胺含量,但有人认为效果不理想,在易产生组胺的蛤巴鱼等青皮红肉鱼烹调时,可适量加入雪里蕻或红果,可降低组胺 65%。过敏体质的人最好不食用青皮红肉鱼类。

3. 贝类中毒

随着经济生活的改善,贝类中毒已越来越受到人们的关注。浙江、广州等地曾多次发生贝类中毒事件。贝类麻痹毒为贝类动物采食有毒藻类而被毒化所产生的毒素,并非贝类自身所固有。某些毒藻如膝沟藻类,多存在于形成"赤潮"的海域。生长在该水域的贝类摄取毒藻后,自身被毒化,毒物在贝类内部蓄积和代谢,贝类本身不中毒。但当人摄入这种贝类后,毒素迅速释放呈现中毒。

贝类一般所带的有毒物质是石房蛤毒素,毒性强,耐高温,在 116 ℃ 的条件下加热,仅能破坏其中的一半毒素,在一般烹调过程中不易将其破坏去除。该毒素可溶于水,易被胃肠道吸收。毒素进入人体后,主要是阻断神经传导,作用机制与河豚毒素相同,死亡率为 5%～18%。

对此类中毒应加强预防性监测,当发现赤潮或贝类生长的水域出现大量毒藻时,要测定捕捞贝所含的毒素量;食用前应清洗漂养,或在烹调前采用水煮捞肉弃汤的方法,以使人体的毒素摄入量降至最低程度。

4. 毒蕈中毒

蕈类通称蘑菇,是大型真菌。蘑菇在我国资源很丰富,自古被视为珍贵食品。我国目前已鉴定的蕈类中可食类 300 多种,有毒类 80 多种,其中含剧毒能使人致死的有 10 多种。毒蘑菇中毒多发生在高温多雨的夏秋季节。因蘑菇品种繁多、形态特征复杂以及毒蘑菇与食用蘑菇不易区别,往往由于采集野生鲜蘑菇时缺乏经验而误食中毒。毒蘑菇含有毒素的种类与多少因品种、地区、季节、生长条件的不同而异。个体体质、烹调方法和饮食习惯以及是否饮酒等,均与能否中毒或中毒轻重有关。

毒蘑菇的有毒成分比较复杂,一般按临床症状将毒蘑菇中毒分为六种类型:① 胃肠毒型:以恶心、呕吐、腹痛、腹泻等胃肠炎症状为主。② 神经毒型:除呕吐、腹泻外,还有流涎、

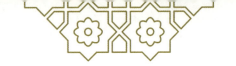

大汗、流泪、瞳孔缩小、对光反射消失、脉缓、血压下降、呼吸困难、急性肺水肿等,亦可发生谵妄、幻觉等症状。或以精神症状为主,出现幻视、幻觉、精神错乱等。③ 溶血毒型:误食鹿花菌可出现溶血症状。引起溶血性贫血、肝脏肿大或肾脏的损害,严重时可引发死亡。④ 脏器毒型:误食白毒伞、毒伞、鳞柄白毒伞、秋生盔孢伞、褐鳞小伞等出现实质性脏器损害症状,主要出现肝、肾、脑、心等损害的症状。病程长,病情复杂而凶险,病死率高达90%。初期出现恶心、呕吐、腹痛、腹泻等急性胃肠炎症状,1~2天后消失。胃肠炎症状消失后,病人无明显症状,即假愈期(假缓解期),经过1~3天的假愈期后,突然出现肝、肾、心、脑等损害。一般中毒后5~12天死亡。⑤ 日光皮炎型:身体暴露部位,如颜面出现肿胀、疼痛。特别是嘴唇肿胀外翻,形如猪唇。⑥ 呼吸、循环衰竭型:表现为中毒性心肌炎、呼吸麻痹。病死率高。

为预防毒蘑菇中毒,应该做到:① 制定食用蘑菇和毒蘑菇图谱,并广为宣传以提高群众鉴别毒蘑菇的能力。② 采集蘑菇时,由有经验的人进行指导。③ 干燥后可以食用的蘑菇品种,应明确规定其处理方法。④ 毒蘑菇的鉴定必须慎重。最根本的办法是切勿采摘、食用自己不认识的蘑菇。由于生长条件不同,不同地区发现的毒蘑菇种类也不同,且大小形状不一,所含毒素亦不一样。有些说法,如颜色鲜艳、样子好看的有毒,不生蛆、不长虫子的有毒,有腥、辣、苦、酸、臭味的有毒,碰坏后容易变色或流乳状汁液的有毒,以及煮时能使银器或大蒜变黑的有毒等,都是不大可靠的,如果用来区别某一种毒蘑菇也可能对,但并不能作为鉴别各种毒蘑菇的通用标准。例如白毒伞、毒伞等鲜味宜人,没有苦味,颜色并不鲜艳,样子也不怎么好看,碰坏后又不变色,也不能使银器或大蒜变黑,可是却有致命的毒素;又如豹斑毒伞生蛆,它能把这种毒蘑菇吃光;裂丝盖伞既无乳汁,又无苦味,菌盖上也没有瑕疵,可是同样都有毒。

5. 发芽土豆中毒

土豆中含有龙葵碱,其含量为0.005%~0.01%,当土豆发芽后,其幼芽和芽眼部分龙葵碱的含量可高达0.3%~0.5%。当其含量达到0.2%~0.4%以上时,就有发生中毒的可能。龙葵碱除刺激胃肠道黏膜外,还可麻痹呼吸中枢,溶解红细胞并引起脑水肿和充血。重症会因心力衰竭、呼吸中枢麻痹而死亡。

预防发芽土豆中毒最主要的方法是土豆应贮藏在低温、干燥、避免阳光直射的地方;已发芽或皮色变黑绿的马铃薯不能食用;发芽不多的马铃薯食用前应彻底剔去芽及芽基,削净皮;烹调时要加热充分,使其熟透,最好加醋以破坏龙葵碱。

6. 含氰甙类植物中毒

木薯、杏、桃、李、梅、枇杷、樱桃、杨梅等果仁内均含有氰甙物,人食用后氰甙物在消化道内经自身的酶水解产生剧毒的氢氰酸。食用此类食物中毒后严重者会因呼吸和心跳停止而死亡。

应禁止食用生木薯,不吃苦杏仁、苦桃仁等含氰甙物的食物;用木薯烹调食用前应先削皮、切片,用清水浸泡漂洗昼夜,去水后于敞锅中煮熟,再将熟木薯用水浸泡16 h,煮薯的汤及浸泡木薯的水应弃去后才能食用;不能空腹吃木薯,一次也不宜吃太多,儿童、老人、孕妇及体弱者均不宜吃;食用甜杏仁时必须加热炒透,以使有毒物挥发,食用时应限量,儿童更应少食。

三、各类原料的食品安全问题

1. 粮食的食品安全问题

粮食在贮存过程中,由于自身酶的作用,营养素发生分解,从而导致其风味和品质发生改变的现象,称为自然陈化。用陈米煮饭,饭粒松散无黏性,有陈腐味。陈面粉蒸馒头,发酵不良,做面条筋力差,易断糊汤。在环境湿度较大、温度较高时,粮食极易霉变,不仅引起其营养成分的分解和感官性状的变化,降低或丧失其食用价值,而且霉菌产生的毒素对人体会造成危害。在种植过程中为防止病虫害、除杂草而使用农药或工业"三废"中含有的各种有毒物质,对粮豆造成直接或间接污染。仓储害虫将粮豆蛀蚀一空,其排泄物还能使粮豆受潮霉变。有毒植物种子在粮豆收割时容易混入,误食后对机体产生一定的毒性作用。无机夹杂物的污染不仅影响感官性状,并且还损伤牙齿和胃肠道。

此外,粮食若在柏油路上翻晒,会受到苯并[a]芘的污染。谷类食物的掺假如大米掺水、用矿物油抛光的大米、元宵粉中加中熟米粉或面粉、面粉中加滑石粉或沙石、面粉生产过程中加过量的过氧化苯甲酸(增白剂)等,也应引起重视。

2. 豆类的食品安全问题

有些人食用蚕豆尤其是生食新鲜蚕豆,可引起急性溶血性贫血即蚕豆黄病,表现为黄疸、呕吐、腰痛、发烧、贫血及休克等症状,严重者出现心、肾功能衰竭,可危及生命。一般在春夏季吃生蚕豆后 5~24 h 后发病。预防方法是不吃新鲜蚕豆,吃干蚕豆时须用水浸泡,多换几次水,煮熟后食用。

豆制品富含各种营养且多为手工操作、卫生条件差,为微生物生长繁殖提供了良好的条件,使豆制品在夏秋季短时间内出现发黏、变色、酸味等腐败现象。

我国豆制品生产中使用的食品添加剂有凝固剂、漂白剂等。常用的传统凝固剂有卤水、石膏,其质量不合格的可引起铅、砷、汞等重金属污染。为了使豆腐能连续化、机械化生产,现在使用右旋葡萄糖酸内酯,其安全性较高。粉丝加工过程中要使用硫磺熏蒸,使用时应注意二氧化硫的残留量。豆浆加水、豆腐制作时加米浆或纸浆、点制豆腐脑时加尿素、豆芽生长过程中使用尿素等化肥,这些卫生问题须引起注意。

3. 蔬菜水果的食品安全问题

蔬菜水果在采收后,逐渐腐烂变质,尤其是表皮受到损伤后,变质速度加快。蔬菜栽培过程中,若以人畜粪便作肥料,会造成肠道致病菌和寄生虫卵污染。大多数水果尽管生长在树上,但在采摘、运输过程中接触到土壤或放置在受污染的容器中,也会受到污染。生活污水含有多种肠道致病菌和寄生虫卵,工业废水含有多种有毒物质,如果未经处理,直接灌溉农作物,可对机体造成危害。蔬菜水果在种植过程中,要使用各种农药,如果不合理地施用农药,蔬菜水果上就有较高的农药残留,食用后对人造成危害。

4. 畜禽肉的食品安全问题

动物宰杀后,其肉品经历僵直、成熟、自溶和腐败四个阶段的变化。前两个阶段的肉品为新鲜肉。肉品达不到适宜贮藏条件时容易腐败变质。腐败的主要原因是细菌污染所引起。腐败变质的肉品多具有不良感官性状,并可产生细菌毒素,严重时不能食用。禽类宰杀后，其僵直、成熟期较畜肉短，因此比畜肉更易腐败变质。禽类体表污染的细菌主要是假单胞杆菌，冻禽冷藏时，只有该菌能够生长繁殖，使肉发绿、发臭、发黏。所以腐败的禽肉多呈绿色。没有摘取内脏的禽肉，腐败变质速度更快。因此禽类宰杀后应立即取出内脏，若不马上烹调，须及时冷藏或冷冻。

肉类食品中化学物质主要包括饲料的农药残留、防治疾病的抗生素和促进生长的动物激素。以上物质残留在牲畜的肌肉及内脏组织中，食用后可引起人体过敏反应、致畸、致癌等严重危害。

在加工制作各种肉制品时，直接与炭火接触或烟熏，可受到多环芳烃化合物的污染。为了护色及防腐的需要，加入硝酸盐或亚硝酸盐作发色剂，可引起亚硝酸盐食物中毒，而且亚硝酸盐和胺类物质还可形成致癌物亚硝胺。

畜禽肉的掺假表现在注水、用染料或添加色素给禽肉品上色等。

5. 水产动物的食品安全问题

水产动物死后也要经历僵直、成熟、自溶和腐败四个阶段的变化，但由于其体内水分含量高，酶活性高，pH值较高，且生产环节较为复杂，因此各阶段的时间比畜肉短，所以较畜禽肉更易腐败变质。

农田使用农药、工业废水和生活污水未经处理或处理不当直接排放，可污染水域。水产品能从水域中摄入汞、铅、铜等重金属及农药，并经生物浓集作用，其含量浓度可远远超过水域中的浓度。一般淡水鱼类比海产鱼类农药污染的程度高。

水产品还易受各种病原微生物污染。如海产品易受副溶血性弧菌污染，引起我国沿海地区夏秋季最多见的食物中毒。牡蛎、毛蚶、泥蚶等贝壳类水产品较易受到甲肝病毒的污染，引起甲肝爆发流行。华支睾吸虫（肝吸虫）的囊蚴寄生在淡水鱼虾体内，卫氏并殖吸虫（肺吸虫）的囊蚴寄生在淡水蟹类和蝲蛄体内，当生食或半生食感染幼虫的这些鱼类时，人就可感染这类寄生虫病。

6. 蛋类的食品安全问题

蛋壳表面细菌很多，尤其易受沙门氏菌的污染。水禽蛋感染率较高，不得用作糕点原料。饲料受农药、重金属污染，以及饲料本身含有的有害物质可以向蛋内发生转移和蓄积。生蛋清中抗生物素、抗胰蛋白酶妨碍生物素的吸收、抑制胰蛋白酶活性，当蛋煮熟后，这两种物质可被破坏。

7. 乳类的食品安全问题

奶及奶制品营养丰富，适宜微生物的生长繁殖。减少微生物的污染是防止奶类腐败变质的有效措施。

由于动物饲料、外界环境日益受到农药的污染，牛奶中农药残留量增加。为增加奶牛的产奶量和质量而添加动物激素后，会造成牛奶中的残留，引起食用者不良反应。奶牛患病时使用抗生素，也可在牛奶中被检出，对人体带来不良影响。此外，奶牛饲料也容易受到来自环境的金属毒物和放射性物质的污染，以及霉菌和霉菌毒素的污染，从而对奶类造成污染。

牛奶的掺假，既降低了牛奶的质量，又可造成有毒物质的污染，必须引起足够的重视。

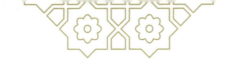

8. 罐头食品的食品安全问题

罐头食品加热灭菌不彻底或密封不严使外界微生物侵入会造成罐头平酸腐败或发生胖听现象。

罐头食品中的重金属污染主要来源于镀锡和焊锡。罐内容物的腐蚀导致锡层缓慢地溶出。大量的溶出锡可造成人体食物中毒,少量的溶出锡也可引起罐内容物变色、浑浊、沉淀,发生金属"罐臭"等。

硫化物多为金属罐中的内容物与罐内壁产生的硫化铁(黑色斑)或硫化锡(紫色斑)引起。硫化物一般认为对人体无害,且有利于改善食品风味,但主要影响食品的感官性状。

肉类罐头在制作加工过程中需要添加硝酸盐或亚硝酸盐作为护色剂,并阻止肉类发生腐败变质。但过量添加硝酸盐或亚硝酸盐可引起食物中毒。此外,在适宜的条件下硝酸盐或亚硝酸盐又能与胺类物质生成强致癌物亚硝胺或亚硝酰胺,因此必须严格控制肉类罐头中硝酸盐或亚硝酸盐的使用量。

9. 油脂的食品安全问题

油脂因含有杂质或在不适宜条件下久藏,可发生一系列化学变化和感官性状恶化,称为油脂酸败。油脂中的亚油酸、维生素 A、维生素 E 在酸败过程中遭到破坏,且酸败产物影响体内正常代谢,危害人体健康。为了防止油脂酸败,首先要确保油脂纯度,尽量避免动植物组织残渣的存在;控制水分含量,防止微生物污染。其次采用正确的贮存方法,如密封、隔氧、避光、低温、隔绝重金属或者添加抗氧化剂等。

油脂高温加热后感官性状发生变化,如油脂变黑、变黏稠、易起油烟等。其营养价值降低,必需脂肪酸和脂溶性维生素遭到破坏,油脂的消化吸收率降低。高温加热产生有害气体,具有强烈刺激性臭味,随油烟一起挥发给人体带来危害。高温加热油脂还会产生大分子聚合物和多环芳烃化合物,毒性较强,可能有致癌作用。

【要点提示】

1. 餐饮服务食品原料的质量对确保菜品的安全具有重大意义,应选择具有丰富食品安全知识的采购人员,选择良好的供应商,严格遵循餐饮原料采购索证制度,了解各类原料的食品安全评价方法,才能有效保证餐饮原料的质量安全。

2. 掌握各类食品原料卫生质量要求、熟悉天然有毒动植物原料、了解各类餐饮原料存在的食品安全问题,是原料采购人员应具备的重要能力。

【思考练习】

1. 常见食品中反映食品安全性的标志有哪些?
2. 餐饮原料采购索证制度主要包括哪些内容?
3. 采用什么方法能保证餐饮食品原料的安全质量?

模块二 餐饮食品原料贮存的安全

案例导入

2001年9月18日10点左右,某市某镇一小学学生在饮用镇教办学生奶服务部当日生产供应的花生豆浆约20 min后,首例学生出现头昏、腹痛、乏力等症状,之后附近共9所小学相继出现类似病人,2~3天内病人骤然增多,至21日共计发病达1 030人。经流行病学调查、临床及实验室诊断为集体食用霉变花生、大豆所致的氟乙酰胺中毒。对学生奶服务部的现场调查发现,库房里库存的大豆、花生、18日生产剩余的花生霉粒率分别为6.6%、4.0%、1.3%,且实验室检查检出黄曲霉毒素B_1分别为375 μg/kg、20 μg/kg、11.5 μg/kg;加工车间布局不合理,消毒、通风、防霉设施不全;生产中清洗、浸泡、保温等关键控制环节未按规范操作,为原料中存在的霉菌提供了温度、湿度、氧气等适宜条件,有利于霉菌迅速繁殖产毒。

这是一起因原料贮存不当导致食物中毒的典型案例。自然环境中微生物无处不在,在适宜的环境条件下,食物可以成为微生物生长繁殖产毒的场所并为其提供丰富的养料。此外,在贮存过程中,食物自身也可以发生各种变化,产生化学毒物,如土豆发芽产毒等。

工作任务一 了解食品腐败变质的原因

一、微生物的作用

引起食品腐败变质的微生物主要是细菌和霉菌。一般情况下细菌最多见。引起食品腐败变质的细菌多为腐败菌,是肉、禽、蛋和奶等食品腐败变质的主要原因,可引起食品风味和颜色的改变,产生不良的气味。霉菌与许多食品特别是粮食、蔬菜、水果等食品腐败变质有关。

二、食品本身的组成和性质

动植物食品本身含有各种酶,在宰杀或收获后的一定时间内,或适宜的环境温度下,食品内的酶活性增强,引起食品组成成分的分解,加速食品腐败变质。如肉、鱼类的尸僵和成熟作用,粮食、蔬菜、水果的呼吸作用等促进食品成分发生变化。

食品的营养成分组成、水分多少、pH值高低和渗透压大小等,对食品中微生物增殖速度、细菌种类及变质特征等具有重要影响。富含营养成分的食品,适应微生物生长,极易发生腐败变质，这类食品被称为易腐食品，如水产品、鱼肉、禽、蛋、蔬菜、水果等。食品的pH高低是制约微生物生长、影响腐败变质的重要因素。一般微生物在食品pH接近中性时，都能适应生长。食品的pH<4.5就可抑制大多数腐败菌的生长，所以酸性食品有一定的抑菌作用。

食品中的水分是微生物赖以生存的基础。当食品中Aw（水活性）值越小时，微生物能利用的水越少，食品越不易腐败。多数腐败菌不耐高渗环境，一般的饮食菜肴由于盐浓度低，多种微生物都能生长，因此并没有抑菌作用。糖和盐与微生物在食品中可以"争夺水"，所以糖渍、盐渍食品要有足够的浓度才能起到防腐败的作用。食品组织溃破和细胞膜破裂为微生物的广泛侵入与作用提供了条件，因而促进了食品的腐败变质。如细碎的肉馅，解冻后的肉、鱼，籽粒不完整的粮豆和溃破的蔬菜水果等，都容易腐败变质。食品本身的状态和不稳定的化合物也是食品腐败变质的因素。

三、外界环境的影响

影响食品腐败的外界因素主要是温度、湿度、氧气及紫外线等。温度是影响食品腐败变质的重要因素。一般细菌在5～57 ℃的条件下最适宜生长，温度较低时，多数微生物生长缓慢甚至停滞生长；一定高温，可杀灭微生物。环境湿度大增加微生物生长的机率。在温度适宜条件下，空气中的相对湿度达到85%以上时，微生物能大量地生长繁殖。引起食物污染的微生物多为需氧或兼性厌氧微生物，氧气的存在对它们的生存是必需的，如果没有氧气存在就不能繁殖。在适宜条件下，细菌的数量每15～30 min增加一倍，大约经过4 h的增长达到足以致病的数量。一个细菌仅仅5 h内可繁殖出100多万个细菌。

总之，影响食品腐败变质的因素多数与微生物的生长繁殖条件有关。食品一旦受到微生物的污染，在适合某些微生物生长繁殖的条件下，就能促进食物的腐败变质。

工作任务二　采用科学保藏方法

一、食品的低温保藏

低温保藏是食品防腐常用的贮藏方法。通过降低食品保藏的环境温度，以降低或停止微生物的增殖速度，降低食品中酶的活力和一切化学反应的速度，达到延缓食品腐败变质的目的。低温保藏常采用冷藏或冷冻方法。烹调的鲜活原料主要采用这种方法来保藏。

食品冷藏是在低于常温且高于食品物料的冻结点的温度下进行的食品保藏。一般温度为−2～15 ℃，常用温度为0～4 ℃。贮藏期一般在几天至数周。食品冷冻是将食品冻结后，在保持冻结状态的温度下贮藏的方法。常用温度为−12～−23 ℃，以−18 ℃最适用，可数月或数年贮藏食品。

在低温保藏食品中须注意：只有新鲜优质的原料才能冷冻保藏，如肉类、水产类；用冷水或冰进行低温保藏时，要保证水和冰的卫生质量相当于饮用水标准；为保证冷冻食品的质量，在冷冻食品中应严格执行"急速冻结，缓慢化冻"的原则。

二、食品的高温保藏

高温保藏是将食品经高温处理，杀灭食品中微生物并将酶破坏，以防止食品腐败变质的方法。

高温保藏中采用高温灭菌法：用高压蒸汽锅 110～121 ℃的温度约 20 min 处理食品后，能杀灭芽孢，达到长期保藏食品的目的，如罐头食品。对鲜奶、果汁等食品常采用巴氏低温灭菌法处理，以减少营养成分的破坏，其温度范围为 62.8 ℃加热 30 min 或 71.7 ℃加热 15 秒。此方法只能杀死细菌的繁殖体和致病菌，但不能完全灭菌。

餐饮业在熟制食物的过程中，加热彻底，食品几何中心温度超过 70 ℃，可杀灭食物中大量的微生物。但应做到现做现吃，尽量缩短存放的时间。烹饪的热菜肴应该保存在 60 ℃以上，以防止微生物污染。

三、脱水与干燥保藏

脱水保藏是将食品中的水分降低到微生物生长繁殖所必需的含量以下的一种保藏食品的方法，如对细菌应降至 10％以下，酵母为 20％以下，霉菌为 13％～16％以下。干燥保藏是将食品中水分利用热能的传导或对流等方式去湿以保藏食品的方法。为达到保藏食品的目的，食品环境湿度要控制在 70％以下，食品水分含量应达到粮豆在 15％以下、面粉 13％～15％以下、脱水蔬菜 14％～20％、奶粉 8％、花生仁 8％等。

四、食品腌渍保藏

在食品中加入一定的食盐或糖（如盐渍或糖渍食品），提高食品渗透压，使食品中的微生物在高渗环境中不能生长繁殖，或使微生物细胞脱水而死亡，从而防止食物腐败变质。盐渍食品的食盐浓度一般要达到 10％以上时才有抑菌作用，糖渍食品的糖浓度要达到 65％～75％才能抑制细菌和霉菌生长。

五、提高酸度的保藏法

此保藏法是通过对食品进行酸渍及发酵实现的，使食品的 pH 值维持在一定的酸度范围内，以抑制微生物的生长，达到防腐保藏的目的。

酸渍是用食用酸浸渍食品，在使用中多选用醋酸，其抑制细菌的能力强，对人体无害。醋酸浓度为 1.7％～2％时，pH 值约为 2.3～2.5，能抑制许多腐败菌的生长。发酵是利用醋酸菌或乳酸菌使食品中的糖类发酵产酸，使食品呈酸性，抑制微生物的生长而保藏食品，如酸奶、酸菜、泡菜等。

六、食品辐照保藏

辐照保藏是利用电离辐射，如紫外线、γ-射线等灭菌、杀虫、抑制发芽，以延长食品的保藏期限的方法。其特点是食品经照射后，温度不上升，可减少营养素的流失，故又称为冷灭菌。

除以上常用的食物保藏方法外，还可采用超声波、添加化学物如防腐剂等方法保藏食品。但应该特别注意，即食性的烹调食品是禁止使用防腐剂来保藏的。

工作任务三　安全管理库房

一、库房安全管理制度

库房是餐饮经营单位专门用于贮藏、存放食品原料的场所。为保障原料在储存的过程中不发生腐败变质而导致食物安全性和品质下降，餐饮单位除了应从库房布局、建筑设计、食物贮藏设备等方面满足食物安全储存的需要，还必须制定完善的安全管理制度，提高餐饮单位食品安全控制的管理水平。

1. 专业岗位人员设置

按照《中华人民共和国食品安全法》规定，食品生产经营应当建立健全本单位的库房管理制度，配备专职或者兼职食品安全管理人员。

2. 安全管理事项及人员职责

库房安全管理的内容主要包括入库验收、库房存放、出库登记三个环节。

（1）入库验收

采购的食品及原料在入库前，库管员应对其索证情况进行审核，并对其食品安全质量情况进行检查验收。验收项目内容应与原料采购环节相同，主要从感官检验和合格证明两方面检查。如检查有无腐烂变质、霉变、生虫、污秽不洁、混有异物或感观性状异常；对肉类要审核有无兽医检疫合格证明，查验胴体有无兽医检验印章；对定型包装食品审核生产单位的卫生许可证是否在有效期限和许可范围内，检验合格证明或化验单是否为该批次产品的检验结果等。对存在食品安全问题的原辅料，不签收，不入库。

对于符合入库条件的原辅料则应完备记录进货名称、数量以及索证情况、感官检验等项目的验收情况，并妥善保存，以备查考。

（2）库房存放

食品存放时注意分库分类存放。如主副食品分库存放，按原料、半成品、成品的性质将食品分类分架存放，散装食品及原料储存容器加盖，有明显标志，有一定间距，隔墙离地10厘米以上，不能与带有气味或异味的食品如熏肉、臭豆腐及其他有气味的食品混放。肉类、水产类、禽蛋等易腐食品应分别冷藏贮存，定型包装食品按类别、品种上架存放。货架上贴挂标签，注明品名、供货单位、进货日期等。非食品及个人生活用品不得进入食品库房，严禁在食品库内存放杀虫剂、洗涤剂、消毒剂等有毒、有害物品。

经常检查库存食品质量，发现超过保质期、腐败变质、发霉、生虫或其他感官异常食品及原料时应及时处理，不得与其他食品混放。

（3）出库登记

食品出库按照先进先出、易坏先用原则，库房管理员应做好食品数量、质量、食品出库

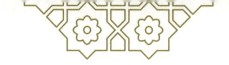

登记,并及时将库存情况通知采购员,防止出现食品堆积或断档。

二、常温库房的管理

原料入库认真验收,按类别、等级和入库时间的不同分区堆放,不能混放,并挂牌显示。库房要有专人保管,经常打扫,保持室内清洁卫生。库房管理人员应做好环境卫生、货架、冷藏冷冻设备的常规维护工作。如定期清扫库房,保持库房、货架清洁卫生,经常开窗或用机械通风设备,保持干燥;做好库房的防霉、防蝇、防虫、防鼠工作,库房内不得有霉斑、鼠迹、苍蝇、蟑螂、蜘蛛网等;用于保存食品的冷藏设备,要保持清洁,及时除霜,定期消毒,并贴有明显标识,配有温度显示装置,定期进行设备检修,保证冷藏设施正常运转,温度显示装置良好。

食品添加剂存放在固定场所,并上锁,包装上应标示"食品添加剂"字样,并有专人保管。购买经国家批准使用的具有合法手续的杀虫剂、杀鼠剂和清洗剂、消毒剂,有专门的固定容器贮存,并由专人进行管理,对于有毒化学品应严格控制,标明名称、毒性和使用方法,上锁储存,并做好标识和领用登记,防止污染食品和包装材料。

三、冷藏冷冻的管理

食品在冷藏、冷冻柜(库)内贮藏时,应做到植物性食品、动物性食品和水产品分类摆放,原料、半成品、成品以及食品留样冰箱严格分开,不得在同一冰室内存放。冰箱内不得存放未清洗干净的非包装食品。开罐食品或成品、半成品应倒入盛器加盖(或保鲜膜)保存。熟制品应当放凉后再冷藏;自行加工的成品、半成品需要存放时应贴上标签,注明加工日期和保质期限,在规定的时间内使用。

食品冷藏、冷冻贮藏应做到冷藏、冷冻柜(库)应有明显区分标志,标明用途及卫生责任人,落实责任,每日对存放食品进行检查。宜设外显式温度(指示)计,以便于对冷藏、冷冻柜(库)内部温度的监测,并应定期校验,确保冷藏设施正常运转和使用;食品冷藏、冷冻贮藏的温度应分别符合冷藏和冷冻的温度范围要求。食品在冷藏、冷冻柜(库)内贮藏时,为确保食品中心温度达到冷藏或冷冻的温度要求,不得将食品堆积、挤压存放。用于贮藏食品的冷藏、冷冻柜(库),应定期除霜、除臭、清洁和维修,以确保冷藏、冷冻温度达到要求并保持卫生。

知识链接 ▼

一、影响微生物生长繁殖的因素

1. 影响细菌增殖的条件

微生物是导致食品腐败变质的重要因素,其中尤以细菌最多见。

细菌的生长和增殖需要6个条件,即适宜的食物种类(富含蛋白质或糖类)、适宜的弱酸环境(pH 4.6~7.0)、适宜的温度(5~57 ℃)、足够的繁殖时间(4 h左右)、不同的需氧环境(依赖于细菌类型分需氧/厌氧/兼性厌氧)和适宜的湿度(水活性 $A_w > 0.85$)。一些细菌有形成芽孢的能力。芽孢是某些杆菌在一定条件下由于胞浆脱水浓缩,在菌体内形成的一个圆形或椭圆形的小体。芽孢对热、干燥、化学消毒剂等具有强大的抵抗力。芽孢的新陈代谢处于相对静止状态,不能分裂繁殖。细菌能以芽孢状态存活数月。当环境变得适于生长时,芽孢就像种子一样开始发芽,返回生长状态开始再次生长。

2. 影响霉菌生长的条件

产毒霉菌产生毒素需要一定基质(食品)、水分、温度、湿度、空气流通条件。① 基质:霉菌在天然食品上比在人工合成培养基上更易于繁殖。② 水分:粮食中水分为17%～18%,是霉菌繁殖产毒的最适宜条件。粮食水分活性降至0.7以下,一般霉菌均不能生长。③ 湿度:在不同的相对湿度中,易于繁殖的霉菌也不同。④ 温度:多数霉菌繁殖最适宜的温度为25～30 ℃,在0 ℃以下或30 ℃以上,不能产毒或产毒能力减弱。

3. 预防措施

为了预防细菌和真菌污染,在食品储存和加工中必须采取有效措施控制腐败菌和致病菌的生长,对上述条件进行有效控制可以阻止细菌和真菌的增殖。由于灭活芽孢状态的细菌很困难,因此在加工性食品及食品包装容器具消毒时要注意杀灭芽孢。此外,还要注意:① 原料认真挑选,彻底清洗,装盛容器使用前洗净消毒;② 严格遵守杀菌规程,控制灭菌温度和时间;③ 生、熟食品分开,原料、半成品与成品分开;④ 食品生产操作间设有严密的门窗防蝇装置,自动或脚踏式洗手池,加工禽肉类洗手用的热水洗涤剂或酒精,鞋子、运输车辆专用的清洗消毒设施;⑤ 专职清洁工对设备和门、窗,墙裙、地面和下水道的彻底清洗;⑥ 食品加工操作间不要存放与食品无关的杂物以及个人生活用品,也不能在操作间内吃饭及抽烟等。

二、食品腐败变质的化学过程及鉴定指标

食品腐败变质实质上是食品中的蛋白质、糖类、脂肪等被微生物分解的过程,其程度常因食品种类、微生物的种类和数量以及其他条件的影响而异。

富含蛋白质的肉、鱼、禽、蛋等食品蛋白质受腐败菌作用分解,产生酮酸、羧酸、胺类、粪臭素和吲哚,腐败的特征是恶臭。组胺、吲哚、酚类、硫化氢、甲胺、二甲胺、三甲胺等均为具有挥发性的碱性含氮物质。因此,挥发性盐基氮(TVBN)可作为其鉴定的化学指征之一,用于鉴定鱼、肉的鲜度与腐败程度。

含糖类较多的食品主要是粮食、蔬菜、水果及其制品。当这类食品在细菌、酵母和霉菌产生的相应酶的作用下发酵或酵解,生成各种糖类的低级分解产物醇、醛、酮、羧酸、CO_2及水,食品以酸度升高、产气、出现醇类气味为特征。酸度作为此类食物腐败变质的指征。

食用油脂与食品中脂肪酸败程度、微生物污染程度、脂肪饱和程度、紫外线、氧、水分、天然抗氧化物、某些金属离子及微生物和食品中的解脂酶等多种因素的影响有关。能分解脂肪的微生物主要是霉菌,其次是细菌和酵母。脂肪及油脂酸败形成酸、酮、醛、酯类物质并产生刺激性气味,即哈喇味;肉、鱼类食品变黄,出现酸、苦味;肉类的超期氧化、鱼类的"油烧"现象等都是油脂酸败鉴定中较为实用的指征。

【要点提示】

1. 食物本身的性质、微生物的作用和外界环境的影响,是导致食品腐败变质的重要因

素。防止食品腐败变质的措施多从控制外界环境以抑制微生物繁殖和杀灭微生物着手。

2. 餐饮单位应制定完善的库房管理制度,保障原料在储存的过程中不发生腐败变质,防止食物安全性和品质下降。

3. 库房安全管理的内容主要包括入库验收、库房存放、出库登记三个环节。无论常温库房还是冷藏库房,每个环节都要严格把关。

【思考练习】

1. 原料储存过程中如何防止其腐败变质?其原理是什么?
2. 请概括烹饪原料库房管理的基本原则是什么?

模块三　餐饮食品相关产品的安全

案例导入 ▶

> 2010年3·15前夕,广东几家媒体的记者联合深入东莞、中山、广州等城市,对广东省消毒餐具行业进行调查时发现,消毒餐具"地下黑工厂"大量存在,仅广州就有五六十家。这些地下工厂餐具消毒过程如同"投毒",池水布满垃圾,洗涤机器遍布食物残渣,老鼠蟑螂爬进碗筷箱,还有的工厂竟然用洗衣粉洗餐具。据广东省餐饮具消毒协会提供的数据,广州类似上述无证经营的餐饮具"消毒"企业在广州市有50到60家,占三分之一左右。每天由"地下黑工厂"生产的"消毒"餐具占市场总量的五分之一左右。在事件被曝光后,广东工商、卫生监督等部门迅速展开联合行动,对生产环境恶劣的黄埔区康洁餐具配送服务部进行调查取证,对另一家位于广州市龙潭村附近的无证经营黑工厂实施关停整改。但与此同时广东省餐饮具消毒协会因与餐具消毒企业之间的财物纠葛,被十余家企业联名向广东省民间组织管理局举报,为此广东省民间组织管理局成立了3人的调查组,调查广东省餐饮具消毒协会涉嫌违规行为之事。事实上,消毒餐具行业不规范及地下黑工厂泛滥并非某地独有,早在两年前央视就曾曝光,这种现象全国各地都有存在。

根据《中华人民共和国食品安全法》,餐饮企业有向消费者提供经过消毒并达到卫生标准的餐具的义务,这也是消费者接受就餐的前提。每年因餐饮食品相关产品引发的食品安全事件常有报道,从监管部门的监测资料显示大部分中小餐饮店餐(饮)具表面大肠菌群检测结果超标,餐饮食品相关产品的安全控制备受政府监管部门和消费者关注,是餐饮服务企业义不容辞的职责。

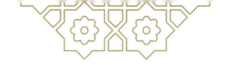

工作任务一　餐饮食品相关产品的种类

餐饮服务业中涉及的食品相关产品主要有加工设备、餐(用)具和洗涤消毒剂等。餐(用)具,是指餐饮加工时使用的各种用具和就餐时使用的各种食(用)具。其中餐饮加工(用)具主要有:刀、砧板、锅、瓢、勺等小型工具,盛放食品的各种盆、桶、托盘等容器,以及大型餐饮单位可能使用的机械化设备,如榨汁机、绞肉机等。餐(用)具主要有就餐用的杯、盘、碗、盏、刀、叉、筷、勺等。公共餐(用)具可能受到生物性病原体或有害化学物质的污染,成为传播疾病的媒介,对餐(用)具的安全控制重点是清洗与消毒,并制定相应管理制度。

工作任务二　餐(饮)具的清洗与消毒

一、餐(饮)具清洗与消毒设施要求

根据《餐饮服务食品安全操作规范》,餐(用)具清洗与消毒设施要求如下:

1. 餐(用)具消毒间必须建在清洁、卫生、水源充足,远离厕所,无有害气体、烟雾、灰沙和其他有毒有害品污染的地方,严格防止蚊、蝇、鼠及其他害虫的进入和隐匿。并配备能正常运转的清洗、消毒、保洁设备设施。

2. 餐(用)具洗涤、消毒、清洗池及容器应采用无毒、光滑、便于清洗消毒、防腐蚀的材料。餐(用)具清洗消毒水池应专用,与食品原料、清洁用具及接触非直接入口食品的工具、容器清洗水池分开。水池应使用不锈钢或陶瓷等不透水材料、不易积垢并易于清洗。

3. 消毒食(用)具应有专门的存放柜,应放置在专用场所妥善保管。避免与其他杂物混放,并对存放柜定期进行消毒处理,保持其干燥、洁净。

4. 清洗、消毒、保洁设备设施的大小和数量应能满足需要。采用化学消毒的,至少设有3个专用水池。采用人工清洗热力消毒的,可设置2个专用水池。各类水池应以明显标识标明其用途。

5. 采用自动清洗消毒设备的,设备上应有温度显示和清洗消毒剂自动添加装置。

6. 使用的洗涤剂、消毒剂应符合《食品安全国家标准 洗涤剂》(GB14930.1—2022)和《食品安全国家标准 消毒剂》(GB14930.2—2012)等有关食品安全标准和要求。洗涤剂、消毒剂应存放在专用的设施内。

7. 应设专供存放消毒后餐(用)具的保洁设施,标记明显,结构密闭并易于清洁。

二、餐(饮)具清洗消毒的程序和方法

按照《食品安全国家标准 消毒餐(饮)具》(GBl4934—2016)规定,餐(用)具根据不同的消毒方法,应按其规定的操作程序进行消毒、清洗。严格执行一洗、二清、三消毒、四保洁制度。

1. 一洗:指餐(用)具用温热碱水或在水中加入适量的食品洗涤剂清洗干净。

采用手工方法清洗的应按以下步骤进行：

（1）刮掉沾在餐（用）具表面上的大部分食物残渣、污垢。

（2）用含洗涤剂溶液洗净餐（用）具表面。

（3）用清水冲去残留的洗涤剂。

若为洗碗机清洗，则应按照设备使用说明进行。

2. 二清：指将经过清洗的餐（用）具用符合 GB 5749—2022《生活饮用水卫生标准》要求的流动水，冲洗去残留在餐（用）具内外的食物残迹、油腻、碱液或洗涤剂。

3. 三消毒：包括采用物理消毒和化学消毒。

（1）物理消毒。包括蒸汽、煮沸、红外线等热力消毒方法。

餐（用）具热力消毒一般按除渣、洗涤、清洗、消毒程序进行。

① 煮沸、蒸汽消毒控制温度 100 ℃并保持 10 分钟以上。

② 红外线消毒一般控制温度 120 ℃以上，保持 10 分钟以上。

③ 洗碗机消毒一般控制水温 85 ℃，冲洗消毒 40 秒以上。

（2）化学消毒。主要为使用各种含氯消毒药物消毒。

餐（用）具化学消毒，消毒后必须用洁净水清洗，消除残留的药物。一般按除渣、洗涤、消毒、清洗程序进行。

① 使用浓度应含有效氯 250 mg/L（又称 250 ppm）以上，餐用具全部浸泡入液体中 5 min 以上。

② 化学消毒后的餐（用）具应用净水冲去表面残留的消毒剂。

餐饮服务提供者在确保消毒效果的前提下可以采用其他消毒方法和参数。

4. 四保洁：指将消毒后的餐（用）具放置保洁柜或用其他适当的方法保洁。

（1）消毒后的餐（用）具要自然滤干或烘干，不应使用抹布、餐巾擦干，避免受到再次污染。

（2）消毒后的餐（用）具应及时放入密闭的餐用具保洁设施内。

5. 应定期检查消毒设备、设施是否处于良好状态。采用化学消毒的应定时测量有效消毒浓度。

6. 消毒后餐（用）具应符合 GB 14934—2016《食品安全国家标准 消毒餐（饮）具》规定。

7. 不得重复使用一次性餐（用）具。

8. 已消毒和未消毒的餐（用）具应分开存放，保洁柜内不得存放其他物品。

工作任务三　加工设备及用具的卫生管理

一、烹饪加工设备及用具的卫生要求

按照《餐饮服务食品安全操作规范》规定，烹饪加工设备及用具应符合以下食品安全要求：

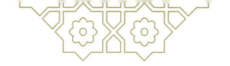

1. 接触食品的设备、工具、容器、包装材料等应符合食品安全标准或要求。
2. 接触食品的设备、工具和容器应易于清洗消毒、便于检查,避免因润滑油、金属碎屑、污水或其他可能引起污染。
3. 接触食品的设备、工具和容器与食品的接触面应平滑、无凹陷或裂缝,内部角落部位应避免有尖角,以避免食品碎屑、污垢等的聚积。
4. 设备的摆放位置应便于操作、清洁、维护和减少交叉污染。
5. 用于原料、半成品、成品的工具和容器,应分开摆放和使用并有明显的区分标识;原料加工中切配动物性食品、植物性食品、水产品的工具和容器,应分开摆放和使用并有明显的区分标识。
6. 所有食品设备、工具和容器,不宜使用木质材料,必须使用木质材料时应不会对食品产生污染。
7. 集体用餐配送单位和中央厨房应配备盛装、分送产品的专用密闭容器,运送产品的车辆应为专用封闭式,车辆内部结构应平整、便于清洁,设有温度控制设备。

二、烹饪加工设备和用具的清洗与消毒

烹饪设备按用途可分为烹饪初加工设备、烹饪热加工设备、烹饪制冷设备和洗涤消毒设备四大类。餐厅和厨房常用设备有炒灶、油炸锅、炒锅、蒸锅(笼)、搅拌机、烤箱、洗碗机、微波炉、电磁炉、绞肉机、切片机、冰箱、操作台等。对这些设备与工具,应严格清洗和消毒,以防交叉污染。

1. 设备及工具卫生管理要求

(1) 应建立加工操作设备及工具清洁制度,用于食品加工的设备及工具使用后应洗净,接触直接入口食品的还应进行消毒。
(2) 清洗消毒时应注意防止污染食品、食品接触面。
(3) 采用化学消毒的设备及工具消毒后要彻底清洗。
(4) 已清洗和消毒过的设备和工具,应在保洁设施内定位存放,避免再次受到污染。
(5) 用于食品加工操作的设备及工具不得用作与食品加工无关的用途。

2. 主要设备和工具的卫生管理

(1) 菜板和刀具的卫生管理

菜板每日要刮洗消毒,用后要立放。一板多用常常是引起食物中毒的原因。有一种称为揭层菜板,即经过适当处理后将表层揭去。通过揭去旧面换新面,这样可解决菜板表面易破损、易肮脏及难以去掉污物的问题。

菜板的清洗和消毒有各种方法:用刀刮去残留在菜板上的油腻杂物,再用150~300 mg/L 有效氯消毒液擦洗消毒,或用沸水浸烫 10 min 以上;使用中性洗涤剂用热水及炊帚刷仔细擦洗后进行水洗;用去污粉代替中性洗涤剂的方法;或者在加热水洗涤后,在 20 mg/kg 浓度的 NaClO 溶液中浸泡 5 min 等。其中杀菌效果最为有效的方法是清洗后煮沸法和蒸汽消毒法(5 min 以上)。消毒后的菜板(墩)应立即晾放,并保持清洁干燥。

菜刀使用完毕应立即进行清洁,并用体积分数为 75% 的乙醇(酒精)擦拭消毒。

(2) 抹布的卫生管理

正确使用抹布应作为员工卫生知识培训的重要内容。抹布要经常搓洗，不一布多用。如直接用抹布抹油锅、掏炉膛，抹布成了"万能抹布"，名符其实的"随手"，抹布往往不能保持清洁，与厨刀一起，成为食源性疾病的主要媒体。对此，为了防止污染，应经常换用经洗涤消毒过的干燥抹布。管理部门应当强调抹布的清洗、杀菌、消毒和干燥的重要性。

抹布可用中性洗涤剂进行清洗。抹布的消毒可用煮沸消毒、高压灭菌器消毒、蒸汽消毒、漂白剂消毒等方法。煮沸消毒为 30 min，高压灭菌器消毒为 15 min，蒸汽消毒为 15～20 min，漂白剂消毒可在 0.5% NaClO 溶液中浸泡 10 min。

(3) 烤制设备的卫生管理

烤炉的构建材料可用铁制品，最好用不锈钢做烤炉的烤盘。烤炉中的汤汁溢出、滴溅物在停用后应及时用浸有清洗剂的抹布擦拭干净，保持整洁，烤炉的内膛和外部应用热水和合成洗涤剂清洗。炉子至少每月清洁一次。挡板至少每天洗一次并晾干。对盛油的盘每天应当倒空、清洗和晾干。

烤盘每次用完后应涂抹食用油，以免生锈，如长时期未用，在使用前应先用热碱水刷洗干净后才使用。为防止在烤制过程中食品粘着在烤盘上，每次烤完后可用一把金属刮刀把盘上的食物残渣刮净。烤盘至少每周彻底清洗一次，方法是对烤盘受热的表面先擦净，使烤焦而粘着在盘底的残渣软化，再用热碱水或热水加合成洗涤剂洗涤。洗净后，把烤盘表面漂净，抹干，抹一层油，以保护烤盘表面。

烤盘其他部位也应每天清洁。烤盘背面可以泼一小滴水在上面，利用产生的蒸汽把粘在上面的食物残渣去掉。滴油碟应每天倒净，洗后晾干。

(4) 煎炸设备的卫生管理

炸锅在不用的时候应盖严，以防止油脂的氧化变质。每天将煎炸油过滤一遍，可延长使用期。对煎炸锅的外部应每天用湿布擦拭。对煎炸锅至少每周将油倒空并清洗一次。如果油炸食品生产量大，则应每天清洗一次。

(5) 蒸煮设备的卫生管理

蒸汽锅每次用完都要擦净食物残渣。如有食物残渣粘糊在蒸笼里，应先用水浸泡，然后再用软刷子刷洗。筛网也应每天清洗。如有泄水阀应松开清洗。汽阀应每周检查一次。输水管应每周将水放净一次。对锅炉内的水垢应该每半年清除一次。

(6) 制冷设备的卫生

对厨房用冰箱、冰柜、冷藏柜，应每天用含合成洗涤剂的温水擦拭外部，擦后用清水漂净并用干布擦干。对冰箱内的食品应每周作一次彻底检查，用中性洗涤剂洗净内壁并漂洗、拭干，以防止霉菌、细菌滋生。一般采用专用洗消剂（常用碳酸氢钠和阳离子表面活性剂配制）清洗污垢、去除异味、杀菌和抗静电作用，而且不污染食物，对人体安全。在清洗冰箱时，忌用有摩擦作用的去污粉或碱性肥皂。要坚持记录冰箱内部温度，以便发现问题及时维修，避免食品腐败变质。对蒸发器和蒸发器上的尘垢、油腻也应清除干净。每 3 个月将风扇和马达擦拭、检查一遍。冰箱至少每月除霜一次。

(7) 其他烹调用具的卫生

对于粗加工机械设备如碎肉机、蔬菜斩拌机等应在每次使用完毕后拆卸切片零件并清洗消毒，其外部在每次用完以后，可用带有合成洗涤剂的热水溶液擦洗，然后漂净、擦干。上润滑油的可拆卸的部位要每月清洗上油一次。切菜机应按有关说明来保护和维修。罐头开启器必须每天清洗，把刀片上残留的食品清除掉。刀叶变钝以后要注意有可能引起金属碎屑掉进食品中的事故。操作台面应当经常清洁。不锈钢面洗净后，必要时可以用抛光器抛光。

炉台上盛放调味品的容器在每天打烊后要端离炉台并加盖放置；配料的水盆要定时更换，淀粉容器要经常换水（一般夏天的换水次数多于冬天）；要将盛放油的油罐分新老油分开放置，每日滤油脚一次；酱油、醋每日过箩筛一次，夏秋季每日两次；汤锅每日清刷一次；每天操作结束后，锅必须彻底清洗。

应定期对饮水机内部结构进行消毒。用有效氯质量浓度为 500～1 000 mg/L 的含氯消毒剂，或 200～500 mg/L 二氧化氯进行浸泡消毒（将消毒液充盈于整个水路系统），作用 30 min 后用清水冲洗，出水手柄和出口阀门水口定期用体积分数为 75% 的乙醇（酒精）棉球擦拭消毒，作用 3～5 min。一般来说饮水机至少应每个月消毒一次。

知识链接 ▼

一、餐（用）具清洗消毒相关标准

使用水源应符合 GB 5749—2022《生活饮用水卫生标准》，相关产品的洗涤消毒应符合 GB 14934—2016《食品安全国家标准 消毒餐（饮）具》、GB 14930.1—2022《食品安全国家标准 洗涤剂》和 GB 14930.2—2012《食品安全国家标准 消毒剂》等。

GB 14934—2016《食品安全国家标准 消毒餐（饮）具》规定，餐（饮）具消毒过程的卫生管理规范和餐（饮）具消毒效果的评价，无论采用物理消毒还是化学消毒，消毒后都需达到标准所规定的感观要求、细菌指标要求和化学消毒剂有害物的残留限量要求。其次，GB 14930.1—2022《食品安全国家标准 洗涤剂》和 GB 14930.2—2012《食品安全国家标准 消毒剂》则规定了对餐（饮）具洗涤消毒后洗涤剂、洗涤消毒剂有害物的限量标准，防止化学污染给人体带来危害。除此之外，GB 5749—2022《生活饮用水卫生标准》规定了生活饮用水水质卫生要求、生活饮用水水源水质卫生要求、集中式供水单位卫生要求、二次供水卫生要求、涉及生活饮用水卫生安全卫生要求、水质监测和水质检验方法。

二、餐（用）具消毒效果的评价

根据 GB 14934—2016《食品安全国家标准 消毒餐（饮）具》中要求，餐（饮）具的洗涤和消毒效果应满足感官检验、实验室理化和微生物检验指标。

1. 感官指标

(1) 物理消毒（包括蒸汽、煮沸等热消毒）后的餐（饮）具，其表面应光洁、无油浸、无水渍、无异味。

（2）化学消毒后的餐（饮）具，其表面应无泡沫，无洗涤剂的味道，无不溶性附着物。

2. 理化指标

采用化学消毒的餐（用）具，必须用洁净水清洗，消除残留的药物。用含氯洗消剂消毒的餐（用）具表面残留量，应符合表2-14的要求。

表2-14　含氯洗消剂的餐（用）具表面残留量

项　目	指　标
游离性余氯(mg/L)	<0.3
烷基(苯)磺酸钠(mg/100 cm²)	<0.1

3. 达标要素

采用物理或化学消毒的餐（用）具均必须达到表2-15的要求。

表2-15　餐（用）具消毒效果的微生物评价指标

项　目		指　标
大肠菌群	发酵法(个/100 cm²)	<3
	纸片法(个/50 cm²)	不得检出
致病菌		不得检出

注：发酵法与纸片法任何一法的检验结果均可作为判定依据。

三、餐饮服务常用消毒剂及化学消毒注意事项

1. 常用消毒剂

（1）漂白粉：主要成分为次氯酸钠，还含有氢氧化钙、氧化钙、氯化钙等。配制水溶液时应先加少量水，调成糊状，再边加水边搅拌成乳液，静置沉淀，取澄清液使用。漂白粉可用于环境、操作台、设备、餐用具及手部等的涂擦和浸泡消毒。

（2）次氯酸钙（漂粉精）：使用时充分溶解在水中，普通片剂应碾碎后加入水中充分搅拌溶解，泡腾片可直接加入溶解。使用范围同漂白粉。

（3）次氯酸钠：使用时在水中充分混匀。使用范围同漂白粉。

（4）二氯异氰尿酸钠（优氯净）：使用时充分溶解在水中，普通片剂应碾碎后加入水中充分搅拌溶解，泡腾片可直接加入溶解。使用范围同漂白粉。

（5）二氧化氯：因配制的水溶液不稳定，应在使用前加活化剂现配现用。使用范围同漂白粉。因氧化作用极强，应避免接触油脂，以防止加速其氧化。

（6）碘伏：0.3％～0.5％碘伏可用于手部浸泡消毒。

（7）新洁尔灭：0.1％新洁尔灭可用于手部浸泡消毒。

（8）乙醇：75％乙醇可用于手部或操作台、设备、工具等涂擦消毒。90％乙醇点燃可用于砧板、工具消毒。

2. 消毒液配制方法举例

以每片含有效氯0.25 g的漂粉精片配制1 L的有效氯浓度为250 mg/L的消毒液为例：

（1）在专用消毒容器中事先标好1 L的刻度线。

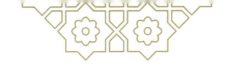

（2）容器中加水至刻度线。

（3）将 1 片漂粉精片碾碎后加入水中。

（4）搅拌至药片充分溶解。

3. 化学消毒注意事项

（1）使用的消毒剂应在保质期限内,并按规定的温度等条件贮存。

（2）严格按规定浓度进行配制,固体消毒剂应充分溶解。

（3）配好的消毒液定时更换,一般每 4 h 更换一次。

（4）使用时定时测量消毒液浓度,浓度低于要求时应立即更换或适量补加消毒液。

（5）保证消毒时间,一般餐（饮）具消毒应作用 5 min 以上。或者按消毒剂产品使用说明操作。

（6）应使消毒物品完全浸没于消毒液中。

（7）餐（饮）具消毒前应洗净,避免油垢影响消毒效果。

（8）消毒后以洁净水将消毒液冲洗干净,沥干或烘干。

（9）餐（饮）具宜采用热力消毒。

【要点提示】

1. 餐饮食品相关产品主要有烹饪加工用具、设备、餐饮具和食品及用具的洗涤消毒剂。

2. 餐（饮）具的清洗消毒应包括一洗、二清、三消毒、四保洁的程序,消毒方法有物理消毒和化学消毒,餐用具最好采用物理消毒,若采用化学消毒应注意消毒剂的种类、浓度和消毒液的配制。

3. 应重视烹饪设备的卫生管理。

【思考练习】

1. 餐饮食品相关产品的种类有哪些?

2. 餐饮具清洗与消毒设施要求是什么?

3. 餐饮具清洗消毒的程序和方法是什么?

4. 简要阐述 5 种烹饪设备和工具的卫生管理方法。

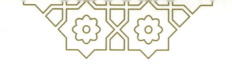

项目三
餐饮加工环节食品安全

餐饮加工环节食品安全，指在分析烹饪加工流程的基础上，结合容易导致食源性疾病的高风险品种，找出有效的食品安全控制措施，降低或防止菜点中的生物性危害、化学性危害和物理性危害，这是保障餐饮食品安全的重要环节。

◎ 学习目标

- 了解各类原料初加工对食品安全的重要性；
- 掌握热制菜肴的食品安全控制措施；
- 熟悉冷制菜肴中的高风险环节；
- 掌握不同凉菜加工方法的食品安全控制措施；
- 了解中央厨房生产中存在的食品安全风险和控制方法。

模块一　菜点初加工的食品安全

案例导入 ▶

在某市一家西餐厅内，有27人因食用该餐厅被污染的凉拌卷心菜而感染产志贺毒素大肠杆菌。当地食品安全监管部门报告，该餐厅用一批软化、叶子腐烂、重度污染的甘蓝加工了4 kg凉拌卷心菜。按餐厅的正确加工程序，应先去除甘蓝上腐烂的叶子，然后再用水冲洗。但据调查发现，这批用来制作凉拌卷心菜的甘蓝并没有事先用水清洗，而是直接切碎后与其他原料、调料一起放进消毒过的塑料桶里搅拌均匀，在午餐自助柜上出售。

该案例说明，在菜点初加工过程中，如果没有采取正确的摘菜、清洗、切配等程序，仍然有可能导致食品安全危害的产生。

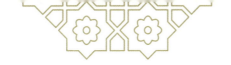

烹饪原料来源广泛,种类繁多,若按照原料性质分类有鲜活原料和干货原料;按照来源分类主要有动物性原料和植物性原料。这些原料大多不能直接进行烹调,必须根据原料种类和菜点要求进行初步处理,才能符合烹饪工艺要求。

各类烹饪原料购进时大多带有泥土杂物、微生物、虫卵和农兽药等,采用正确的初加工方法,有助于最大限度减少各种危害,充分合理利用原料,降低食品安全风险,增加企业经济效益。

工作任务一　植物性原料初加工的安全控制

一、果蔬类原料

果蔬主要是指新鲜农产品,在烹饪中应用广泛,既能做主料又能做辅料,在一般菜肴和高档筵席中都经常使用。果蔬富含维生素、无机盐和纤维素,具有易碰伤、含水量高、营养丰富等特点,容易遭受各种有害生物的侵袭和污染,从而造成腐烂变质。

1. 去皮

果蔬削去表皮或用丝球将外皮擦去,可以去除残留在表皮上的农药,尤其对于生食的果蔬原料,去皮更是有效降低有害物质的方法。例如黄瓜表皮凸凹不平,难以彻底清洗,通过去除表皮,能够尽量减少残留有害物。

2. 浸泡清洗

果蔬残留的农药主要为有机磷杀虫剂,有时还可能残存果实膨大剂、保鲜剂等,所以用清水将水果、蔬菜的表面彻底洗净,再在清水或加有少量果蔬专用洗涤液的水中浸泡10～15 min,可有效除去果蔬表面及浅表层的农药残留。用果蔬洗涤液浸泡过的果蔬,应注意用清水漂洗干净,避免引入新的化学物质。

对于生食果蔬原料,在确保原料新鲜的前提下,应注意防止交叉污染,使用符合饮用标准的净水清洗或进行消毒处理,有利于提高产品的安全性。

对于寄生虫卵较多的蔬菜,将原料放入浓度为2%的食盐水中浸泡5 min,由于渗透作用,使寄生虫卵脱落,然后再用清水洗净备用。

近年来在餐饮业开始使用臭氧消毒法,将蔬菜放入含有臭氧的水中浸泡,利用臭氧离子的氧化还原特性,不仅可杀灭蔬菜表面的微生物,还能分解其中的残留农药。

3. 洗净装筐

洗净后的原料应放入可沥水的容器内,排列整齐,利于切配,盛放果蔬原料的容器应与动物性原料的容器区分开,防止交叉污染。盛放干净原料的容器不能直接放在地面,应放在离地架上。

4. 切配备用

果蔬原料必须先洗后切,不仅可以防止营养素的损失,而且可以避免污水中的危害物从组织切面重新又渗透回果蔬组织中。切配好的原料应按照加工操作规程,在规定时间内使用。

5. 盐腌、糖渍和醋渍

蔬菜腌制时,由于还原菌的作用可将蔬菜中的硝酸盐转变为亚硝酸盐,其生成量与食盐浓度和气温有关。在一般情况下,5%食盐浓度在温度较高时亚硝酸盐生成量最多;10%食盐浓度时次之;15%食盐浓度时温度已无明显影响,生成量最少。腌制一周以后,亚硝酸盐含量增加,在半个月时达到高峰,半个月后逐渐下降。亚硝酸盐是致癌物 N-亚硝基化合物的前体物,不当的腌制方法增加了有害化合物产生的风险。

糖渍主要是利用糖粉或蔗糖对果蔬原料进行腌制,比如果脯的加工等。当单独使用蔗糖来抑制微生物的生长繁殖时,应使糖液浓度达到60%～65%才能发挥作用。

当食品pH值在4.6以下时,多数微生物可被抑制或杀灭。烹调中的醋渍法是向食品中加入食醋,如醋酸浓度为1.7%～2.0%时,pH值相当于2.3～2.5,可抑制或杀灭绝大部分腐败菌;浓度为5%～6%,可使大部分芽孢菌灭亡。也可利用乳酸菌发酵产酸来抑制微生物的生长,比如四川泡菜的加工。

二、植物性干货原料的涨发

干货原料是新鲜的烹饪原料经过加工干制而成,与鲜活原料相比,具有干、硬、韧、老等特点。植物性干货原料主要有菌类、笋类、海带等,通过干货涨发,使原料重新吸收水分,最大限度恢复原有的鲜嫩、松软的状态,有助于切配烹调,改善口感,有利于消化吸收。

植物性干货原料涨发大多使用水发,采用清水涨发即可,不同原料按照烹饪工艺要求,使用不同温度的水发制。例如木耳、海带多用冷水涨发,香菇、笋类多用温水涨发,注意涨发时间并定时换水。

工作任务二　动物性原料初加工的安全控制

餐饮业中利用的动物性原料主要包括畜禽肉类、水产品等,特别是以畜禽胴体为主的肉、肉类制品及脏器等副产品,大多是生鲜原料。动物性原料富含蛋白质、脂肪、水分等营养成分,极容易被微生物利用,在初加工环节就应该加强食品安全控制。

一、鲜活原料的初加工

1. 解冻

动物性鲜活原料主要有两种形式:鲜货和冻结原料。由于在冷冻条件下,动物性原料使用方便,保质期长,因此大宗原料通常采用冻结方式保存。采用合理的解冻方法,可以减少微生物污染,确保解冻后原料的安全,解冻以后的原料不能重复冻结。常用的解冻方法见表3-1。

表3-1　常用的解冻方法

类别	解冻方法	适用
空气解冻	分为室温下解冻和冷藏条件下(0～10 ℃)解冻两种方式	缓慢解冻方法,室温下解冻适用于2 h内烹调的原料;冷藏条件下解冻适用于24 h内使用的原料

续 表

类　别	解冻方法	适　用
水解冻	分为浸泡解冻和流动水解冻；浸泡水应定时更换，保证水的卫生；流动水解冻，耗水量大	比较快速解冻的方法，适用于 2 h 内烹调的原料，水解冻容易导致营养和风味物质的流失
微波解冻	最好置于微波炉专门解冻架上，注意解冻功率和时间的选择	快速解冻的方法，适用于立即烹调的原料，对原料的风味和营养影响较小

2. 清洗

解冻后的动物性原料应除去残毛、污物、结缔组织、淋巴结、血污肉、肉隔膜等异物，并保持清洁、无污秽、无油腻、无腥臭气味。动物性原料的清洗池应与植物性原料的清洗池分开设置。

3. 去骨、切配

可按需要除骨分段，切成烹调需要的丁、条、丝、片等形状，发现异常部位应废弃。

4. 装盆备用

初加工完毕的原料应盛放在动物性原料的专用容器内，在烹调前冷藏备用。

二、动物性干货原料的涨发

动物性干货原料主要有海产品、山珍等，这些原料具有干、硬、韧、老等特点，而且还带有原料本身的腥臊气味和杂质，通过涨发后，可以大大改善干货原料的可食性。常见干货原料的涨发方法及适用范围见表 3-2。

动物性干货原料的涨发方法较多，由于动物性原料自身的特点，使不同的涨发方法对原料的食品安全产生不同影响。已经涨发的原料，其品质一般低于新鲜食品，食品安全风险增大。因为涨发后，微生物和酶恢复活性，同时外环境中微生物的污染，使涨发后的原料容易腐败，不能长期保存。原料涨发后若出现变色、变味、腐烂、有霉斑等现象，则大多是原料在干制前或干制过程中已发生变质。

表 3-2　常见干货原料的涨发

涨发类别		涨发方法	适　用
水渗透涨发	水发	水发根据水温的不同有冷水发、热水发、焖发、蒸发等多种，发制时间较长；高温水发有助于杀灭微生物，中温长时间涨发可使微生物活跃变质加速	冷水发适用海带、木耳，有助于除去水溶性污染物
	碱发	碱发是利用 1%～10% 的 Na_2CO_3 或 0.4% 的 $NaOH$ 溶液涨发，比水发时间短，碱发后用清水将碱液充分漂洗干净，禁止添加硼砂	如碱发鱿鱼，对微生物有抑制作用
热膨胀涨发	油发	利用油作为导热介质，油温缓慢升高，火力不宜过旺，防止原料外焦里不透；油发后用温水或碱水浸泡回软	如油发蹄筋，不能使用高温或反复加热过的油脂，防止油脂分解产物污染原料
	盐发	大火将盐炒至水干，投入干货原料，中火不停翻炒，边炒边用盐焖，直至发透胀大；盐发后用温碱水浸泡和清水漂洗。利用盐作为传热介质缓慢升温，使干货原料膨大松脆，也有用砂发，原理相同	如盐发鱼肚、蹄筋等，食盐高温炒制，有助于除去原料表面的杂质和微生物

三、动物性原料的腌制

在烹调中常用盐、醋、酒等调味品进行动物性食物的腌制。利用提高渗透压、氢离子浓度和乙醇浓度的原理,达到抑菌和杀菌的目的。

1. 盐腌

各种微生物对食盐浓度的耐受能力存在差异。一般情况下,细菌只有极少数是耐盐菌,球菌耐盐高于杆菌,非致病菌高于致病菌。霉菌和酵母菌的耐盐能力比细菌强得多,霉菌、酵母菌和嗜盐菌经常是腌制食品的主要污染菌。一般认为,单纯利用食盐抑菌,食盐浓度应达到18%~25%,才可以实现阻止微生物生长的目的。

餐饮业自制腌腊制品,禁止使用亚硝酸盐作为发色剂和防腐剂,若腌肉料中含有黑胡椒、辣椒粉等香辛料时,在肉鱼类原料腌制前,尽量避免将各类腌制调料事先混合。

2. 醉制

蟹、蚶、螺等水产品,洗净后可以用醉制法加工后食用或保存。这种方法是利用了酒中乙醇的杀菌作用,但需注意酒(黄酒)的用量应大于原料重量的50%,并加入适量的食盐,通过乙醇和食盐的联合作用,起到杀灭致病菌的效果。

知识链接 ▼

一、不同解冻方法对食品安全的影响

解冻原料由于组织细胞破坏、汁液流失,微生物生长迅速,很容易腐败变质。采用不同的解冻方法,对原料的食品安全具有不同影响(表3-3)。

表3-3 不同解冻方法对食品安全的影响

类别	解冻特点	对食品安全的影响
空气解冻	以空气作为传热介质,空气导热性差,解冻慢,若低温条件下解冻有利于解冻后汁液回到细胞内,减少营养素损失	室温下解冻,易导致微生物大量增殖,影响食品安全;采用冷藏条件下(0~10 ℃)解冻,食品安全风险较小
水解冻	以水作为传热介质,水的导热性好,解冻快,但风味物质流失严重,原料色泽变淡,且吸水溶胀	浸泡用水若不能及时更换,易导致微生物繁殖,影响原料的安全
微波解冻	在微波电磁场作用下,使原料自身作为发热体,加热均匀,热能利用率高,解冻速度快,对原料性质保留好	不会引起微生物增殖,可保证原料食品安全

二、不同腌制方法对食品安全的影响

腌制是食品原料常用的初加工方法,腌制不仅能够使食品具有特殊的风味,腌制剂在渗入食品组织内部时提高了食品的渗透压,降低了食品的水分活度,选择性地抑制微生物的活性。不同的腌制剂及其用量对食品安全的影响各不相同(表3-4)。

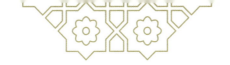

表 3-4　不同腌制方法对食品安全的影响

类别	特　点	对食品安全的影响
盐腌	适用于植物性和动物性食品原料。高浓度盐渗入食品组织内部,提高食品组织外的渗透压,使食物脱水,降低食品中的水分活度	高盐环境能够抑制或破坏细菌体内酶的活性,防止微生物生长。食盐中不应含有杂质,$CaCl_2$、$MgCl_2$ 的存在会影响盐分向食品内部渗入的速度,微量元素的存在会加速动物性食品中脂肪氧化酸败。 泡菜腌制过程中由于硝酸盐还原菌的作用,随着腌制时间的延长亚硝酸盐含量呈现先增加后降低的趋势,通常腌制 2 周后会降低,使用时间应在腌制 15 天之后
糖腌	适用于果蔬类原料,也可用于乳品。利用高浓度的糖溶液浸泡食物,使糖渗入食品组织内部,达到腌制目的,改善产品风味。常见的糖渍食品有果脯、蜜饯、炼乳	高浓度的糖具有一定的防腐能力,通常糖浓度要达到 50% 能阻止大多数酵母菌生长,糖浓度达到 65%~85% 能抑制细菌和霉菌的生长
酸腌	适用于植物性食品原料。酸腌法分为两种:一种是利用食用酸浸泡食物,烹饪中常选择醋酸;另一种为酸发酵,利用发酵微生物在食品中发酵产酸,从而增加食品的酸度	在酸性条件下,食品中大部分微生物的生长受到抑制,通常酸浓度应达到 1.7%~6%,2% 左右能够抑制腐败菌的生长,6% 能够抑制芽孢菌的生长

三、醉制对食品安全的影响

醉制通常适用于鱼、虾、蟹等水产品,在饮食中人们通常喜欢生食来保证食物的鲜美。但水产品由于生活的水体中微生物、寄生虫种类多样,加工过程卫生状况较差。醉制是生食水产品常用的初加工方法,醉制通常采用乙醇和食盐的联合作用,高浓度的酒精能够使细菌细胞中的蛋白质变性,使细菌个体死亡,高浓度的盐能提高细菌细胞外的渗透压,从而使细菌脱水,细胞质壁分离死亡。酒料用量应大于原料重量的 50% 才能起到杀菌的目的。

【要点提示】

1. 植物性原料初加工时采用的去皮、浸泡、清洗和腌制等方法都会对原料的食品安全产生影响,能去皮的尽量去皮,盐腌、糖渍或醋渍时应注意有效浓度。

2. 动物性原料初加工时解冻、涨发的方法对食品安全影响较大,在冷藏条件下的缓慢解冻有利于保证原料的品质和食品安全;若需要快速解冻,微波解冻最提倡,但需要选择合适的解冻功率和时间。当采用水解冻的方法时,流动水解冻的食品安全风险较小。对于盐腌或醉制的动物性原料,应注意食盐、酒料的有效浓度,餐饮自制腌腊制品不能添加亚硝酸盐。

【思考练习】

1. 绿叶蔬菜烹调时可采用什么方法降低农药残留?
2. 动物性食品原料冻结和解冻的过程中为什么要遵循"迅速冻结,缓慢解冻"的原则?
3. 常见的原料涨发的方法有哪些?试述不同的涨发方法对食物的安全性的影响?
4. 食品原料腌制的方法有哪些?不同的腌制方法怎样才能确保食品的安全性?

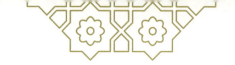

模块二　热制菜点的食品安全

案例导入

> 2010年10月,某酒店举办婚宴,共计500余人就餐。婚宴结束后,有396人到医院就诊,近百人住院治疗。病人均表现出急性胃肠炎症状,如呕吐、腹泻、腹痛等,其中以脐部发生阵发性绞痛为主。当地疾控中心根据对婚宴当天的食物、就诊病人的临床表现、实验室检查结果以及流行病学调查资料,判定此次事件是由于酒店提供的香辣蟹和红烧甲鱼这两种熟制水产品引起的食物中毒。全部中毒人员经补液和抗生素治疗后痊愈,病程2～4天。
>
> 据相关人员调查发现,该起事件属于副溶血性弧菌食物中毒。中毒原因为香辣蟹和红烧甲鱼由于是大锅烹调,厨师在制作过程中急于出菜,卫生安全意识不足,食物在烹调加热过程中搅拌不均匀,并未完全烧熟煮透即装盘端给客人食用,导致水产品原料中的副溶血性弧菌没有完全杀灭。

初加工过程中食品原料通过清洗、浸泡、去皮等工艺处理后,仅仅能够去除食物表面部分生物性和化学性危害,食物中仍然残留细菌、病毒、寄生虫卵等生物性危害。同时,在原料切配、辅料添加、食物存放过程中,环境、加工器具及处理人员都会对食物带来再次污染。因此通过有效的热加工才能去除菜品中的生物性危害。不同的热加工方法对食物中的生物性危害的破坏效果不同,不合理的热加工方法使食物的生物性危害难以消灭,甚至可能使食物中产生新的化学性危害。因此,在烹调过程中应根据食品的种类、数量和性质,选择合理的热加工方法,从而确保菜品的食品安全。

工作任务一　控制食物的温度与时间

热菜加工过程中要消除或减少食物中的生物性及化学性危害,必须要控制加热的温度和时间,时间和温度往往是一对同时出现的参数,单纯控制温度或时间都可能难以完全去除食品中的危害,加工过程中应注意兼顾食物温度和时间对食品质量和安全的影响。

一、食物温度的测量

1. 常用温度计

菜品从原料到成品,每个环节都有自己特定的温度要求,温度变化范围往往从冷冻－18 ℃到油炸270 ℃。烹调加工人员应掌握不同加工环节食品的温度。在传统的餐饮业生产过程中,人们经常看到油温七成熟、沸水下锅、大火爆炒等烹饪工艺描述,但从未见到过准确的温度数据,烹调过程中往往凭个人经验和感官判断。这不仅造成了菜品风味过分依赖个人经验,影响菜品的色、香、味、形,还使食物的营养价值和食品安全难以控制。将菜品保持在安全温度内是食品安全控制的有效措施,为防止食物处于不当的温度,必须要借助温度计准确地判断食物的温度。

表 3-5 为现代餐饮加工过程中常用的食品温度计种类及其特点,可用于食品表面或者中心温度的测量。烹调过程中可根据菜品的形状、体积、状态等特点选择适合的温度计。

表 3-5 常用温度计及其特点

温度计类别	特 点	对食品安全的影响
双金属型温度计	适用于食品加工车间、餐饮企业、酒店、超市、食品贮藏和运输每个环节食物中心温度的测定,使用范围广,成本低,操作简单,通常用于测量体积较大的食品。 温度测定范围为 −18～104 ℃,误差范围在 3 ℃ 以内	测定温度时,双金属型温度计探头应插入到食品内部至少 5 cm 的深度,才能有效地测定食物温度。 测定不同品种食品之前要将探头进行清洗消毒,避免造成交叉污染
数字型温度计	适用场所同上。 相对于双金属型温度计价格高,但反应更快(每秒测量 2 次),测定范围更宽,为 −50～230 ℃,测量精准度更高,误差范围在 1 ℃ 以内。不限制被测食品体积大小	感温部位在尖端,可直接准确测量食物的温度。 测定不同品种食品之前要将探头进行清洗消毒,避免造成交叉污染
红外线温度计	用于非接触式环境和食物表面温度的测量,适用于食品加工车间、餐饮企业、酒店、超市、食品贮藏和运输等,不能准确地测定金属表面和反射锡箔纸的温度	在测定时不接触食品,因此可测定不同食品,不会对食品造成交叉污染。 从一个热的温度到一个冷的温度需要 20 min 的适应期,需要经常校准精准度
一次性温度贴标	使用在货物贮藏、运输过程中,能反应出被测物体的温度是否超标及超标的大致范围。 温度超标时小圆圈会慢慢变红,根据颜色变化的小圆圈可以得知温度超标的时间	使用时将其贴在待测物体表面或者产品包装箱上,通常不会造成污染

餐饮服务企业不能使用水银或玻璃型温度计,温度计应存放在清洁卫生的环境中。使用过程中应正确地清洁和消毒温度计,如测量了不同品种、不同类别的食品应对温度计进行清洗消毒,否则会造成食物之间交叉污染,清洗和消毒温度计时应擦去残留的食物;将温度计的探头部位浸泡在消毒液中至少 5 s,最后在空气中晾干。若仅测量食品原料或者烹调后保持在 60 ℃ 以上的食物,则每次测试之前用棉球擦拭温度计的柄部。

2. 温度计校准

使用食物温度计前,应先阅读制造商的说明书,食物温度计须定期检查和校准,以确保读数准确可靠。通常仅有双金属型温度计可自行校准,其他类型温度计大多需要每年至少安排一次温度计制造商或分销商校准。双金属型温度计的校准方法主要为沸点法和冰点法,即在沸水和冰水混合物中测试温度,测试三次,取平均值,至少每 3 个月自行检查一次食物温度计的准确度。

3. 食物温度测定的要求

（1）烹饪过程中通常使用双金属型温度计和数字型温度计，禁止使用玻璃温度计和水银温度计。双金属型温度计的尖端延伸到温度计杆部的凹陷处，测定时将整个感应区置于食物的中心部位。数字型温度计感温部位在尖端应把探针插入食品的中心或密度大的部位，避开骨骼、脂肪和软骨等。

（2）温度计应存放在清洁的环境，使用前应清洗消毒。

（3）测量时把探针插入食品的中心最厚部分，测量时等候 15 s，不要让温度计的尖端接触食物容器的四周和底部。

（4）测量液体或半固体食物温度前应将食物搅拌均匀。

（5）测定预包装或冷藏食物表面温度时，需要把食物温度计的探头放进两包预先包装/冷藏食物的包装之间，让食品袋与其充分接触，并避免损坏预包装食物的包装。

（6）每次测定热和冷的食物后须等读数恢复到室温后才使用。

（7）测定不同品种食物时应对温度计进行清洗消毒。

（8）按照说明书定期对温度计进行检查和校准。

二、食品温度和时间的控制

热加工过程中，食品温度和时间是控制菜品成熟度的主要因素，同时也是影响微生物生长的关键因素。对于烹调加工人员来说，控制食品温度和时间是防止致病菌和腐败菌生长最有效的途径。表 3-6 为菜点加工过程食品温度和时间的控制要求。

表 3-6　食品温度和时间的控制

菜点加工过程	食品安全温度和时间	对食品安全的影响
菜点热加工	不同食品根据不同的加热方法需要不同的加热终点安全温度，通常要求食物中心温度达到 70 ℃以上，食物处于危险温度带（10～60 ℃）的时间不超过 4 h	正确的食品热加工方法能杀灭食品中的生物性危害；保持食物在危险温度带的时间不超过 4 h 能抑制有害微生物的生长
食物冷却	食物应在 2 h 内冷却至室温，并在 6 h 从 60 ℃冷却到 10 ℃以下	正确的冷却方法可防止致病菌芽孢向繁殖细胞转变，防止细胞增殖
再加热	所有再加热食品在 2 h 内中心温度至少达到 70 ℃以上	正确的再加热方法能杀灭食物在贮藏过程中可能出现的有害细菌
热保藏食品	烧熟后 2 h 内食品温度保持在 60 ℃以上的，其保质期为烧熟后 4 h	食物正确的保温能防止有害细菌的生长
冷保藏食品	烧熟后 2 h 内食品温度保持在 10 ℃以下的，其保质期为烧熟后 24 h，食用前应重新加热。重热时中心温度应达到 70 ℃以上，重热次数不超过一次	食物正确的冷藏能防止或有效地减缓有害微生物的生长繁殖

工作任务二　烹饪热加工的安全控制

在菜点制作中采用适当的加工工艺,如烧煮、煎炸、烘烤、熏蒸等方法,可以制作出美味适口的食品,提高菜点中营养素的吸收利用程度,还可以降低有害物质的产生。但是若加工方法不当,不仅可能导致生物性危害不能消除或降低,而且还会产生一些有毒有害化合物。不同的热烹调方法对食物的风味、色泽以及食品安全的影响各不相同。

一、蒸制

蒸是指将经过加工切配、调味盛装的原料放入蒸柜、蒸笼或蒸锅中,利用蒸汽加热使之成熟或软熟入味成菜的烹调方式,烹调时不易翻动,可保持原料的营养素与原汁原味。根据蒸汽压力的不同,可分为低压蒸制、常压蒸制、高压蒸制。原料的性质、体积不同,蒸制时间的长短、火力的要求也不同。

水蒸汽温度高、热容量大、穿透能力强,不但具有本身的高温显热,还具有蒸汽冷凝为水时释放出的潜热。蒸制过程微生物蛋白质受热变性凝固失去生理活性,蒸制所形成的高热量环境对某些化学性污染物如化学农药、亚硝酸盐具有降解作用。烹调时应根据食物的性质、体积、叠放密度来确定蒸制时间。

二、烧煮

烧煮是将经过加工切配后的原料直接或熟处理后加入适量的汤汁或调味品先用旺火加热至沸腾,再改用中火或小火加热至成熟并入味成菜的烹调方法。烧煮是一种以水为传热介质的烹调方法,包括烧、煮、焖、涮等。通过水的对流作用使得物料表面受热均匀,并逐渐深入内部,其温度范围从 30～50 ℃ 的中温水直至 100 ℃ 的沸水。

烧煮属于湿热灭菌,其杀菌效果较好,在有水的环境中细菌易吸收水分,蛋白质更易变性凝固,从而加速了微生物的灭活。烧煮对原料中的化学性毒物如农药、天然毒素有一定的降解作用。烹调时食物体积不宜过大,应根据食物的性质和体积确定烧煮时间和火力,以满足食物烧熟煮透。

三、煎炸

煎是指在锅内加入少量油,放入经过加工成泥、粒状或挂糊的片形等半成品,用小火加热至一面或两面酥黄内嫩的烹调方法。炸是将经过加工处理的原料放入大油量的热油锅中使之成熟的烹调方法。煎炸是比较传统的烹调方法,应用范围广,既能单独成菜又能配合其他烹调方法成菜。火力大小、油温调节、加热时间以及用油来源都能影响食品安全,餐饮业煎炸工艺中可采取的食品安全控制措施有:

1. 加强食用油脂的周转,减少高温加热油脂重复利用的次数,控制油温不超过 190 ℃;
2. 添加亚硝酸盐的食品,如火腿肠、烟熏制品等,不使用煎炸的烹调方法;

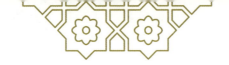

3. 煎炸过程中经常翻动食物,使其受热均匀,防止焦化;
4. 选用精炼油脂,有条件时选用新型煎炸工艺和设备。

四、炒、爆、熘

炒是将加工成形的原料,以油和金属为导体,用中旺火在短时间内加热成熟,调味成菜;爆是将处理后的原料直接焯水过油后放入高温锅中快速烹调成菜;熘是切配成形的原料经过油滑、油炸、蒸或煮等加热成熟,再用芡汁粘裹或浇淋成菜。

炒、爆、熘的加热介质均为食用油,且都是急火快速烹调成菜,根据原料的体积大小,控制烹调的时间有助于杀灭生物性危害,烹调时油温不宜过高,以减少化学性有毒物质的产生。

某些菜品的半成品加工工艺中,可能采用过油的方法,这种方法通常油脂会反复利用,而且用油量大,若采用200 ℃以上高温过油,油脂在反复加热时易产生有害化合物。因此,半成品加工中进行过油时,应过滤用过的油脂,控制油温,把握投料数量和用油量,减少油脂反复使用的次数。

五、烤制

烤制是利用柴、炭、煤、天然气等燃料或通过辐射产生的热能使食品直接受热变性成熟的一类烹调方法,其产品具有独特的风味和色泽。

烤制是以气体作为传热介质,干热空气使细菌蛋白质变性和电解质浓缩而失去毒性。烤制分为暗炉烤和明炉烤两种方式,暗炉烤是以木炭、煤、电作为热源,原料置于封闭的烤炉内烘烤至熟,烤制表面温度较高,食物容易焦糊产生化学有毒物,但内部温度仍然有可能达不到杀灭致病菌所需要的温度,应尽量控制温度不宜过高;明火烤是将原料置于敞口的火炉或火盆烤制熟透。燃料在不完全燃烧时可以产生有毒有害化合物,使食物受到杂环胺、多环芳烃化合物等多种化学物污染,有效的食品安全控制措施有:

1. 选用脂质含量较低的原料烤制;
2. 尽量在低温下长时间烤熟,烤制时使用文火,避免火焰与食物直接接触;
3. 尽量使用电热法、燃气炉法烤制,少用木炭、煤炉、火炉或火盆烤制;
4. 防止食物被烤焦,避免油脂滴落在热源上;
5. 采用新型无烟烤制设备或对烟雾进行过滤,以代替传统烤制方法。

六、微波加热

利用微波炉烹调食物在餐饮企业中也是一种常见的热烹调方法。微波加热原理是利用食品中的极性分子在高频电磁场作用下充分摩擦和震荡产热,从而使食物温度增加的一种加热方式。

微波加热具有加热速度快、热量损失小、操作方便等特点,既可以缩短加热时间,使食物由内而外受热均匀,又能保证菜肴的营养价值,对食品安全的影响较小。微波加热过程中应根据食物的状态选择加热功率和加热时间,以确保食物熟透。

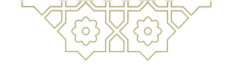

工作任务三　快速冷却食物的方法

一、食物冷却的要求

熟食在冷却过程中会经历危险温度带,大量的食品和体积较大的食品通常需要较长的冷却时间,食物处于危险温度带的时间越长,越容易导致致病菌的生长。错误的冷却方式是常见食源性疾病的重要原因之一,因此食物应在最短的时间内通过危险温度带。按照《餐饮服务食品安全操作规范》的要求,食物在 10~60 ℃这个危险温度带内存放时间应不超过 4 h。

二、食物常见冷却方法

1. 可使用冰水浴浸泡,当冰块体积大于水时冷却速度比全水效率高 70%。
2. 使用易传热的容器存放食物。铝制品传热最快,其次为不锈钢,禁止使用塑料容器。
3. 使用浅盘存放食物,高度在 8 cm 以下。豆类、米饭等食物或糊状食物容器深度小于 5 cm。
4. 尽可能平铺食品,食品体积尽可能小。
5. 可采用搅拌的方式加速冷却,搅拌的器具应清洁卫生。
6. 对于浓缩食品,可采用直接加冰的方式加速降温。

冷却时,禁止使用大风扇对着食物吹冷风,在吹动过程中可能会将操作间内的灰尘污物吹到食物上,对食物造成污染。

工作任务四　面点制作的安全控制

餐饮业除经营菜品外,中西式面点也是经营的主要内容。餐饮业中的面点具有非常广泛的内容,由于各地民族、人口、饮食习惯各异,使得面点制品的种类成千上万。具体来说,面点是以各种粮食(米、麦、杂粮及其粉料)等为主要原料,配以油、糖、蛋、乳等辅料和调味料,经过面团调制、馅料及面臊制作、成型、熟制等工艺制成的具有一定营养价值且色、香、味、形、质俱佳的各种主食、点心和小吃。归纳起来,各类面点制品制作过程主要包括原料选择、加工制作、成品贮藏等环节。

一、原料的食品安全控制

制作面点的原料主要是面粉、大米、食用油、糖、蛋、肉类等,原料容易腐败变质,使用前应检查原料是否新鲜,是否霉变、长虫、酸败等,并对原料进行挑选,如发现感官异常则不能使用。发黄的米面不能加工使用,自然陈化的米面不能使用,否则面点不宜加工成型,品质较差。原料食品安全的控制方法见"项目二"。

尽量做到鲜品鲜用。未用完的原料应按照原料自身的要求进行存放,防止原料腐败变质。面点制品加工过程中使用最多的是鲜蛋,以鸡蛋为主,通常不使用水禽蛋,因为水禽蛋中可能含有沙门氏菌。大量使用蛋品时应对蛋壳进行消毒处理。

二、加工过程的食品安全控制

1. 工艺流程

面点制品加工过程见图3-1。

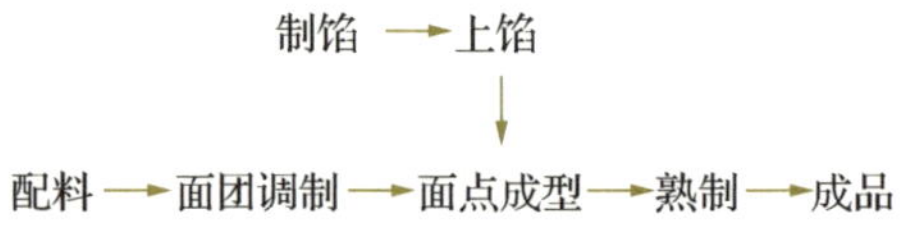

制馅 → 上馅
↓
配料 → 面团调制 → 面点成型 → 熟制 → 成品

图 3-1 面点制品加工过程

2. 操作要点

（1）面团发酵

面团发酵通常按照膨松剂的不同分为两类。一类是生物膨松剂发酵,即在面粉中加入适量的酵母（或老面）和水拌揉均匀后置于适宜的温度下发酵,通过酵母的发酵作用得到膨胀松软的面团。若是老面发酵,因老面中含有大量的乳酸菌和醋酸菌,发酵后应加碱,注意加碱量,防止面团过酸或过碱,影响成品营养、风味和色泽。另一类是化学膨松剂发酵,化学膨松剂分为单一膨松剂,如小苏打、臭粉；复合膨松剂,如由小苏打、酸性物质和填充剂构成,但要注意不能使用含铝膨松剂,以减少铝的残留和对人体的损害。不论采用哪种膨松剂发酵,原理都是在发酵过程中产生气体,促进面团体积膨胀形成海绵状结构,改善面团的加工性能使面团具有延伸性,同时在发酵的过程中通过一系列的生物化学变化,积累足够的化学芳香物质,使得制品获得优良的风味和口感。

操作人员工作前应清洗双手,发酵过程保证一切盛具和工具的清洁卫生,防止微生物污染。发酵过程中如果有杂菌存在会影响发酵效果,使面团不易充分膨松,导致面团无法成型。

（2）调辅料的使用

各类面点中使用的调辅料包括盐、糖、油脂、蛋、乳及各类食品添加剂。这些调辅料和食品添加剂不仅能赋予面点制品良好的口感、风味和营养,还可以使制品色彩鲜艳。所用调辅料应新鲜卫生,所用食品添加剂如色素、甜味剂、酸味剂等必须满足GB 2760—2014《食品安全国家标准 食品添加剂使用标准》,按照规定的种类、用量和使用范围使用。使用时应做到"专店采购、专柜存放、专人负责、专用工具、专用台账"。

（3）馅料制作

制馅包括馅心、面臊、果酱等制作,馅料不仅决定面点的风味,丰富面点的品种,而且与面点成型、装饰美化都有重要的关系。制馅时应首先保证原料卫生。盛具容器与工具注意清洁卫生,防止微生物污染。制作馅料时馅料数量应按照需要准备,做好随用随做,未用完的馅料应加封放入冰箱冷藏,并在规定的期限内使用完毕。

（4）熟制

熟制是将成型的面点生坯经过加热成熟而制成成品的工序。熟制方法主要包括蒸制、油炸、烤制、油煎。蒸制时注意食物体积不宜过大，应蒸熟蒸透；烤制过程注意烤制温度和时间，温度过低食物中心温度达不到 100 ℃，不利于杀死微生物，温度过高容易使食物表面焦化产生有害物质；油炸和油煎应控制油温和油炸时间，防止焦糊和过度褐变。

（5）装盘与装饰

装盘是指将加工成熟的面点成品放入容器中以备上桌的过程，装饰物是指通过对器皿的选择搭配及装饰，更好地衬托出面点的形与色，装饰用的垫纸应为食用级，卫生指标达到国家要求，装饰和点缀物应清洗并保持清洁卫生。

三、成品贮藏

对于水分含量较高的含奶、蛋的点心应当在 10 ℃ 以下冷藏存放。蛋糕坯应在专用冰箱中贮藏，存放温度控制在 10 ℃ 以下，裱花蛋糕贮藏温度不能超过 20 ℃。成品和半成品应分开存放，防止交叉污染。

知识链接 ▼

一、不同加热方法的食品安全问题

按照加热介质与烹调方法的不同，分析各种加热方法可能存在的食品安全问题，见表3-7。

表 3-7　不同烹饪加热方法存在的食品安全问题

加热介质	烹调方法	食品安全问题	菜　例
水	煮、焯水、焖烧、煨等	短时间加热不彻底，生物性危害不能消除，食品中天然有毒有害物质没有消除	水煮肉片 红烧肉
蒸汽	蒸	蒸制不彻底，不能消除生物性危害	粉蒸肉
油	过油（半成品加工）	用油量大，200 ℃以上高温过油，油脂反复加热易产生化学性有毒有害物质	半成品畜禽肉 鱼虾加工
油	炒、爆、溜	大锅炒制加热不彻底，不宜消除生物性危害	宫保鸡丁、干煸牛肉
油	炸	重复用油或过高温度油炸导致产生化学性有毒物质，原料未熟透，导致生物性危害残留	油炸鸡腿、鱼香茄饼
油	煎	原料受热不均匀，易出现焦糊产生化学性有毒物质，原料未熟透，导致生物性危害残留	锅贴
空气	暗炉烤	烘烤温度过高产生化学性有毒物质，大块原料加热不彻底或表面焦糊，出现生物性和化学性有毒有害物质	北京烤鸭、面包
空气	明火烤	食物直接与明火或烟雾接触导致有害化合物的污染；食物原料接触火焰或油脂滴入火焰，产生有害物质	烤肉串、烤鱼

二、不良工艺产生的有害化合物

1. N-亚硝基化合物(NOC)

N-亚硝基化合物是一类致癌性很强的化合物,按其结构可分为 N-亚硝胺、N-亚硝酰胺、N-亚硝基脒、N-亚硝基脲以及环状亚硝胺。亚硝胺和亚硝酰胺是研究最多的 N-亚硝基化合物。自然界中 N-亚硝基化合物并不多,但其前体物质亚硝酸盐和胺类物质却普遍存在。

(1) NOC 的来源

NOC 在动物体内、人体内、食品中以及环境中皆可由前体物质胺类、氮氧化物和其他含氮物质、亚硝酸盐、硝酸盐合成,这些前体物质在自然界中广泛存在。例如,亚硝酸盐广泛存在于土壤、水域以及多种植物蔬菜中,也可由硝酸菌将在腌腊肉制品时用作增色剂和防腐剂的硝酸盐还原而来。而胺类化合物是生物界蛋白质代谢的中间产物,常存在于加工储存过程中的动物性食品中。当亚硝酸盐和胺相遇时,在一定条件下,即可在腌腊制品、烟熏制品、发酵食品和人体内合成一定量的亚硝基化合物,直接或间接地导致人体多种组织器官机能障碍或器质性病变。人类接触 NOC 可能通过三种途径:第一,食物、水及空气中由前体物合成的 NOC;第二,分别摄入前体物而在体内合成 NOC;第三,体内形成前体物后在体内合成 NOC。

饮食中的硝酸盐和亚硝酸盐主要来自蔬菜、加工肉制品以及饮用水。当农田中大量使用含有硝酸盐的化肥,土壤中铁元素、钼元素缺乏或阳光照射不足时,蔬菜中便会蓄积大量的硝酸盐。另外,鱼和肉含有丰富的胺类,腌制时佐料中含有的硝酸盐可被细菌还原为亚硝酸盐,有时人们还将硝酸盐或亚硝酸盐直接加入鱼、肉制品中作为发色剂及抑菌剂,在适合条件下,上述物质均可与胺类反应合成 NOC。此外,在霉变食品中含有大量的 NOC。酒类、啤酒中的亚硝胺成为近年来很受重视的问题,虽然在啤酒中检出的二甲基亚硝胺含量达到几微克到几十微克,但由于啤酒的饮用量大,因此比肉制品的意义更大。

(2) 对人体的危害

NOC 的急性中毒发生在一次或多次摄入含过量 N-亚硝基化合物的食物时,主要表现在肝脏损伤及破坏血小板两个方面,可出现严重的全身中毒症状。慢性中毒以肝硬化为主,发生在长期习惯性喜食含 NOC 的食品(腌肉、咸鱼、酸腌菜等)的患者,患者呈肝病面容,脸色发青,有一定程度腹水,并常伴发腹痛、腹胀、便秘等,还有食欲减退、体重减轻、乏力、失眠健忘等症状。

NOC 致癌可通过呼吸道吸入、消化道摄入、皮下肌肉注射,甚至皮肤接触亦可诱发肿瘤。在致癌方面,亚硝胺不是终致癌物,需要在体内活化代谢,而亚硝酰胺是终致癌物,无须在体内活化就有致癌作用。亚硝酰胺类是直接致突变物,能引起细菌、真菌和哺乳动物细胞发生突变,而亚硝胺需经哺乳动物混合功能氧化酶系统代谢活化后才有致突变性。

(3) 预防措施

改进食品加工方法,控制硝酸盐或亚硝酸盐的摄入。利用烟液或烟发生器生产的锯屑冷烟取代燃烧木材的烟熏制品,可降低亚硝胺的合成,在腌制肉类及鱼制品时,所使用的食盐、胡

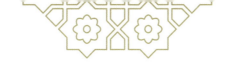

椒、辣椒粉等佐料，应分别包装，切勿混合而产生亚硝胺类。同时要严格按照国标的规定使用亚硝酸盐、硝酸盐及执行残留量标准。我国规定肉类制品及肉类罐头的使用量，硝酸钠<0.5 g/kg，亚硝酸钠<0.15 g/kg。残留量以亚硝酸钠计，不超过 0.03～0.05 g/kg。

含蛋白质丰富的易腐食品，如肉类、鱼类、贝壳类，以及含硝酸盐较多的蔬菜尽量低温贮存以减少胺类及亚硝酸盐的形成。食品低温保藏，可减少硝酸盐还原为亚硝酸盐，尤其是蔬菜，保藏在4～6 ℃，就可控制亚硝酸盐的形成。

合理膳食，增加维生素 C 的摄入量。动物试验表明，维生素 C 可阻断体内亚硝胺的合成，降低体内亚硝酸胺的暴露水平，同时食用维生素 E、谷胱甘肽和脯氨酸等具有协同作用。应经常食用富含维生素 C 的蔬菜和水果，而少食用腌菜、酸菜。豆制品也能有效地抑制亚硝基化合物的形成，豆制品能降低亚硝酸盐的含量和抑制亚硝胺的合成。绿茶和混合茶对亚硝胺诱发大鼠肝癌有明显的预防作用。大蒜对于胃液中的细菌特别是对硝酸盐还原菌有杀菌作用，实验证明，常吃大蒜的人胃液中亚硝酸盐含量明显低于少吃大蒜的人。

积极寻找并利用亚硝酸盐替代品，目前人们使用的亚硝酸盐替代品有两类：一类是替代亚硝酸盐的添加剂，这种替代物由发色剂、抗氧化剂、螯合剂和抑菌剂组合而成；另一类是阻断亚硝胺形成的添加剂，如维生素 C、山梨酸、鞣酸、没食子酸等。目前在腌肉制品中亚硝酸盐的使用限量为 120 mg/kg。美国农业部门建议使用更低的亚硝酸盐。另外利用维生素 E、维生素 C 等也能抑制亚硝胺的形成。

曝晒粮食及饮用水，使已形成的 NOC 光解破坏，并减少细菌及霉类，以避免促进 NOC 的合成作用。

烘烤啤酒麦芽和干燥豆类食品时尽量要使用间接加热方式以减少亚硝胺形成。

合理有效地使用氮肥，避免化工污水灌溉农田。在土壤缺钼的地区，应施用适量钼肥，不施用过量的氮肥，尽可能在气候温暖、光照充足的地区种植以及在温暖的日期收获，均可有效降低蔬菜亚硝酸含量。这样既可提高产量，又能减少硝酸盐在农作物中的富集。

加强食品安全检查与监督，严格按照我国颁布的食品安全法律法规办事。我国现已制定了海产品和肉制品中 NOC 的限量卫生标准。

2. 多环芳烃化合物（PAHs）

多环芳烃化合物（PAHs）是指两个以上苯环以稠环形式相连的化合物，是有机化合物不完全燃烧和地球化学过程中产生的一类致癌物质，迄今已发现有 200 多种 PAHs，以苯并[a]芘为典型代表。有相当部分 PAHs 具有致癌性，如苯并[a]芘、苯并[a]芘蒽等。PAHs 广泛分布于环境中，可以在我们生活的每一个角落发现，任何有机物加工废弃、燃烧或使用的地方都有可能产生多环芳烃，例如炼油厂、炼焦厂、橡胶厂和火电厂等任何一家排放烟尘的工厂，各种交通车辆排放的尾气中，煤气及其他取暖设施甚至居民的炊烟中等。据美国对八个洲大气成分的分析显示，工业区大气中的多环芳烃比农业区高 10 多倍，多环芳烃污染物已成为环境污染物中极重要的物质。

（1）来源

食品中的多环芳烃化合物和苯并[a]芘主要来源有：食品在用煤、炭和植物燃料烘烤或熏制时直接受到污染；食品成分在高温烹调加工时发生热解或热聚反应所形成，这是食品中多环芳烃的主要来源;植物性食品可吸收土壤、水和大气中污染的多环芳烃;食品加工中受机油和食品包装材料等的污染,在柏油路上晒粮食使粮食受到污染;污染的水可使水产品受到污染;植物和微生物可合成微量多环芳烃化合物。

(2) 对人体的危害

多环芳烃的致癌性已被人们研究了 200 多年。早在 1775 年,英国医生波特就确认烟囱清洁工阴囊癌的高发病率与他们频繁接触烟灰(煤焦油)有关,然而直到 1932 年,最重要的多环芳烃——苯并[a]芘才从煤矿焦油和矿物油中被分离出来,并在实验动物中发现有高度致癌性。多环芳烃的种类很多,其致癌活性各有差异。

苯并[a]芘是一种较强的致癌物,主要导致上皮组织产生肿瘤,如皮肤癌、肺癌、胃癌和消化道癌。随食物摄入人体内的苯并[a]芘大部分可被人体吸收,经过消化道吸收后,经过血液很快遍布人体,人体乳腺和脂肪组织可蓄积苯并[a]芘。鉴于种种原因联合国粮食及农业组织(FAO)/世界卫生组织(WHO)对食品中的 PAHs 允许含量未作出规定。有人估计,成年人每年从食物中摄取的 PAHs 总量为 1～2 mg,如果累积摄入 PAHs 超过 80 mg 即可能诱发癌症,因此建议每人每天的摄入总量不可超过 10 mg。

(3) 预防措施

改进食品加工方法。首先,研制新型发烟器,能在更低的温度下产生烟雾,以及用锯末代替木材作为燃料,并对烟进行过滤。这种发烟器所产生的烟雾及其熏制的食品,其苯并[a]芘含量大大降低。同时必须注意不要使食品与燃烧物直接接触,在烘烤食品时掌握好炉温和时间,防止烤焦和碳化。烘烤食品采用间接加热方式,利用远红外线照射以降低与防止苯并[a]芘污染食品。其次,研制无烟熏制法,将各类鱼和灌肠制品用熏制液进行加工,它们既不含有多环芳烃又能防止食品腐败,并赋予食品以熏制所特有的色香味形。粮油作物收割后不准在柏油马路上翻晒,以免沥青污染。最后,食品加工机械的机械转动部位密封严密,以防止润滑油滴漏在食品中;采用植物油替代矿物油,以减少苯并[a]芘对食品的污染;采用无害无毒的涂料涂覆容器。

综合治理"三废"。减少大气、土壤及水体中苯并[a]芘的污染,降低农作物中苯并[a]芘的含量。特别是石油提炼、炭黑、炼焦及橡胶合成等行业的工业废水中含量较高,应采用吸附沉淀、氧化等方法处理后再排放,工厂烟囱在排出之前进行回收。汽车安装消烟装置以减少其对环境和食品的污染。

去毒。擦去产品表面的油烟,经过试验证明可使产品中苯并[a]芘含量减少 20% 左右。动物性食品在熏烤过程中滴下的油不要食用,食品烤焦时刮去烤焦部分后再食用。食品中苯并[a]芘经过紫外线照射和臭氧等氧化处理,可失去致癌作用。食用油精炼过程加 0.3% 活性炭,可使食用油中苯并[a]芘含量减少 90% 左右。粮谷类在碾磨加工去除麸皮的同时使苯并[a]芘含量降低 40%～60%。

制定标准,限制食品中苯并[a]芘的允许含量。我国已制定的食品中苯并[a]芘含量标准有:熏制动物食品苯并[a]芘含量不高于 5 μg/kg,食用油中苯并[a]芘含量不高于 10 μg/kg。

3. 杂环胺

杂环胺是富含蛋白质的食物在烤、炸、煎过程中蛋白质、氨基酸的热解产物,甚至谷类食物经过过分焙烤(如烤面包、麦片等)也会产生,它是1977年在烹调加工后的鱼和肉类食品中发现的一种致突变物。至今已从烹调的食品中发现了20多种杂环胺。杂环胺具有较强的致突变性,其致突变性是迄今用Ames实验检测到的最有突变活力毒物的水平,大多数已被证明可导致实验动物多种器官肿瘤的生成。

(1) 来源

食品中的杂环胺来源于蛋白质的热解,几乎所有经过高温烹调的肉类食品都具有致突变性,而不含蛋白质的食品致突变性很低甚至没有。几乎每个人都无法避免每天从食物中摄入杂环胺,对于如何减少杂环胺的产生,避免杂环胺的摄入则成了人们热切关心并迫切需要解决的问题。

温度是杂环胺形成的重要因素。杂环胺是在高温及长时间烹调加工畜禽肉、鱼肉等蛋白质含量丰富的食品过程中产生的一类具有致突变、致癌作用的物质。当温度从200 ℃升至300 ℃时,杂环胺的生成量可增加5倍。杂环胺的前体物是水溶性的,加热后,水溶性前体物向表面迁移并逐渐干燥,其加热后能产生大量杂环胺。

烹调时间对杂环胺的生成也有一定影响。在200 ℃油炸温度时,杂环胺主要在前5 min形成,进一步延长烹调时间则杂环胺的生成量不再明显增加。但我们的许多美味都是快炸而成,即便慢炸也很难达到10 min以上。

食品中的水分是杂环胺形成的抑制因素。因此,加热温度越高、时间越长、水分含量越少的食物,产生的杂环胺越多。而烧、烤、煎、炸等直接与火接触或与灼热的金属表面接触的烹调方法,由于可使水分很快丧失且温度较高,产生杂环胺的数量远远大于炖、焖、煨、煮及微波炉烹调等温度较低、水分较多的烹调方法。

食物成分含量不同杂环胺的生成量也不同。在烹调温度、烹调时间和食物水分含量相同的情况下,营养成分不同的食物产生的杂环胺种类和数量也有很大差异。一般而言,蛋白质含量较高的食物产生的杂环胺较多,而蛋白质的氨基酸构成则直接影响所产生杂环胺的种类。肌酸或肌酐是杂环胺中α-氨基-3-甲基咪唑部分的主要来源,所以含有肌肉组织的食品能大量产生杂环胺。

(2) 对人体的危害

杂环胺类化合物的主要危害之一是具有致突变性。但杂环胺是间接致突变物,在细胞色素作用下代谢活化才具有致突变性,可诱导哺乳动物细胞的DNA损害。杂环胺致癌的主要靶器官为肝脏,其次是血管、肠道、前胃、乳腺、皮肤和口腔等。动物实验发现,杂环胺可导致动物出现心肌细胞坏死伴或不伴肌原纤维消失、肌节排列紊乱等症状。

(3) 预防措施

增加蔬菜、水果的摄入量。膳食纤维有吸附杂环胺并降低其活性的作用。蔬菜、水果中的某些物质如酚类、黄酮类等活性成分有抑制杂环胺的致突变性和致癌性的作用。因此,增加蔬菜、水果的摄入量对于防止杂环胺的危害有积极作用。

灭活处理。次氯酸、过氧化酶等处理可使杂环胺氧化失活,亚油酸可降低杂环胺的诱变性。

加强监测。一方面要建立和完善杂环胺的检测方法,加强食物中杂环胺含量监测;同时,还需要进一步研究杂环胺的生成及其影响因素、体内代谢、毒性作用及其阈剂量等,尽快制定食品中杂环胺的允许限量标准。

4. 丙烯酰胺

丙烯酰胺是一种白色晶体化学物质,是生产聚丙烯酰胺的原料。聚丙烯酰胺主要用于水的净化处理、纸浆的加工及管道的内涂层等。淀粉类食品在高温(>120 ℃)烹调下容易产生丙烯酰胺。2002 年 4 月瑞典国家食品管理局和斯德哥尔摩大学研究人员率先报道,在一些油炸和烧烤的淀粉类食品如炸薯条、炸土豆片等中检出丙烯酰胺,而且含量超过饮水中允许最大限量的 500 多倍。之后挪威、英国、瑞士和美国等国家也相继报道了类似结果。

(1) 来源

丙烯酰胺主要在高碳水化合物、低蛋白质的植物性食物加热 120 ℃以上烹调过程中形成。140~180 ℃为生成的最佳温度,而在食品加工前检测不到丙烯酰胺;在加工温度较低,如用水煮时,丙烯酰胺的水平相当低。水含量也是影响其形成的重要因素,特别是烘烤、油炸食品最后阶段水分减少、表面温度升高后,其丙烯酰胺形成量更高;但咖啡除外,咖啡在焙烤后期其丙烯酰胺反而下降。丙烯酰胺的主要前体物为游离天门冬氨酸(土豆和谷类中的代表性氨基酸)与还原糖,二者发生 Maillard 反应生成丙烯酰胺。食品中形成的丙烯酰胺比较稳定;但咖啡除外,随着储存时间延长,其中的丙烯酰胺含量会降低。

(2) 对人体的危害

丙烯酰胺属中等毒类,对眼睛和皮肤有一定的刺激作用,可通过皮肤黏膜、呼吸道和消化道等多种途径被人体吸收,几小时后有一半左右通过尿液排出体外,剩余的则在体内蓄积,主要影响神经系统。长期低浓度接触可引起慢性中毒,出现头痛、头晕、疲劳、嗜睡、手指刺痛、麻木感,还可伴有两手掌发红、脱屑,手掌、足心多汗,进一步发展可出现四肢无力、肌肉疼痛以及小脑功能障碍等。早在 1994 年,国际癌症研究机构就将丙烯酰胺列为人类可能致癌源。动物实验证明,丙烯酰胺具有致突变作用,可引起哺乳动物体细胞和生殖细胞的基因突变和染色体异常,可致大鼠多种器官肿瘤,如乳腺、甲状腺、睾丸、肾上腺肿瘤等。

(3) 预防措施

煎炸食品是我国居民主要的食物,为减少丙烯酰胺对健康的危害,我国应加强膳食中丙烯酰胺的监测与控制,开展我国人群丙烯酰胺的暴露评估,并研究减少加工食品中丙烯酰胺形成的可能方法。

尽量避免过度烹饪食品(如温度过高或加热时间太长),但应保证做熟,以确保杀灭食品中的微生物,避免导致食源性疾病。

提倡平衡膳食,减少油炸和高脂肪食品的摄入,多吃水果和蔬菜。

建议食品生产加工企业改进食品加工工艺和条件,研究减少食品中丙烯酰胺的可能途径,探讨优化我国工业生产、家庭食品制作中食品配料、加工烹饪条件,探索降低乃至可能消除食品中丙烯酰胺的方法。

三、食用油的安全性

食用油脂按照来源分为动物油脂和植物油脂。在各类菜点加工中,食用油作为热菜加工方法中的主要传热介质。油脂可以赋予食物更加丰富的口感、色泽和风味,同时增加了食物的营养价值。在中国居民通过膳食摄入的脂肪中有一半来自食物本身所含有的脂肪,另外一半来自食用油。对于餐饮服务业而言,食用油脂的合理使用不仅影响着食物的加工工艺和成菜的感官质量,也影响着企业的生产成本和利润。在保证消费者健康的前提下,不仅要考虑提高食用油的利用率,还应该高度重视食用油脂的安全性。

1. 食用油的加工方法

常用油脂的加工方法有精炼法、压榨法和浸出法。

精炼法常用于动物油脂的加工。将动物组织在高温下熔炼,再经过压榨或过滤取油。该法可破坏脂肪酶和氧化酶,产品性质稳定,但应控制精炼的温度和时间。

压榨法多用于植物油加工,分为热榨和冷榨。热榨是将油料种子焙烤后再榨取,出油率较高,杂质含量较少,因为加热破坏了种子内的酶、抗营养因子和有毒物质。冷榨则种子不需要加热直接榨出,出油率低,杂质含量较多。

浸出法是利用有机溶剂将植物组织中的油脂分离出来,然后再将有机溶剂去除,获得毛油。

压榨法和浸出法获得的油都必须通过碱炼、脱色、脱臭等化学精炼过程,去除油脂中的杂质,才能成为符合国家标准的食用油。只经过压榨和浸出的油叫毛油,是从植物油料中分离出来的初级产品,主要由一些不具有除杂和精炼设备的作坊式榨油厂生产,通常以低价销售吸引消费者和餐馆购买。毛油中含有大量杂质、水分、磷脂等物质,过多杂质和水分会导致油脂颜色变深,加速酸败;磷脂的存在使油脂受热泛起大量泡沫,不利于食物的加工,缩短食用油脂的保藏期。

未精炼的菜籽油含硫化物较高,对人体产生不良影响,如刺激黏膜、致甲状腺肿大、降低生长速度等,硫化物还具有刺激、辛辣气味,影响菜籽油的气味和滋味;霉变作物作为原料加工油脂,使得油脂中存在的霉菌毒素大大超标,如黄曲霉毒素,经过精炼的油脂可以大大降低黄曲霉毒素的含量;未精炼的棉籽油含有游离棉酚,会导致心、肝、肾等器官细胞受损、生殖系统的破坏,甚至急性中毒猝死,棉籽油精炼则能去除游离棉酚。

2. 食用油的来源

食用油在餐饮业中作为大宗原料采购,使用量较大。但出于成本的压力,餐饮企业可能购买劣质油脂增加所得利润,导致近年市场上反复出现"地沟油""潲水油"等事件。因此,食用油的加工和流通成为政府监管部门的监督重点,通过严厉打击地沟油生产加工作坊,加强流通环节的监管,从源头控制食用油质量安全。同时政府也要求餐饮企业提高食品质量安全意识,加强企业员工的培训,督促企业自律,公示食用油基本信息,以做好"地沟油"防范工作,购买正规企业生产的桶装油,不使用"三无"产品和过期产品,严格执行食品采购索证相关制度。

3. 油脂的酸败

(1) 概念

油脂由于含有杂质或在不适宜条件下久藏而发生的一系列化学变化和感官性状恶化,称之为油脂酸败。

(2) 酸败原因

油脂酸败是油脂发生腐败变质,油脂酸败的原因有两个方面:一是油脂水解的过程,即由动植物油组织的残渣和衍生物产生的酶引起的水解;二是油脂在空气、水、阳光等作用下发生的化学变化,包括水解过程和不饱和脂肪酸的自动氧化,由于食用油脂含水量小于0.1%,微生物繁殖困难,因此食用油脂发生酸败主要原因是脂肪的自动氧化和油脂的含水量。动物脂肪比植物脂肪更容易酸败和腐败变质,这主要是动物脂肪中含有水分的缘故,水分不仅是脂肪发生水解反应的媒介,而且是微生物生长的必需条件,微生物的生长会产生大量的酶,可催化脂肪的分解,从而加速了脂肪的酸败。正常情况下,食用油脂含水分低,微生物大量繁殖可大大加快油脂的酸败。

(3) 酸败的卫生学意义

油脂酸败产生的醛、酮、过氧化物等有害物质使油脂带有不良的气味,即所谓的哈喇味,严重影响油脂的感官性状。其次,食用油脂中的亚油酸、V_A、V_D在油脂酸败过程中可因氧化遭到破坏,导致油脂营养价值降低。另外,油脂酸败产物对机体的酶系统如琥珀酸脱氢酶、细胞色素氧化酶等有明显的破坏作用,影响体内正常代谢,危害人体健康。因油脂酸败而引发的食物中毒在国内外均有报道。

(4) 防止油脂酸败的措施

完全避免油脂酸败是不可能的,只能采取一定的措施延缓酸败,具体措施有:

控制水分。一般认为油脂含水分超过0.2%,水解酸败作用会加强。所以,在油脂的保管和调运中,要严格防止水分的浸入。

去除杂质。非脂肪物质会加速油脂的酸败,一般认为油脂中水分以不超过0.2%为宜。

隔绝空气。空气中的氧气是引起酸败变质的主要因素,因此应严格密封储存。

避光。日光中的紫外线有利于氧的活化和油脂中游离基的生成,加快油脂氧化酸败的速率,因此,油脂应尽量避光保存。

降低温度。温度升高,则油脂酸败速度加快,温度每升高10 ℃,酸败速度一般加快一倍,反之则延缓或中止酸败过程。

(5) 抗氧化剂

储藏过程中还可适当添加抗氧化剂,我国常用的抗氧化剂有丁基羟基茴香醚、二丁基羟基甲苯、没食子酸丙酯等,其添加量应严格按照国家标准执行。也可使用天然抗氧化剂,如维生素E,资料显示,在动物性油脂中添加0.01%~0.03%的维生素E,可以使油脂的贮藏期延长一倍;香辛料,烹调过程中常用的丁香、花椒、茴香等香辛料一般都含有抗氧化性能的成分,将它们与油脂一同熬制后可延长油脂的贮藏期。

(6) 其他措施

包装材料应避免使用铁皮或钢板,金属物质会加速油脂氧化酸败。

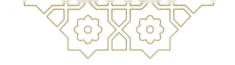

4. 高温油脂

菜点加工过程中,食用油高温下反复加热的情况有两种:一种是油炸工艺,如炸鸡腿、炸制油饼,油温可以超过200 ℃以上,炸制时油脂必需将食物淹没,用油量较大,油脂高温下反复使用;另一种情况是半成品的处理,如动物性原料滑炒、过油等操作,尽管加热温度适中,但仍然需要油脂淹没原料,且一锅油需要处理多种原料,同样存在烹调用油的反复加热使用。

(1) 高温油脂的危害

① 感官性状的变化。高温加热油脂可使油脂感官性状发生变化,如油脂颜色变深变黑、变黏稠等。

② 营养价值降低。高温加热油脂可使油脂中必需脂肪酸和脂溶性维生素遭到破坏,油脂的消化吸收率降低,其营养价值也随之降低。

③ 产生有害气体。油脂高温加热时,甘油和脂肪酸经脱水生成丙烯醛、低分子碳氢化合物,这些物质有强烈刺激性臭味,随油烟一起挥发给人体带来危害。

④ 产生大分子聚合物。高温加热尤其是反复循环加热油脂,油脂中不饱和脂肪酸可发生聚合作用,即两个或两个以上的不饱和脂肪酸相互聚合,形成二聚体、三聚体等聚合物和多环芳烃化合物,其毒性较强,不仅可使动物生长停滞,肝脏肿大,生育功能和肝功能发生障碍,还可能有致癌作用,并且阻碍其他食物中营养成分的吸收。

(2) 防止高温油脂的措施

① 应选用发烟温度较高的油脂。精炼过的植物油发烟点都较高,约为230 ℃左右,以避免丙烯醛、低分子碳氢化合物对人体黏膜的强刺激作用。

② 油炸油煎温度不宜超过190 ℃。油温越高,油脂氧化和热聚合的速度会越快,油温达到200 ℃以上时,油脂的热聚合物、多环芳烃化合物和丙烯酰胺的含量都会大量产生。而一般烹调温度下油脂几乎不产生聚合物,所以油温不宜超过190 ℃。

③ 避免过度与空气接触。油脂与空气接触面积越大,氧化越剧烈。应尽量选择口小的深型炸锅,并加盖隔氧。油炸时避免过度搅拌,溅起油花,减少油脂和空气接触的机会。用后的油脂应及时倒入容器,在阴凉干燥处密闭存放。

④ 减少反复使用次数,随时添加新油,充分过滤。注意清除漂浮的食物碎屑和底部沉渣,以防止聚合物的大量生成。目前主要采用两种过滤方式:一种是使用煎炸油过滤机进行吸附过滤;一种是使用滤油粉过滤。其中的滤油粉过滤一直存在争议。不管哪种方法过滤都要注意当酸价和过氧化值超过国家标准时,必须要废弃油脂,不能再作为烹调用油。

⑤ 使用新型油炸设备。近年来已经投入使用的水油混合式油炸锅改变过去将加热管设置在油炸锅底部的结构形式,采用中间加热式,即在油层的中间设置加热管,同时油温分成两个区域,加热管上层的油区为高温区,下层为低温区,油炸锅下半部分是冷水,用于降低油温和排除油炸中的食物残渣。这种油炸设备避免了油炸残渣在高温中的反复加热。如果安装密封装置,隔绝空气,可以进一步延长油脂的使用时间。

5. 反式脂肪酸

反式脂肪酸又称氢化脂肪酸,是正常的植物油加氢,其性质类似于饱和脂肪酸。专家指出，反式脂肪酸在我们日常的天然食品中含量很少，它主要产生于化学方法和特殊的工艺，是对植物油进行氢化改性过程中产生的一种不饱和脂肪酸，这种加工可防止油脂变质，改变风味。反式脂肪酸中至少含有一个反式构型双键的脂肪酸，即 C＝C 结合的氢在两侧，而顺式结构的脂肪酸中 C＝C 结合的氢只在同侧。反式脂肪酸主要存在于奶油类、煎炸类、烘烤类和速溶类等食品中，如炸薯条、炸猪排、烤面包、西式奶油糕点及饼干等食品。

反式脂肪酸像饱和脂肪酸一样，会增加血液中低密度脂蛋白胆固醇含量，同时还会减少可预防心脏病的高密度脂蛋白胆固醇含量，增加患冠心病的危险。反式脂肪酸导致心血管疾病的几率是饱和脂肪酸的 3～5 倍，反式脂肪酸还会增加人体血液的黏稠度，易导致血栓形成。此外，反式脂肪酸还会诱发肿瘤、哮喘、Ⅱ型糖尿病、过敏等病症。反式脂肪酸对生长发育期的婴幼儿和成长中的青少年也有不良影响。

2010 年 11 月，中国卫生部正式对反式脂肪酸问题进行了回应，卫生部已组织开展反式脂肪酸风险监测评估工作，在风险评估的基础上，将按照食品安全国家标准程序组织开展相关标准的修订工作。国家卫生健康委员会于 2011 年 11 月 12 日发布了食品安全国家标准《预包装食品营养标签通则》，标准规定，食品配料含有或生产过程中使用了氢化和（或）部分氢化油脂时，在营养成分表中还应标示出反式脂肪（酸）的含量，每天摄入反式脂肪酸不应超过 2.2 g，摄入量应少于每日总能量的 1%，过多有害人体健康，可使血液胆固醇增高，从而增加心血管疾病发生的危险。该国家标准已于 2013 年 1 月 1 日起正式施行。

四、餐厨废弃物的处理

餐厨废弃物又称餐厨垃圾，俗称泔脚，是居民在生活消费过程中形成的生活废物，极易腐烂变质，散发恶臭，传播细菌和病毒。餐厨垃圾主要成分包括米和面粉类食物残余、蔬菜、动植物油、肉骨等，从化学组成上，有淀粉、纤维素、蛋白质、脂类和无机盐。厨余的主要特点是有机物含量丰富、水分含量高、易腐烂，其性状和气味都会对环境卫生造成恶劣影响，且容易滋长病原微生物、霉菌毒素等有害物质。

由于饮食文化和聚餐习惯，餐厨垃圾成了中国独有的现象。中国餐桌浪费惊人，每天产生巨量的餐厨垃圾，主要来于家庭、学校、食堂及餐饮行业等。其危害主要有：① 污染环境，因餐厨垃圾含有较高的有机质和水分，容易受到微生物的作用，而发生腐烂变质现象，且废弃放置时间越久，腐败变质现象就越发严重。② 危害人体健康，餐厨垃圾中的肉类蛋白以及动物性的脂肪类物质，主要来自提供肉类食品的牲畜家禽，牲畜在直接吃了未经有效处理的餐厨垃圾后，容易发生"同类相食"的同源性污染，并造成人畜之间疫病的交叉传染，危害人体健康，并可能促进某些致命疾病的传播。③ 传播疾病，餐厨垃圾的露天存放会招致蚊蝇鼠虫的大量繁殖，是疾病流传的主要媒介。④ 非法回收制成地沟油，通过地下作坊重新加工成地沟油，回流餐桌，对消费者的个人健康和利益造成损坏。

餐厨垃圾对环境和人群的危害已十分严重，是城市环境一个重要污染源，对人们的正常生活与身体健康构成了威胁，这一问题已经引起了政府的高度重视和人们的广泛关注。为有效解决"地沟油"回流餐桌问题，切实保障食品安全和人民群众身体健康，国务院办公厅于 2010 年下发《关于加强地沟油整治和餐厨废弃物管理的意见》，2017 年下发《国务院办公厅关于进

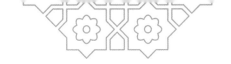

一步加强"地沟油"治理工作的意见》。要求如下：

1. 强化企业主体责任。餐饮企业、行政企事业单位食堂等单位应当按照规定单独收集、存放本单位产生的餐厨废弃物、肉类加工废弃物或检验检疫不合格畜禽产品，建立相关制度及台账。有条件的单位要自建无害化处理设施，按照处理规范进行无害化处理并如实记录。不具备条件的单位，其产生的餐厨废弃物，由符合要求的城市生活垃圾收集、运输企业运至规定的城市生活垃圾处理场所处理；对肉类加工废弃物、检验检疫不合格畜禽产品，要委托防疫条件合格的无害化处理企业处理，签订委托处理协议，明确双方权利义务，建立健全无害化处理台账，无害化处理记录和凭证保存期限不得少于两年。

2. 进一步完善配套政策措施。健全餐厨废弃物、肉类加工废弃物和检验检疫不合格畜禽产品处理办法，推广无害化处理技术，规范处置行为，防止环境污染。鼓励企业探索在餐饮企业厨房等关键环节安装摄像装备，追溯废弃物流向，试点在居民家庭厨房开展厨余垃圾粉碎处理。抓紧研究无害化处理和资源化利用实用技术，加快制定"地沟油"的科学鉴定方法。合理布局无害化处理和资源化利用体系，组织建设无害化处理场所。

3. 落实监督管理责任。加大对农村地区、城乡结合部以及农贸市场、小餐饮、小作坊等的巡查力度，加强对食用油生产经营企业、餐饮企业的监管，督促企业建立健全追溯体系，严格执行索证索票和进货查验制度。查处利用网络销售假冒品牌食用油的违法行为，对监管部门认定的境内制假售假网站依法进行处置。落实有奖举报制度，动员社会力量进行监督。

4. 严厉打击"地沟油"违法犯罪。进一步加强行政执法和刑事司法的衔接，健全涉嫌犯罪案件的移送通报机制，加大对制售"地沟油"违法犯罪行为的打击力度。

【要点提示】

1. 热加工过程中，食品温度和时间是控制菜品成熟度的主要因素，同时也是影响微生物生长的关键因素。通常要求食物中心温度达到 70 ℃以上，食物处于危险温度带（10～60 ℃）的时间不超过 4 h。在不同存放温度下，食物的安全存放时间也各不相同。

2. 各类菜肴热加工工艺较多，在赋予食物不同的风味、色泽的同时，对食物的食品安全影响是各不相同的：各类烹调方式中蒸制和烧煮的杀菌效果较好，且不会产生化学危害；煎炸和烤制工艺条件选择不当，可能产生有毒有害化合物，对食物引入新的污染。加工人员在烹调过程中应根据原料的性质及特点选择适当热加工方法，控制热加工的时间和温度，在保证食物风味和烧熟煮透的前提下，减少食物中生物性和化学性危害。

3. 在采用腌制、烟熏、烤制和高温煎炸工艺加工食品时，注意使用有效的食品安全控制措施，减少 N-亚硝基化合物、多环芳烃和杂环胺等有害化合物对健康的影响。

【思考练习】

1. 常用的热加工方法有哪些？分别对食品安全有哪些影响？
2. 热制菜点在冷却时为什么要采取快速冷却？哪些方法可以加速食物的冷却？
3. 何为高温油脂？烹调加工过程中怎样避免高温油脂带来的危害？
4. N-亚硝基化合物产生的途径有哪些？怎样控制食品中 N-亚硝基化合物的含量？
5. 苯并[a]芘容易出现在哪些食物中？可采取哪些措施减少苯并[a]芘的污染？

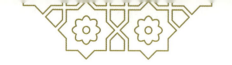

模块三　冷制菜肴的安全

案例导入 ▶

> 夏天正是新鲜蔬果上市的时节，生吃西红柿等新鲜的时蔬水果是再平常不过的事了。2008年夏季，在美国中西部和南部30个州，却有数百人因生食了从超市或餐馆购买的新鲜西红柿而出现发烧、腹泻、腹痛等症状，患者中近50余人因病情严重住院，其中1人死亡。据调查，这些西红柿进口自墨西哥。美国疾控中心通过检验发现，吃过这些西红柿的患者检查中都发现了沙门氏菌，这是一起严重的沙门氏菌食物中毒疫情。
>
> 有关专家解释说，这可能是西红柿在生长的过程中，由于空气中紫外线不够强烈，植物在灌溉过程或因土壤中含有沙门氏菌，这样才使西红柿的表皮上沾染了沙门氏菌，加上不少人有生食西红柿的习惯，如果没有清洗干净，就完全有可能发生沙门氏菌感染。不光是食用西红柿，生食其他瓜果蔬菜也一样，并不是所有的蔬果都是越鲜吃越好，有些菜凉拌前一定要用开水焯一下，降低食品安全风险。

　　冷制菜肴是指热制凉食或凉制凉食的菜肴，具有选料广泛、菜品丰富、味型多样、色泽美观、造型多样等特点，常用的烹调方法有拌、炸收、卤、腌等，在菜肴中占有非常重要的地位。凉菜在色、形、味、卫生等方面有较高的要求。近几年全国发生的食物中毒事件中，发生在餐饮业的事件最主要的原因就是微生物的污染，而各类冷制菜肴是极易被微生物污染的高风险品种。

　　各类冷制菜肴的制作都应共同遵守的卫生要求是"五专"，包括：

　　专人。专人加工制作，非操作人员不得擅自进入凉菜间，不得在凉菜间内从事与专间内无关的活动。

　　专室。制作间应为独立隔间，面积不小于8 m^2。凉菜间内单独设置空调，温度控制在25 ℃以内。凉菜间和烹调操作区有一个门相连，仅有一个可以开闭的窗口，该窗口传菜时开启，窗口大小与传送食品的容器大小相适宜。

　　专用具。专间内应使用专用的工具、容器，且必须明显标识，不得与其他部门工具、容器混用。用前应消毒，用后清洗并保持清洁，具有专门的保洁设施。

　　专冷藏。制作间应设置专用冷藏设施，制作好的凉菜应尽量当餐用完，剩余尚需使用的应存放于冰箱内冷藏或冷冻。

　　专消毒。应设有专用空气消毒设施及工具、操作台面清洗消毒设施。每餐使用前应对空气及工具、操作台面消毒。

工作任务一　冷制凉食的安全控制

一、生食蔬菜类菜肴

生食蔬菜类菜肴主要是对部分蔬菜等植物性原料进行拌、腌制或蘸碟后食用,具有清香脆嫩、味道鲜美、色泽美观的特点,适用于黄瓜、莴笋、萝卜、鱼腥草等原料。

1. 加工工艺

生食蔬菜加工过程见图 3-2。

原料选择 → 初加工 → 切配 → 装盘调味 → 成菜

图 3-2　生食蔬菜加工过程

2. 加工过程的食品安全控制

（1）原料初加工

冷制凉菜由于不经过加热处理,因此对原料卫生的要求较高,原料的卫生状况是保证食品安全的重要环节。选择原料时要求新鲜无异味、无腐败变质。首先用流动水充分清洗蔬菜上的泥土、污物,减少蔬菜表面的寄生虫、虫卵和细菌,降低蔬菜中的农药残留;其次用果蔬消毒剂或净水进一步清洗消毒,注意消毒剂的浓度和作用时间。一般蔬菜用 3/4 漂白粉溶液浸泡 3 min,瓜果消毒时间可适当延长。还可以采用 0.5%～1.0%盐酸溶液浸泡,可消除果蔬表面的砷、铅,有效率可达到 89%～99%。稀盐酸溶液对果蔬组织没有影响,洗涤后残留溶液容易挥发,不需要做中和处理,用清水漂洗干净即可。

（2）切配

根据原料的性质和成菜要求将原料切成不同的形状,如条、片、丝、丁等规格。使用的刀具、案板、容器等应清洗消毒,避免与其他用具混用,防止交叉污染。

（3）调味

生食蔬菜味型和调味方式较多,调味在装盘前后进行,方式有拌味后装盘,装盘后淋味和装盘后蘸味等方式。调味过程应注意调味品的卫生,新鲜无霉变病虫害且在保质期内,不能随意添加人工合成色素、着色剂和香精,姜、葱、蒜等调味料应用净水洗净后使用。

部分调味料由于其独特的成分对菜品具有抑菌作用,同一种蔬菜不同味型和不同种蔬菜同一味型杀菌的效果是有区别的。

① 同一蔬菜不同味型的杀菌效果

生食蔬菜常见的调味方式有咸鲜味、糖醋味、酸辣味、麻辣味、蒜泥味、椒麻味等。根据相关资料显示,对萝卜生食类菜肴,不同味型杀菌效果大小依次为糖醋味、酸辣味、麻辣味、咸鲜味。前两种调味料杀菌效果较高的原因是由于配方中含有食醋。对于麻辣味和咸鲜味主要依靠生姜和大蒜杀菌。由于生姜本身带有较多的泥土污物,初始细菌数较高,最好做烫洗处理,切成姜末的效果比姜丝的效果好。

② 同一味型不同蔬菜的杀菌效果

由于原料质地、形状不同,食醋的渗透程度不一样。叶菜类杀菌率高于果菜。而在食醋等调味品用量基本一致的情况下,杀菌率主要取决于原料的初始菌数。常见蔬菜中,原料的初始菌数为:萝卜＞莴笋＞黄瓜＞卷心菜,这与原料的种类、外部结构、初加工方法和质地等有关。

随着主要调味料中食醋浓度的增加,均可使菜肴中的细菌数大大减少。此外,如果调味料中能够同时利用大蒜中植物杀菌素的作用,使生食菜肴不仅保持良好的风味和可接受性,同时显著降低食品安全风险。

二、生食水产品

生食水产品是指食用前不经加温蒸煮就直接进食的水产食品,由于其风味独特历来赢得不少人的青睐。我国苏、浙、闽、粤等沿海地区,有些生食水产品已作为当地传统风味食品,并已成为居民普遍食用的美味佳肴。生食水产品的种类繁多,不同地区生食水产品种类有所不同,但归纳起来均以贝壳类和甲壳类水产品为主。常见的生食水产品有蚶类、蛤类、螺类、牡蛎、虾类、蟹类、海蜇等。

由于水体受到生活污水、工业废水的污染,水产品体内常带有肠道致病菌、寄生虫和重金属等,有些水产品自身还带有毒素。而加工过程中没有加热环节且毒素不易被破坏,沿海地区生食水产品引起的食物中毒及各类食源性疾病也时有发生,并出现日趋严重的后果。因此,应严格规范加工过程。

1. 原料采购验收

制作生鱼片的原料必须来源于不受污染的海域或生态环境较好的大江、大河或湖泊,应该有详细的感官性状要求。经营者应规定本企业使用的加工生鱼片的原料品种及来源,并要求供货商提供原料检验报告。检验报告内容必须包括寄生虫及虫卵、致病菌等,不符合原料性状要求或无检验报告的原料不能验收。接受后原料应选择合适的贮藏条件并标识,一般进行低温（−4 ℃）或超低温（−20 ℃）冷冻,抑制或杀灭副溶血性弧菌和寄生虫。

2. 清洗、切配及供餐

加工生鱼片的海鱼,一般选择大型鱼,但必须确保鱼的鲜度,鱼体表面用流动水清洗,除去头部和内脏,将血液和污物彻底冲洗干净,使用专用工具将鱼肉加工成所需的大小和形状,放入消毒的容器中。

需要腌制（如醉制）后食用的原料必须在经过消毒的容器中腌制,并确保在腌制完毕后至食用期间食物不被污染。未经过腌制的原料粗加工过程中通过安全操作方法把生食部分取出,放于消毒容器中,并在专间内切配,从原材料取出可食部分至供餐给消费者时间不超过 1 h。若原料是半成品状态并冷冻保存,使用时应彻底解冻。

加工生鱼片时,通常会使用芥末、酱、醋、蒜、胡椒等,这些调味品作为蘸料,不仅起到提鲜增香的作用,还可起到一定的杀菌作用,其中芥末酱的杀菌效率最高。当 pH 值小于 3.5,可抑制所有肠道致病菌的生长,加之大蒜素、姜辣素等植物杀菌素具有的杀菌作用,可使生食水产品提高安全性。对于淡水鱼制作的生食水产品,由于淡水鱼与人类的生活环境密切联系,带有更多的寄生虫、致病菌和病毒,食用的安全风险更高。加工淡水鱼时,除了选择来自无污染的大江大湖所产的草鱼、青鱼等,一般利用冷冻的方法控制各类生物性危害,调味时充分利用醋、酒、蒜等调味料杀菌。加工后的生食水产品应放置在食用冰中保存并用保鲜膜分隔。

三、现榨果蔬汁

现榨果蔬汁以其营养丰富、口感良好、携带及食用方便在水果加工品中占有较大的市场份额,尤其深受老人、女士和儿童的喜爱,在很多餐饮业中制作与销售。现榨果蔬汁是指以新鲜水果、蔬菜为原料,现场制作的供消费者直接饮用的非定型包装饮品。采用浓浆、浓缩汁、果蔬粉调配而成的饮料,不得声称为现榨饮料。

现榨果蔬汁应在专门的操作场所内,由专人、专用工具设备加工制作;制作原料必须新鲜,无腐烂,无霉变,无虫蛀,无破损等;不得使用非食品原料和食品添加剂;用于制作现榨果蔬汁或食用冰的水应通过净水设施处理或煮沸冷却;果蔬原料应进行清洗消毒,在压榨前再次检查待加工的原辅料,若发现有感官异常的不得加工;接触食品的设备、用具,每餐使用前应消毒,用后洗净,并在专用保洁设施内存放;从业人员在工作前应更衣,对手部进行清洗消毒,佩戴口罩;现榨果蔬汁应存放于加盖的容器中,加工后到食用的间隔时间不超过2 h,若当餐没有用完,应妥善处理,不得重复利用。

四、菜肴围边和雕刻

1. 围边卫生

围边是在菜肴盘边周围用蔬菜水果切成有造型的别致图案,使得菜肴增加美感。围边在餐饮业中使用频率较高,宴席档次越高,使用越普遍。加工过程中若对手、刀、板消毒不严,围边则带菌率较高,所以应该消毒后再装盘。设计围边时最好不要与菜品及其汤汁直接接触。对切配成的围边用料如果暂时不用,应最好放置在凉开水、无菌水中,或放入含有保鲜剂的溶液中备用,而不用自来水浸泡,要避免用手与食品过多接触。鉴于许多围边原料都是生料,可能由原料转移的细菌数偏高,对这些原料在使用前应该充分洗净及消毒,避免在菜肴装盘过程中与生食或熟食交叉污染。

2. 雕刻卫生

雕刻食品一般不作食用,而只作为一种食品艺术造型供人观赏。有些虽然是用食品雕刻而成,但带有习惯上不作为食品的部分,如果皮、果核等。有些用生南瓜、生马铃薯、生萝卜雕刻而成仅供摆设。食品雕刻一般使用专用雕刻刀,由厨师自备及自行管理,常无杀菌消毒措施,若不注意雕刻过程中的卫生管理,则细菌性污染会随着雕刻时间的延长而不断增加。对于这类食品尚无参照的卫生标准。应开展对这类食品的卫生研究,确保菜肴既具有艺术性又符合食品安全要求。雕刻工具应采用优质不锈钢材质,拼摆时防止使用钢丝、铝丝、铁丝等金属制品。立体图案的底座应采用无毒的塑料制品。操作时切忌滥用化学色素,尽量使用原料的本色或符合食品安全标准的食用色素。

工作任务二 热制凉食的安全控制

热制凉食是原料经过烹调热加工,迅速降至室温或冷藏后,切配装盘调味食用。此种加工方式常见于动物性原料如畜禽肉、鱼虾等,豆制品、根茎类菜肴的制作,热加工方式包括卤、炸收、焯水等。此外,糕点制作的冷加工工艺也属于此种加工方式。

一、加工工艺

热制凉食加工过程见图3-3。

原料选择 → 初加工 → 加热熟制 → 冷却或冷藏旋转 → 切配 → 装盘调味 → 成菜

图3-3 热制凉食加工过程

二、加工过程的食品安全控制

热制凉食的种类很多,相对于冷制凉食增加了加热和冷却的环节,各种菜肴共同的特点为熟制后晾凉食用,但是采用的熟制方法、调味方法各不相同,因此有必要针对各类菜肴制作工艺特点,分析加工过程中可能存在的食品安全危害,从工艺环节制定相应的食品安全控制措施。各类热制凉食加工的食品安全控制措施见表3-8。

表3-8 各类热制凉食加工的食品安全控制措施

熟制方式	适宜原料	工艺特点	食品安全危害	食品安全控制措施	菜例
焯水拌制	适用于蔬菜类原料,选择新鲜细嫩、受热易熟透的原料,以段或自然形态为主	水温高,水量大,短时间加热,焯水后清水迅速冷却凉透,拌制成菜;调味味型多样	原料加热不彻底导致病菌、寄生虫、虫卵的污染;或者原料中含有天然有毒物质没有灭活;调味汁中微生物污染和非食用物质添加	沸水投料,选择适当水料比和焯水时间,保证断生熟透;采用净水冲凉;餐前定量配制调味料,加盖存放	酸辣菠菜蒜泥豇豆凉拌粉丝
水煮拌制	适用于畜禽肉类及笋类、豆类原料,以片、条、丝、丁为主	动物性原料经焯水后水煮,根据原料和成菜需要掌握不同成熟度;熟后晾凉切配,调味后食用	煮制不彻底导致致病菌残留,冷却时间过长导致生物性污染,复合调味汁中微生物污染和非食用物质添加	大块原料加工时体积不易过大,加工时保证烧熟煮透,中心温度达到70℃以上,根据原料体积和菜肴质地确定加热时间,煮制后快速冷却(2 h内)至室温,餐前定量配制调味料,加盖存放	椒麻鸡片凉拌蚕豆蒜泥白肉
卤制	适用于畜禽肉类及其内脏和豆制品、禽蛋等原料	将加工处理的原料放入调制好的卤汁中,以小火加热至熟透入味,卤汁可重复使用,每次使用前调配色、香、味,菜肴具有色泽自然、鲜香醇厚的特点	卤制原料加热不彻底,导致致病菌污染,卤制过程使用过多亚硝酸盐,导致化学性污染,卤汁调色时使用非食用物质或滥用食品添加剂,卤制后自然冷却,冷却时间过长导致生物性污染	大块原料加工时体积不易过大,加工时保证烧熟煮透,中心温度达到70℃以上,根据原料体积和菜肴质地确定加热时间,原料腌制、卤制使用的食品添加剂严格按照国家标准添加,禁止滥用或超标超范围使用,卤制后快速冷却(2 h内)至室温	卤牛肉卤鸡鸭卤蛋

续表

熟制方式	适宜原料	工艺特点	食品安全危害	食品安全控制措施	菜例
炸收	适用于畜禽肉类及鱼虾类和豆制品	将加工处理的原料经水煮、过油后放入锅内,加入鲜汤、调味品加热使之收汁亮油,再将其晾凉,最后装盘成菜,菜肴具有色泽红亮、干香滋润、香鲜醇厚的特点	牛肉猪肉等原料熟处理程度不够,导致生物性污染,油温过高,导致焦糊,同时产生化学性污染,调味品调色时滥用食品添加剂,炸收后自然冷却,冷却时间过长导致生物性污染	大块原料加工时体积不易过大,加工时保证熟透,中心温度达到70 ℃以上,保证食用油品质,根据原料体积和品种控制油温、火力和油炸时间,防止焦糊现象,严格按照国家标准添加食品添加剂,禁止滥用或超标超范围使用,炸收后采用快速降温的方式,以防止生物性污染	糖醋排骨 五香熏鱼

知识链接 ▼

一、常见细菌性食物中毒及其预防

凉菜制作过程中通常不涉及加热环节,因此凉菜是导致细菌性食物中毒的高风险品种,中毒原因大多是由于原料本身带菌或者操作过程中引入致病菌污染。不同种类的致病菌引起食物中毒的食品、污染途径及预防措施各不相同。

1. 沙门氏菌食物中毒

1885年科学家沙门氏等在霍乱流行时分离到猪霍乱沙门氏菌,故定名为沙门氏菌属。沙门氏菌病的病原体,属肠杆菌科,革兰氏阴性肠道杆菌,已发现近一千种。按其抗原成分,可分为甲、乙、丙、丁、戊等。大多数仅能够引起家畜、鼠类和禽类等动物的疾病。沙门氏菌(图3-4)在水中不易繁殖,但可生存2～3周,冰箱中可生存3～4个月,在自然环境的粪便中可存活1～2个月。沙门氏菌最适繁殖温度为37 ℃,在20 ℃以上即能大量繁殖。沙门氏菌属有的专对人类致病,有的只对动物致病,

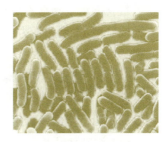

图3-4 沙门氏菌

也有对人和动物都致病。感染沙门氏菌的人或带菌者的粪便污染食品,可使人发生食物中毒。据统计,世界各国的细菌性食物中毒中,沙门氏菌引起的食物中毒常列榜首。我国内陆地区也以沙门氏菌为首位。

(1) 污染食品

沙门氏菌食物中毒全年均有发生,但以6～9月夏秋季节多见。引起中毒的食物主要是动物性食品,如病死的牲畜、酱肉或卤肉、熟内脏等,也可由蛋类、家禽、水产类、乳类及其制品引起。由于其不分解蛋白质,不产生靛基质,受污染的食品甚至细菌已经繁殖到相当严重的程度,通常也没有明显的感官性状的变化,因此其危害更大。长期储藏的肉类,即使没有腐败变质,也应该注意彻底加热。

(2) 中毒症状

由沙门氏菌引起的食物中毒症状主要有恶心、呕吐、腹痛、头痛、畏寒和腹泻等,还伴有

乏力、肌肉酸痛、视觉模糊、中等程度发热、躁动不安和嗜睡，延续时间2～3天，平均致死率为4.1%。其主要原因是由于摄入了含有大量沙门氏菌属的非寄主专一性菌种或血清型的食品所引起的。在摄入含毒食品之后，症状一般在12～14 h内出现，有些潜伏期较长。

（3）预防措施

① 防止污染。加强食品采购、运输、销售、加工等环节的卫生管理，生熟分开，工作人员做好定期健康检查，带菌者不能从事烹饪和其他食品加工工作。

② 控制繁殖。低温贮存食品是一项重要的措施。加工后的熟制品应尽快降温、摊开凉透，尽可能缩短贮存时间。

③ 彻底杀菌。一般食物内部温度要达到80 ℃以上至少12 min，才能保证杀灭沙门氏菌。因此要求煎、炸、炒等方式加热的食品体积小，加热时间要足够长。禽蛋必须彻底煮沸8 min以上才能保证彻底杀菌。剩余饭菜及长时间存放的熟食食用前必须彻底加热，以确保食用安全。

2. 葡萄球菌肠毒素食物中毒

葡萄球菌（图3-5）广泛分布于人及动物的皮肤、鼻腔、指甲以及灰尘等自然界中。该菌为革兰阳性球菌，不耐热，但能耐受干燥和低温。在28～38 ℃生长良好，繁殖的最适宜温度为37 ℃，最适宜pH值7.4，在含20%～30% CO_2 条件下有利于产生大量肠毒素。肠毒素（外毒素）是一种蛋白质，已知有A～E五种抗原型，A型的毒力最强，食物中毒多由此型所致。该肠毒素耐热性强，在食品中一般烹调方法不能破坏，须经100 ℃高温2 h以上方可破坏。葡萄球菌根据形态特征分为柠檬色葡萄球菌、白色葡萄球菌、金黄色葡萄球菌等。其中，金黄色葡萄球菌是人类的一种重要病原菌，可引起多种严重感染。金黄色葡萄球菌产生的肠毒素很稳定，不易被破坏。

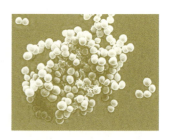

图3-5　葡萄球菌

（1）污染食品及危害

葡萄球菌肠毒素引起的食物中毒夏秋季发病较多，中毒食品以剩饭、凉糕、奶油糕点、牛奶及其制品为主，其次是熟肉制品，近年来多见熟鸡、鸭制品。各年龄组均可患病，病后不产生明显免疫力。潜伏期短，一般为2～5 h，极少超过6 h。起病急骤，有恶心、呕吐、中上腹痛和腹泻，以呕吐最为显著。剧烈吐泻会导致虚脱、肌痉挛及严重失水等现象。体温大多正常或略高。一般在数小时至1～2天内迅速恢复。

（2）预防措施

① 防止葡萄球菌污染食品

防止带菌人群对各类食品的污染，定期对食品加工人员、餐饮从业人员、保育员进行健康检查，对患有化脓性病灶、上呼吸道感染者应调换工作；加强畜禽蛋奶等食品安全质量管理等。

② 防止肠毒素的形成

在低温、通风良好的条件下贮藏食物，不仅能够防止细菌生长，而且能够防止肠毒素的形成。食物应冷藏，食用前应彻底加热。

3. 副溶血性弧菌食物中毒

副溶血性弧菌是一种嗜盐性细菌,为革兰氏阴性杆菌,呈弧状、杆状、丝状等多种形状,无芽孢(图3-6),最适宜环境为:温度30~37 ℃,含盐2.5%~3%(若盐浓度低于0.5%则不生长),pH值为8.0~8.5。本菌对酸较敏感,pH值在6以下即不能生长,在普通食醋中1 min即死亡。在3%~3.5%含盐水中繁殖迅速,每8~9 min为一周期。对高温抵抗力小,50 ℃ 20 min、65 ℃ 5 min或80 ℃ 1 min即可被杀死。

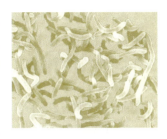

图3-6 副溶血性弧菌

(1) 污染食品

副溶血性弧菌食物中毒,是进食含有该菌的食物所致,主要来自海产品,如墨鱼、海鱼、海虾、海蟹、海蜇,以及含盐分较高的腌制食品,如咸菜、腌肉等。海水是本菌的污染源,海产品、海盐、带菌者等都有可能成为传播本菌的途径。另外,有肠道病史的居民、渔民带菌率偏高,也是传染源之一。本菌存活能力强,在抹布和砧板上能生存1个月以上,在海水中可存活47天。海产鱼虾的平均带菌率为45.6%~48.7%,夏季可高达90%以上。

(2) 中毒症状

由副溶血性弧菌引起的食物中毒一般表现为急性发病,潜伏期2~24 h,一般为10 h发病。主要的症状为腹痛,有时腹痛在脐部附近剧烈。腹痛是本病的特点,多为阵发性绞痛,并有腹泻、恶心、呕吐、畏寒发热,大便似水样。便中混有黏液或脓血,部分病人有里急后重,重症患者因脱水,使皮肤干燥及血压下降造成休克。少数病人可出现意识不清、痉挛、面色苍白或发绀等现象,若抢救不及时,呈虚脱状态,可导致死亡。本病病程自1~6天不等,可自限,一般恢复较快。

(3) 预防措施

低温贮藏海产品是一种有效的预防措施;烹调加工过程中海产品应彻底洗净并烧熟煮透后再食用;隔餐的剩菜食前应充分加热;防止生熟食物操作时交叉污染;海产品宜用饱和盐水浸渍保藏,并可加醋调味杀菌,食前用冷开水反复冲洗。

4. 肉毒梭菌毒素食物中毒

肉毒梭菌即肉毒梭状芽孢杆菌(图3-7),又名肉毒杆菌,在自然界分布广泛,土壤、江河湖海淤泥沉积物中均可检出,存在于动物粪便中。根据所产生毒素的抗原性不同,肉毒杆菌分为八个类型。肉毒杆菌属于厌氧菌,严格厌氧,在胃肠道内既能分解糖,产酸产气,又能消化分解肉渣,使之变黑,腐败恶臭。在厌氧环境中,此菌能分泌强烈的肉毒毒素,肉毒杆菌的芽孢抵抗力很强,干热180 ℃ 5~15 min、湿热100 ℃ 5 min、高压蒸气121 ℃ 30 min,才能杀死芽孢。肉毒毒素对酸的抵抗力特别强,胃酸溶液24 h内不能将其破坏,故可被胃肠道吸收,损害健康。

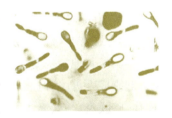

图3-7 肉毒梭菌

(1) 污染食品及危害

肉毒中毒一年四季均可发生,我国以冬春季多发,摄入含有肉毒杆菌的食品可引发食物中毒,如 pH>4.6 的低酸性罐头食品(含铁罐、玻璃罐)或香肠、火腿以及家庭自制的粮谷类、豆类发酵制品如臭豆腐、豆酱、面酱等。据新疆的数据统计,由豆类发酵食品引起的中毒占 80% 以上,在日本 90% 以上的肉毒中毒是由家庭自制鱼类罐头食品或其他鱼类制品引起的,在美国 72% 的肉毒中毒为家庭自制鱼类罐头、水产品及肉、奶制品引起的。

肉毒毒素是一种神经毒素,能透过机体各部的黏膜,由胃肠道吸收,人感染肉毒杆菌后会出现视觉模糊、呼吸困难、肌肉乏力等症状,病情严重者可能导致死亡。

(2) 预防措施

为了防止肉毒杆菌中毒,适当的卫生、冷藏及将食品煮透是基本措施,虽然这种毒素相对不耐热,但细菌芽孢却高度耐热,破坏它们需要较高的温度和较长的处理时间。

5. 李斯特菌食物中毒

李斯特菌(图 3-8)又名单核球增多性李斯特菌、李氏菌,是一种兼性厌氧细菌,为李斯特菌症的病原体。李斯特菌是革兰氏阳性菌,属厚壁菌门。它不易被冻融,能耐受较高的渗透压,最适繁殖温度为 37 ℃,在 -20 ℃可以存活一年,加工温度高于 61.5 ℃时才能被破坏。李斯特菌广泛存在于自然界中,在土壤、地表水、污水、废水、植物中均有该菌存在,它主要以食物为传染媒介,在绝大多数食品中都能找到。肉类、蛋类、禽类、海产品、乳制品、蔬菜等都已被证实是李斯特菌的感染源。

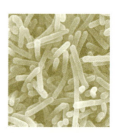

图 3-8 李斯特菌

(1) 污染食品

动物很容易食入该菌,并通过口腔—粪便的途径进行传播。据报道,健康人粪便中李斯特菌的携带率为 0.6%~16%,有 70% 的人可短期带菌;4%~8% 的水产品、5%~10% 的奶及其产品、30% 以上的肉制品及 15% 以上的家禽均被该菌污染。人主要通过食入软奶酪、未充分加热的肉类、鲜牛奶、巴氏消毒奶、冰激凌和生的牛排、羊排、蔬菜等而感染,约占 85%~90% 的病例是由被污染的食品引起的。引起中毒的主要食品有乳及乳制品、肉制品、水产品、蔬菜及水果。

(2) 中毒症状

中毒在春季可发生,而发病率在夏、秋季呈季节性增长,主要影响孕妇、婴儿、50 岁以上的老人、患其他疾病而身体虚弱者和处于免疫能力低下状态的人。在感染后 3~7 天出现症状,健康成人可出现轻微类似流感症状,易感者有突然发热、剧烈头痛、恶心、呕吐、腹泻、败血症、脑膜炎、孕妇流产等症状。

(3) 预防措施

为了防止李斯特菌食物中毒,冰箱内贮藏食品的时间不易超过一周,食用冷藏食品时要烧熟煮透,对肉、乳及凉菜食用时要特别注意。

二、常见食源性寄生虫病及其预防

1. 绦虫病及囊尾蚴病

(1) 形态特点

绦虫病是猪肉绦虫或牛肉绦虫寄生于人体小肠所引起的一种常见的人畜共患的寄生虫病,其中以猪肉绦虫最多见。绦虫(图 3-9)的成虫为乳白色,半透明,长 2～8 cm,有节片 800～1 000 个,头节呈球形,直径 0.6～1 mm,有四个吸盘,成虫依赖头节牢牢吸附于小肠壁上寄生并吸收养分。其幼虫猪囊尾蚴如黄豆大小,为白色半透明的囊状物,囊内充满透明的囊液。囊壁分两层,外为皮层,内为间质层,间质层有一处向囊内增厚形成向内翻卷收缩的头节。

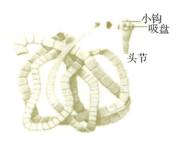

图 3-9　绦虫

人是猪肉绦虫的终末宿主,也可作为其中间宿主;猪和野猪是主要的中间宿主。在寄生部位,虫体逐渐长大,中间细胞溶解形成空腔,充满液体,约经 10 周后猪囊尾蚴发育成熟。猪囊尾蚴在猪体内寄生的部位为运动较多的肌肉,以股内侧肌多见,再者依次为深腰肌、肩胛肌、膈肌、心肌、舌肌等,还可以寄生于脑、眼等处,形成"米猪肉""痘猪肉"。囊尾蚴在猪体内可存活数年。

(2) 危害

生食或食用未煮透的已经感染绦虫的猪肉或牛肉可感染绦虫病。绦虫进入人体内 2～3 个月在小肠发育成成虫,大量掠夺机体营养以维持生存,可引起宿主出现贫血、消瘦及消化道神经系统其他症状。人若食用被猪肉绦虫卵污染的食物会感染上囊尾蚴病,有成虫寄生的可引起自体感染,囊虫寄生于肌肉可引起肌肉酸痛,寄生于脑组织可引起癫痫、抽搐、瘫痪甚至死亡,寄生于眼睛可引起视力衰退甚至失明。

(3) 预防措施

要预防绦虫病的发生必须大力宣传绦虫病的危害性,去除不良习惯,不吃生肉,饭前便后洗手,以防误食虫卵。烹调务必将肉煮熟。肉中的囊尾蚴在 54 ℃经 5 min 即可被杀死,切生熟肉刀和砧板要分开。搞好城乡肉品的卫生检查,尤其要加强农贸市场上个体商贩出售的肉类检验,在供应市场前,肉类必须经过严格的检查和处理。猪肉在－12～13 ℃环境中,经 12 h,其中囊尾蚴可全部被杀死。

2. 蛔虫病

(1) 形态特点

蛔虫病是蛔虫寄生于人体小肠内引起的一种常见寄生虫病,是人体肠道内最大的寄生线虫,在儿童中发病率相对较高。蛔虫成虫呈圆柱形(图 3-10),略带粉红色或微黄色,体表有横纹,雄虫尾部常卷曲。虫卵为椭圆形,卵壳表面常附有一层粗糙不平的蛋白质膜,因受胆汁染色而呈棕黄色。虫卵随粪便排出,卵分受精卵和非受精卵两种,1 月余就发育为成虫。

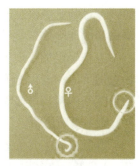

图 3-10　蛔虫

(2) 危害

蛔虫的分布呈世界性,全世界约有 1/4 的人口感染蛔虫,主要在温带、热带、经济不发达、温暖潮湿和卫生条件差的国家或地区流行更为广泛。蛔虫感染率,农村高于城市,儿童高于成人。我国多数地区农村人群的感染率仍高达 60%～90%。

蛔虫虫卵随被污染的食物、饮水等进入人体,在人体内幼虫穿透肠壁进入静脉至肺部,然后移行至咽部经吞咽入消化道发育成成虫。病程早期是幼虫在体内移行可引起呼吸道及过敏症状。当成虫在小肠寄生时则可引起蛔虫病。重者食欲不振,夜间磨牙,或喜食异物、面黄形瘦、脐周腹痛,时作时止,触之腹部柔软,或可扪及虫团聚散,并可见吐蛔或便蛔,且大便干稀不稠。

(3) 预防措施

预防蛔虫病,主要是普治病人,杜绝感染来源,搞好粪便管理,讲究个人卫生,不饮生水,不吃不洁净的食物,防止虫卵入口。凉菜制作中原料一定要清洗干净,生熟分开等。

3. 肝吸虫病

(1) 形态特点

华枝睾吸虫简称华支睾吸虫,又称肝吸虫。成虫寄生于人体的肝胆管内,可引起华支睾吸虫病,又称肝吸虫病。此虫于 1874 年首次在加尔各答一华侨的胆管内发现,1908 年才在我国证实该病存在。成虫体形狭长,背腹扁平,前端稍窄,后端钝圆,形状似葵花子,体表无棘(图 3-11)。虫体大小一般为(10～25) mm×(3～5) mm。口吸盘略大于腹吸盘,前者位于体前端,后者位于虫体前 1/5 处。消化道简单,口位于口吸盘的中央,咽呈球形,食道短,其后为肠支。虫卵形似芝麻,淡黄褐色,一端较窄且有盖,卵盖周围的卵壳增厚形成肩峰,另一端有小瘤,卵甚小,大小为(27～35) μm×(12～20) μm。

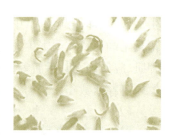

图 3-11 肝吸虫

(2) 危害

成虫寄生于人或哺乳动物的胆管内。虫卵随胆汁进入消化道混于粪便排出,在水中被第一中间宿主淡水螺吞食后,在螺体消化道孵出毛蚴,穿过肠壁在螺体内发育,经历了胞蚴、雷蚴和尾蚴三个阶段。成熟的尾蚴从螺体逸出,遇到第二中间宿主淡水鱼类,则侵入鱼体内肌肉等组织发育为囊蚴。终宿主因食入含有囊蚴的鱼而被感染。囊蚴在十二指肠内脱囊。一般认为脱囊后的后尾蚴沿肝汁流动的逆方向移行,经胆总管至肝胆管,也可经血管或穿过肠壁经腹腔进入肝胆管内,通常在感染后 1 个月左右,发育为成虫。成虫在人体的寿命尚缺准确数据,一般认为有的可长达 20～30 年。

人在轻度感染时不出现临床症状或无明显临床症状,重度感染时,在急性期主要表现为过敏反应和消化道不适,包括发热、胃痛、腹胀、食欲不振、四肢无力、肝区痛、血液检查嗜酸性粒细胞明显增多等,但大部分患者急性期症状不很明显。

(3) 预防措施

肝吸虫病主要传播途径为食物传播,因此要预防经口感染,改变不良饮食习惯,不吃生鱼、虾及未煮熟食物,生熟餐用具分开,同时做好卫生宣传教育和环境卫生。

4. 旋毛虫病

(1) 形态特点

旋毛虫幼虫寄生于肌纤维内，一般形成囊包，囊包呈柠檬状，内含一条略弯曲似螺旋状的幼虫（图 3-12）。囊膜由二层结缔组织构成。其外层甚薄，具有大量结缔组织；内层透明玻璃样，无细胞，且呈世界性分布，能引起人和其他哺乳动物（猪、犬、猫、熊、狐、鼠）的严重疾病——旋毛虫病。旋毛虫在宿主小肠内交配，然后雌虫钻入肠壁内产出幼虫，幼虫被血流带到身体各部。在肌肉内生长，约经 16 天成熟，囊包于幼虫周围形成。含有囊包的肌肉被合适的宿主吞食后，幼虫进一步发育，在宿主肠内成熟并进行繁殖。旋毛虫成虫寄生在小肠，称肠旋毛虫；幼虫寄生在横纹肌内，称肌旋毛虫。

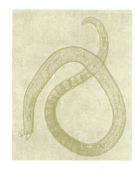

图 3-12　旋毛虫雄虫

(2) 危害

囊包的抵抗力强，盐腌、烟熏不能杀死肉块深层的虫体，在盐腌肉块深层的囊包幼虫可保持活力一年以上，在外界的腐败肉里幼虫可存活 100 天以上。囊包耐低温，在 -20 ℃可存活 57 天，-23 ℃可存活 20 天。人食入活旋毛虫囊包后，囊包经胃液消化，在十二指肠释出幼虫，约经 5～7 天，幼虫蜕皮 4 次后发育为成虫。小肠黏膜受幼虫侵袭而充血、水肿，病人可有腹痛、腹泻、恶心、呕吐等症状，持续 3～5 天自行缓解，重症者可因毒血症或其他合并症死亡。

(3) 预防措施

预防该病的发生应加强食品安全管理与宣传教育，不食生的或未熟的哺乳动物肉及肉制品。提倡科学养猪，保持猪舍清洁，饲料宜加温至 55 ℃以上。消灭鼠等保存宿主。

5. 姜片虫病

(1) 形态特点

姜片虫（图 3-13）是寄生于人体小肠中的大型吸虫，可致人体患姜片虫病。姜片虫成虫硕大，肉红色，虫体肥厚，椭圆形，背腹扁平，前窄后宽。体表有细皮棘。两吸盘相距很近，口吸盘亚顶位，直径约 0.5 mm，腹吸盘呈漏斗状，肌肉发达，较口吸盘大 4～5 倍，肉眼可见。虫卵呈椭圆形，大小为 (130～140) μm×(80～85) μm，淡黄色，卵壳薄而均匀，一端有一不明显的小盖。卵内含有一个卵细胞和约 20～40 个卵黄细胞。

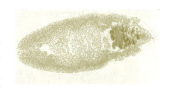

图 3-13　姜片虫

(2) 危害

姜片虫需有两种宿主才能完成其生活史，其中间宿主是扁卷螺，终宿主是人和猪（或野猪）。姜片虫成虫的致病作用，包括机械性损伤及虫体代谢产物引起的变态反应。姜片虫的吸盘发达，吸附力强，可使被吸附的黏膜坏死、脱落，肠黏膜发生炎症、点状出血、水肿以至形成溃疡或脓肿。病变部位可见中性粒细胞、淋巴细胞和嗜酸性粒细胞浸润，肠黏膜分泌增加，血中嗜酸性粒细胞增多。感染轻度者可无明显症状。寄生虫数较多时常出现腹痛和腹泻，并表现消化不良，排便量多，稀薄且臭，或腹泻与便秘交替出现，甚至发生肠梗阻。

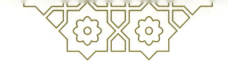

在营养不足又反复中度感染的病例中,尤其是儿童可出现低热、消瘦、贫血、浮肿、腹水以及智力减退和发育障碍等,少数可因衰竭、虚脱而死。

(3) 预防措施

防止该病的发生应加强粪便管理,防止人、猪粪便通过各种途径污染水体;勿生食未经刷洗及沸水烫过的菱角等水生果品,不喝河塘的生水,勿用被囊蚴污染的青饲料喂猪;在流行区开展人和猪的姜片虫病普查普治工作。目前最有效的药物是吡喹酮。

三、不同调味品及香辛料的杀菌作用

香辛料是指植物的种子、花蕾、叶茎、根块等,或其提取物,具有刺激性香味,能够矫正食品的异味,赋予香气,有些还具有着色、抗氧化、杀菌防腐以及生理药理作用。香辛料被广泛应用于烹饪食品和食品工业中,主要起调香、调味、调色等作用。

为了抑制微生物的生长,提高食品的安全性,食品加工过程中可以加入香辛料作为天然的食品防腐剂以替代化学防腐剂。在餐饮业冷制菜肴质量控制方面,香辛料不仅具有调味着色功能,还具有一定的杀菌作用。

1. 辣椒

辣椒为一年生草本植物。果实通常呈圆锥形或长圆形,未成熟时呈绿色,成熟后变成鲜红色、绿色或紫色,以红色最为常见。辣椒的果实中因果皮含有辣椒黄素而有辣味,能增进食欲,辣椒黄素是辣椒中辛辣味的主要来源,还具有强烈的抑菌、杀菌作用。

2. 胡椒

胡椒有黑胡椒和白胡椒两种,广泛用在调味过程中,白胡椒是成熟果实脱去果皮的种子,黑胡椒是未成熟而晒干的果实。将胡椒研磨成粉末,则成为胡椒粉。胡椒粉应干燥、无霉变、无杂质,具有香辣味。胡椒味辛辣芳香,性热,除可去腥增香外,还有除寒气、消积食的效用,胡椒中的挥发性油一般称为胡椒油,胡椒的辛味成分主要是胡椒碱,具有一定的抑菌防腐作用。

3. 大蒜

大蒜的蒜瓣中含有蒜氨酸,当大蒜细胞破裂时,在蒜氨酶的作用下,蒜氨酸便分解出一种具有强烈杀菌作用的挥发性物质大蒜素。大蒜素是一种植物杀菌素,杀菌能力强,是当前发现的天然植物中抗菌作用最强的一种。据实验发现,大蒜素的水溶液稀释到10万倍左右时仍然能够杀菌、抵抗葡萄球菌、链球菌和痢疾杆菌等。

4. 姜

姜是开有黄绿色花并有刺激性香味的根茎。根茎鲜品或干品可以作为调味品。姜性辛辣,有散寒发汗的功效,也是日常烹饪常用佐料之一。姜、葱、蒜并称为"三大佐料"。生姜在嫩芽或老芽中含有约2%的香精油,其主要成分为生姜醇、姜油酮和生姜酚,其中姜油酮和生姜酚是起到杀菌作用的主要成分。

5. 洋葱

按照表皮颜色可分为白皮、红皮、黄皮三种类型。白皮洋葱辣味淡,组织柔软,不耐保藏;黄皮洋葱辣味浓厚,组织致密,耐保藏;红皮洋葱组织致密,耐保藏但保藏时色泽变暗,

目前市售黄色和红色较多。洋葱的香气及辛辣成分主要为硫醚类化合物烯丙基二硫化合物、二丙基二硫化合物和二基二硫化合物,它们均具有一定的杀菌作用。

6. 八角茴香

八角茴香的香辛成分主要是对烯丙基苯甲醚。当茴香醚使用量为 2 mg/mL 时,能抑制黄曲霉、杂色曲霉与棕曲霉的生长与产毒。

7. 花椒

花椒的皮层含有 3‰～5‰ 的芳香油,辛味成分花椒素是一种酰胺化合物,不仅具有麻辣味,还具有一定的抑菌防腐作用。

【要点提示】

1. 冷制凉食制作中完全没有加热环节,是容易导致细菌性食物中毒的高风险品种。这类菜肴制作过程中应从原料采购、清洗、加工、调味等工艺环节入手,结合加工环境、操作规范、用器具消毒等各方面实施食品安全控制措施。

2. 热制凉食包括加热和冷却的环节,各种菜肴共同的特点为熟制后晾凉食用,但是采用的熟制方法、调味方法各不相同,因此针对各类菜肴制作工艺特点,分析可能存在的食品安全危害,掌握加工过程中应采取的食品安全控制措施。

3. 细菌性食物中毒是餐饮行业最容易发生的食品安全事故,沙门氏菌食物中毒主要发生在动物性食品中,海产品易被副溶血性弧菌污染,金黄色葡萄球菌食物中毒容易出现在富含糖类、脂肪和碳水化合物的食物中,肉毒杆菌食物中毒多发生在家庭自制的发酵豆面制品。各类细菌性食物中毒的预防原则包括三个方面:防止污染、控制繁殖和杀灭致病菌及毒素。

【思考练习】

1. 烹饪过程中怎么样控制冷制凉食的卫生安全?
2. 热制凉食热加工环节常见的热加工方式有哪些?怎样确保各种热加工方式的食品安全?
3. 生食水产品存在哪些食品安全危害?如何控制生食水产品的卫生?
4. 沙门氏菌、葡萄球菌、副溶血性弧菌分别污染食品的途径有哪些?怎样控制其危害?

模块四　中央厨房的食品安全

案例导入

据中国新闻网报道,2009 年 6 月 17 日台湾屏东县发生 3 所小学 70 多名学生呕吐、腹痛的食物中毒现象,有 34 名学生送医治疗,多数学生吐完后情况好转。经调查,怀疑是

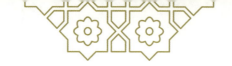

> 由里港小学中央厨房统一供应的营养午餐出现问题，该中央厨房供应附近玉田、塔楼和三多3所小学。里港小学发生食物中毒的学生约有70多人，全部都是小朋友，吃过营养午餐的老师则无食物中毒现象。
>
> 里港小学中央厨房委外经营，从未发生食物中毒事件，当天供应的午餐是意大利肉酱面、卤鸡排、油豆腐味噌汤和香吉士橙子。屏东县卫生局已采检体化验。
>
> 该案例说明，中央厨房产出的成品或半成品是规模化生产的，如果没有规范的卫生措施，涉及食物中毒人数较多，后果更为严重。

中央厨房，是指由餐饮连锁企业建立的、具有独立场所及设施设备、集中完成食品成品或半成品加工制作并直接配送给餐饮服务单位的单位。目前一些大型连锁餐饮企业、连锁快餐店、火锅店大多设有中央厨房，配送成品或半成品。因为中央厨房的食物生产是规模化、集中化、工业化的，加工的食物数量巨大，相比传统厨房加工，出现食品安全问题的概率更高，影响面更大。

2011年，原国家食品药品监督管理局制定《中央厨房许可审查规范》（国食药监食〔2011〕212号），对中央厨房的食品安全与卫生管理提出了全新要求。2012年上海发布的《食品安全标准 中央厨房卫生规范》(DB 31/2008—2012)，详细规定从原料采购、加工过程到运输贮存各环节的场所、设施、人员的基本卫生要求和管理准则。2022年，北京市市场监督管理局发布了《中央厨房布局设置与管理规范》(DB 11/T 1968—2022)，同年，湖南省卫生健康委员会发布《食品安全地方标准 中央厨房卫生规范》(DB S43/015—2022)。这两个标准规定了中央厨房的术语和定义，从选址及厂区环境，场所与布局设置，设施与设备，原料采购、运输、验收与贮存，加工过程食品安全控制，检验与留样，产品贮存与配送，清洁维护与废弃物管理，有害生物防治，人员健康与卫生，培训，食品安全管理，追溯与召回和记录与文件的要求等方面对中央厨房给出了规范、具体的指导。

工作任务一　中央厨房的选址设计

一、中央厨房的选址

综合考虑营运成本和运输便利等因素，中央厨房一般选择在城市的郊区。宜选择地势干燥、有给排水条件和电力供应的地区，不得设在易受到污染的区域。距离粪坑、污水池、暴露垃圾场（站）、旱厕等污染源25 m以上，并设置在粉尘、有害气体、放射性物质和其他扩散性污染源的影响范围之外。厂区道路采用混凝土、沥青等便于清洗的硬质材料铺设，有良好的排水系统，加工制作场所内无圈养、宰杀活的禽畜类动物的区域（或距离25 m以上）。

二、中央厨房的布局设计

根据常年风向的影响进行规划布局，合理划分食品处理区、辅助区和其他区域。辅助区与食品处理区应分隔。其他区域的设置不应污染食品处理区。其中,污水处理设施、锅炉房等应远离食品处理区,废弃物集中放置场所应与食品处理区分隔或设置在室外,隔油池应设置在室外。

根据加工制作需要,食品处理区内可设置具有与供应品种、数量相适应的粗加工、切配、烹调、面点制作、食品冷却、食品包装、待配送食品贮存、工用具清洗消毒等加工操作场所,以及食品库房、更衣室、清洁工具存放场所等。食品处理区分为一般操作区、准清洁操作区、清洁操作区(见图3-14),各食品处理区均应设置在室内,且独立分隔。各加工操作场所按照原料进入、原料处理、半成品加工、食品分装及待配送食品贮存的顺序合理布局,并能防止食品在存放、操作中产生交叉污染。

一般操作区的库房内应设置单独区域存放待退货的食品原料、食品添加剂和食品相关产品以及不合格产品,并有明确标识。初加工间应设置在食品原料入口处或附近区域。根据加工制作品种,动物性食品初加工间内应分别设置畜禽产品和水产品的加工区域。水产原料需要宰杀、刮鳞去皮或去除内脏的,应单独设置水产品初加工间。

准清洁操作区的切配间应按所切配的食品种类等划分作业区、布置操作台,各工位之间不应互相干扰并有足够的操作空间。有热加工工艺的应设置独立的热加工间。根据加工制作需要,热加工间、切配间内可设置包装区。用于食品清洗、切配、包装等操作的一体化自动设备应设置在准清洁区。

清洁操作区应设置独立的冷却间、包装间,用于热加工易腐食品、直接入口食品的冷却、分切、包装。用封闭式一体化自动设备操作的,可不设置独立的冷却间、包装间。冷却间、包装间人员入口处应设立二次更衣室。

辅助区的更衣室应与食品处理区处于同一建筑物内,紧邻加工场所入口处。宜在不同加工制作区分别设置更衣室。卫生间出入口不应直对食品处理区。根据检验项目建立检验室,设置微生物检验室的,应与理化检验室分开。

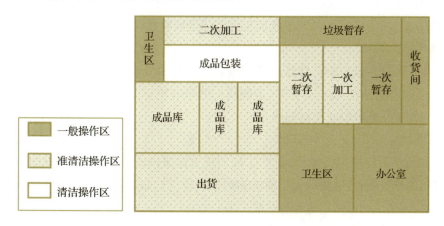

图 3-14　中央厨房食品处理区的分布示意图

三、建筑内部结构要求

中央厨房的天花板用无毒、无异味、不吸水、表面光洁、耐腐蚀、耐温、浅色材料涂覆或

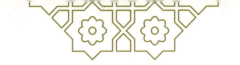

装修,天花板(吊顶)应距离地面 2.5 m 以上。半成品、即食食品暴露场所屋顶若为不平整的结构或有管道通过,加设平整易于清洁的吊顶(吊顶间缝隙应严密封闭)。水蒸气较多的场所天花板应有适当的坡度(斜坡或拱形均可)。墙壁应采用无毒、无异味、不透水、平滑、不易积垢的浅色材料。地面用无毒、无异味、不透水、不易积垢的材料铺设,且平整、无裂缝。

墙角、柱脚、侧面、底面的结合处有一定的弧度,粗加工、切配、烹调和工用具清洗消毒等场所应有 1.5 m 以上的光滑、不吸水、浅色、耐用和易清洗的材料制成的墙裙,食品加工专间内应铺设到顶,内窗台下斜 45 度以上或采用无窗台结构。窗户玻璃应使用不易碎的材料或采取必要措施防止其破碎后对食品和餐用具造成污染。门、窗装配严密,与外界直接相通的门和可开启的窗设有易于拆下清洗且不生锈的纱网或空气幕,与外界直接相通的门和各类专间的门能自动关闭。

粗加工、切配、加工用具清洗消毒和烹调等需经常冲洗的、易潮湿的场所地面应易于清洗、防滑,并有排水系统。地面和排水沟有排水坡度(不小于 1.5%),排水的流向由高清洁操作区流向低清洁操作区。食品处理区的排水管下垂至地面后应直接接入地下的排水管道,接入口应为密闭硬连接。排水管道不应暴露于地面。

加工经营场所的光源不能改变所观察食品的天然颜色,安装在食品暴露正上方的照明设施使用防护罩,冷冻(藏)库房使用防爆灯。食品处理区工作台面的光照强度不应低于 220 lux,其他场所的光照强度不宜低于 110 lux。

四、中央厨房各场所卫生要求

根据生产需要,在适当位置配备足够数量的洗手、消毒、照明、更衣、通风、排水、温控等设施,并具备防尘、防蝇、防虫、防鼠以及处理废水、存放垃圾和废弃物等保证生产场所卫生条件的设施。食品处理区入口处应设置风淋室及工作鞋(靴)底清洁消毒等设施。食品处理区相应的加工场所应配备 X 光异物监控设备或金属检测设备设施。

1. 原料加工间

原料加工间分别设与加工食品品种相符合的原料清洗水池和操作台(如畜禽类、果蔬类、水产类等),各类水池和不同场所(功能间)、区域有明显的区分标识。加工易腐食品原料的场所应配备空调等温度控制装置。

2. 烹调热加工间

食品烹调场所应采用机械排风,产生油烟或大量蒸汽的设备上部,加设附有机械排风及油烟过滤的排气装置,过滤器便于清洗和更换。排气口装有网眼孔径小于 6 mm 的金属隔栅或网罩,纱网或网罩便于装卸和清洗。

3. 冷却间和包装间

食品烹调后需要采用冷链工艺的,应配备与加工食品的品种和数量相适应的快速冷却设备(如真空冷却机、隧道式冷却设备)或设置冷却专间。采用专间方式冷却的,专间内应配备降温、紫外线灭菌、温度指示装置等设施。包装间内至少设有一个清洗水池。

4. 贮存间

食品和非食品（不会导致食品污染的食品容器、包装材料、工用具等物品除外）库房分开设置。按食品种类分别设立冷藏库、冷冻库和常温库房，各类库房的容量应当满足生产加工数量的需要。冷藏、冷冻库（柜）数量和结构能使原料、半成品和即食食品分开存放，有明显区分标识。冷藏库、冷冻库应配备温度指示装置。库房内应设置数量足够的物品存放货架，能使贮存的食品隔墙离地存放，并配备标识设施，以标注不同物品、进货和使用时间及存量等内容。

5. 工用具清洗消毒和保洁场所

根据加工食品的品种和数量，配备能正常运转的清洗、消毒、保洁设备设施。工用具和容器宜用热力方法进行消毒（因材质、大小等原因无法采用的除外）。采用热力消毒的，至少设有2个专用水池；采用化学消毒的，至少设有3个专用水池。各类水池应以明显标识标明其用途。

粗加工操作场所分别设动物性食品、植物性食品、水产品三类食品原料的清洗水池，水池数量或容量与加工食品的数量相适应。各类水池以明显标识标明其用途。加工场所内设专用于拖把等清洁工具、用具的清洗水池，其位置应不会污染食品及其加工操作。

水池应使用不锈钢或陶瓷等不透水材料，不易积垢并易于清洗。接触即食食品的用具、容器的清洗消毒水池应专用，与食品原料、清洁用具及接触非直接入口食品的工具、容器清洗水池分开。采用自动清洗消毒设备的设备上应有温度显示和清洗消毒剂自动添加装置，自动添加装置应定期检测。应设专供存放消毒后工用具和容器的保洁设施，其结构应密闭并易于清洁。

6. 检验室

设置与加工制作的食品品种相适应的检验室，检验室的面积和布局应当与企业的生产规模、经营特点、检测项目相适应。布局采用单方向工作流程，避免交叉污染。检验室应采用独立通风设施，配备相应的仪器设备以及标准物质。微生物检验室应设有空气消毒设施。检验室应配备与检验能力和工作量相适应的仪器设备和设施以及标准物质（参考物质），检验室应配备经专业培训并考核合格的检验人员，从事检验工作。

7. 设备、工具和容器

接触食品的设备、工具、容器、包装材料等符合食品安全标准或要求，易于清洗消毒，不使用木质材料（因工艺要求必须使用除外）。食品容器、工具和设备与食品的接触面平滑、无凹陷或裂缝（因工艺要求除外）。接触原料、半成品、成品的工具、用具和容器，有明显的区分标识，且分区域存放；接触动物性和植物性食品的工具、用具和容器也有明显的区分标识，分区域存放。

8. 厕所

厕所应设置冲水式便池、通风设施、清洁设施及洗手消毒设施。地面、墙壁、便槽等采用不透水、易清洗、不易积垢的材料，设有效排气装置，与外界相通的窗户设置纱窗，或为封闭式，外门能自动关闭，在出口附近设置洗手设施。宜将洗手消毒设施与厕所门开启进行联动。

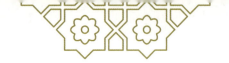

工作任务二　中央厨房的食品安全管理

按照中央厨房的生产经营特点,一旦出现食品安全隐患,极易造成群体性重大食品安全事故,是餐饮服务食品安全高风险业态之一。因此中央厨房的食品安全既要从管理层面建立食品安全管理体系,同时又应规范生产过程的操作行为,才能确保中央厨房生产的食品安全。

一、中央厨房食品安全管理体系

1. 管理机构和人员

应设立与生产能力相适应的食品安全管理机构,负责企业的食品安全管理,建立健全本单位的食品安全管理制度,负责生产实施产品全过程的食品安全质量控制,保证产品符合法律、法规和相关标准的要求。食品安全管理机构应配备专职食品安全管理人员。

企业负责人、食品安全管理人员、原料采购、烹调、分装(内包装)、清洁作业区、工用具消毒等关键环节操作人员应持有有效食品安全培训合格证明。应建立从业人员培训制度,针对不同岗位制定培训计划,评估培训效果,应建立各类人员培训及考核档案。应配备掌握餐饮服务有关的质量安全知识并通过专业理论及实践方面的培训及考核,具有食品相关专业或 2 年以上食品安全工作经历的食品质量安全管理人员及专业技术人员。

2. 生产加工过程的监控

应针对生产过程中的关键环节制定操作规程,并严格执行。配方和工艺条件未经核准不得随意更改。应根据产品工艺特点,规定各类产品用于杀灭或抑制微生物生长繁殖的方法,如冷冻冷藏、高温灭菌等,并实施有效的监控。应按配方和工艺规定要求,对关键技术参数进行监控,并有监控记录,具体监控内容见表 3-9。用于测定、控制、记录的监控设备,如温湿度计、压力表等,应定期校准、维护,确保准确有效。

表 3-9　中央厨房生产加工过程的关键技术参数控制表

序 号	工艺名称	适用产品	关键技术参数控制内容
1	原料加工	有此工艺要求的产品	防止工用具容器交叉污染,环境温度控制、食品添加剂品种、范围及使用量严格按照 GB 2760 执行
2	热加工	有此工艺要求的产品	时间和中心温度控制、防止工用具容器交叉污染
3	冷却	有此工艺要求的产品	时间和中心温度控制
4	分装	全部产品	环境温度控制、防止工用具容器交叉污染
		即食食品	生产环境微生物监控
5	工用具清洗消毒	即食食品	热力消毒的温度及消毒时间、化学消毒使用的消毒剂浓度
6	贮存	需要采取温控措施的产品	产品中心温度、环境温度控制
7	运输	需要采取温控措施的产品	产品中心温度、环境温度控制

3. 记录和文件的管理

应建立相应的记录管理制度,对加工中原料、成品和包装材料等的采购、生产、贮存、检

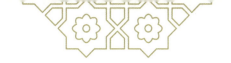

验、配送、销售等环节详细记录。

应如实记录食品原料、食品添加剂、食品相关产品的名称、规格、数量、保质期、供货者名称及联系方式、进货日期等内容;如实记录产品的加工过程(包括工艺参数、环境监测等)、产品贮存情况及产品的检验批号、检验日期、检验人员、检验方法、检验结果等内容;如实记录出厂产品的名称、规格、数量、生产日期、保质期、生产批号、发货地点、收货人名称及联系方式、发货日期等内容;如实记录发生召回的食品名称、批次、规格、数量、发生召回的原因、处理销毁方式及后续整改方案等内容。

各项记录均应由执行人员和管理人员复核签名或签章,记录内容如有修改,不能将原文涂掉以致无法辨认,且修改后应由修改人在修改文字附近签名或签章。所有生产和管理记录应由相关部门审核,以确定所有处理均符合规定,如发现异常现象,应立即处理。

应建立文件的管理制度,并建立完整的食品安全管理档案,文件应分类归档、保存。分发、使用的文件应为批准的现行文本。鼓励采用电子计算机信息技术系统和手段进行文件和记录的管理。

4. 管理制度

食品安全管理机构应制定食品安全管理制度,管理制度应切实可行、便于操作和检查,至少应包括下列内容:从业人员健康管理、培训考核制度,原料控制、加工制作过程控制、贮存配送、食品留样、食品检验制度,设备管理、卫生管理制度,食品安全自查、食品安全信息追溯与召回、质量投诉处理、文件和记录管理制度等保证食品安全的制度。合理制定产品的保存期限,并制定食品安全突发事件处置方案。

原料控制应建立供应商管理、采购、进货查验和记录等制度。根据生产加工工艺的产品类别,制定关键环节操作规程,包括采购、贮存、烹调温度控制、专间操作、包装、留样、运输、清洗消毒等。

二、中央厨房岗位操作规范

中央厨房的食品安全与整个生产过程的操作密切相关,从原料粗加工、切配、烹调、面点制作、食品冷却、食品包装、待配送食品贮存到用具清洗消毒等环节,都有各种危及食品安全的隐患,因此每个环节都有相应的操作规范。

1. 原料与包装材料

原料的采购、验收要求,参照本书相关章节。原料包装材料应清洁、无毒且符合国家相关安全标准的规定,内包装材料应能在正常贮存、运输、销售中充分保护食品免受污染,防止损坏,一次性内包装材料应脱去外包装后进入专间。应及时入库贮存冷链食品,减少温度变化。应定期检查或实时监控贮存场所的温度,当温度超出设定范围时,应立即采取纠正措施。宜从固定供应商或供货基地采购原材料。宜延伸产业链条,建立优质原料种植养殖基地及生产基地。采用信息化平台管理进口冷链食品,追溯原料来源和原料所涉及产品的去向。

2. 原料贮存

食品和非食品(不会导致食品污染的食品容器、包装材料、工用具等物品除外)库房分

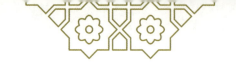

开设置。冷藏、冷冻柜(库)数量和结构能使原料、半成品和成品分开存放,有明显区分标识。除冷库外的库房可正确指示库内温度的温度计,有良好的通风、防潮、防鼠(如设防鼠板或木质门下方以金属包覆)设施。库房及冷藏、冷冻库内应设置数量足够的物品存放架,能使贮存的食品离地离墙存放。贮存场所中的食品应定期检查,如有异常应及时处理。

3. 原料加工

食品原料应进行挑选、解冻、清洗(干燥)、去皮,剔除腐烂、病、虫、异常、畸形、其他感官性状异常的,去除不可食用部分。

畜禽类、果蔬类、水产类原料应当分池清洗,清洗后要沥干,去除多余水分,禽蛋在使用前应对外壳进行清洗,必要时进行消毒。盛装沥干的容器不得与地面直接接触,以防止食品受到污染。动物性食品的腌制应在 4 ℃以下冷藏条件下进行,易腐食品暂存应在 7 ℃以下冷藏条件下进行,分装应在 25 ℃以下条件下进行。

严格按照加工配方和工艺规程,对原料进行切配、分割、腌制和上浆等加工。切配、调制好的半成品应根据性质分类存放,与原料分开,避免受到污染。

应根据配方和工艺要求,对加工制作过程中的关键技术参数进行监控,并有监控记录。应在食品处理区的关键部位安装视频监控,实现加工制作过程可视化。视频监控发现的问题,应采取措施予以纠正。宜运用现代信息技术,实现"互联网＋明厨亮灶"。应对清洁操作区的微生物进行监控,监控对象包含环境空气、食品接触面(与食品直接接触的台面、表面、管道、罐体、传送带等)及食品加工人员手部,监控指标包含菌落总数、大肠菌群等。

4. 热加工

热加工前应认真检查待加工食品,发现有腐败变质或者其他感官性状异常的,不得进行加工。热加工的食品应能保证加热温度的均匀性。需要熟制的应烧熟煮透,其加工时食品中心温度应不低于 70 ℃。热加工后的食品应与生制半成品、原料分开存放,熟制的食品与未熟制的食品分开存放,避免受到污染。

采取措施或监测控制食用油煎炸过程的安全质量;若无法实施监控措施的,连续煎炸食品的食用油累计使用期限不超过 12 h,非连续使用的食用油使用期限不超过 3 天。废弃的食用油应全部更换,不能以添加新油的方式延长使用期限。

5. 冷却

热加工处理的易腐食品应在快速冷却设备或冷却专间内进行冷却,在 2 h 内将食品中心温度降至 10 ℃以下。及时测量冷却后食品的中心温度,2 h 内食品中心温度未降到 10 ℃以下的,不得使用。用于即食食品冷却的快速冷却设备或冷却专间应专用,不得用于冷却热加工半成品。

6. 分装

分装前应认真检查待分装食品,发现有腐败变质或者其他感官性状异常的,不得进行分装。即食食品分装应当在食品加工专间内进行。

7. 包装和标签

中央厨房待配送的食品应采用密闭包装。鼓励采用分装密封后加热处理工艺或真空(充氮)包装。

中央厨房加工配送食品的最小使用包装或食品容器包装上的标签应标明食品名称、加工单位、生产日期及时间、保存条件、保质期、加工方法与要求、成品食用方法等。中央厨房加工食品过程中使用食品添加剂的，应在标签上标明。非即食的熟制品种应在标签上明示"食用前应彻底加热"。

8. 工用具清洗消毒和保洁要求

工用具使用后应及时洗净，定位存放，保持清洁。应定期检查消毒设备、设施是否处于良好状态。已消毒和未消毒的工用具应分开存放，保洁柜（或保洁间）应当定期清洗，保持洁净，不得存放其他物品。未清洗消毒的餐用具不应存放在餐用具保洁间。宜首选物理消毒方式，使用热风消毒库等消毒设施将清洗干净后的餐用具进行消毒。采用化学消毒的，应按顺序将餐用具依次进行清洗、冲洗、消毒、二次冲洗。消毒水池容量应能保证餐用具完全浸没。各类水池应有显著标识。应定时测量有效消毒浓度。

9. 专间操作要求

即食食品分装（冷却、暂存）应当设置专间，专间内应当由专人加工制作，非操作人员不得擅自进入专间。不得在专间内从事与食品加工无关的活动。专间内不得放置未经消毒的原料、半成品等易造成交叉污染的物品。进入专间前应更换洁净的工作衣帽，并将手洗净、消毒，工作时应戴口罩，操作中适时地消毒双手。专间内应使用专用的设备、工具、容器，用前应消毒，用后应洗净并保持清洁。加工操作时专间温度应在 25 ℃以下。专间每次使用前应进行空气和食品货架的消毒。使用紫外线灯消毒的，应在无人工作时开启 30 min 以上。

10. 检验

原料检验：根据采购原料的品种和数量，制定原料品质验收标准、抽样及检测方法。鲜冻畜肉及内脏、果蔬、食用油等原料应每批进行检验，检验项目见表3-10。

表3-10　原料检验项目设置要求

序号	检测项目	适用范围
1	农药残留（有机磷、氨基甲酸酯类）	果蔬原料
2	瘦肉精残留（盐酸克伦特罗、沙丁胺醇、莱克多巴胺等）	鲜冻畜肉及内脏
3	酸价、极性组分	食用油

环节表面检验：根据生产工艺和产品品种的特点，定期对环节表面进行检测。检验项目按表3-11。

表3-11　生产加工环节表面检验项目设置要求

序号	检测项目	适用范围
1	微生物（菌落总数、大肠菌群或大肠杆菌）	即食食品生产环境监控

产品检验：即食食品检验中的食品安全指标应符合相应国家标准、地方标准或企业标准的要求，应定期对加工的即食食品进行检验。检验项目按表3-12。检验结果不符合标准的，应及时查找原因，并采取措施进行改进。每年应委托有资质的检验机构对即食食品进行至少一次全项目检验。

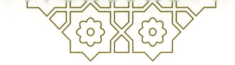

表 3-12　即食食品成品检验项目设置要求

序号	检测项目	适用范围
1	微生物（菌落总数、大肠菌群或大肠杆菌）	即食食品

留样管理：每批易腐食品成品均应有留样，留样食品应按品种、批号分别盛放于清洗消毒后的密闭专用容器内，放置在专用冷藏设施中，留样应保存至少 48 h。每个品种留样量应满足检验需要，不少于 125 g。留样记录应包括食品名称、留样量、留样时间、留样人员、审核人员等项目。

工作任务三　配送及供应链的食品安全控制

一、配送方式

中央厨房的配送方式通常分为冷链和热链两种。

1. 冷链配送

冷链配送是指中央厨房将产品的中心温度在 2 h 之内降至 10 ℃以下，并保证 10 ℃以下运送至各门店厨房。冷链配送的即食食品保质期为烧熟后 24 h，食用前应重热使产品中心温度加热至 70 ℃。这种配送方式具有恒温性、时效性、规模性等特点。

采用冷链工艺生产的食品，应根据加工食品的品种和数量，配备相应数量的食品快速冷却设备。应根据待配送食品的品种、数量、配送方式，确定相应的包装形式，配备相应的食品包装设备。

2. 热链配送

热链配送是指中央厨房对产品采取加热保温措施，将产品在中心温度≥60 ℃的条件下分装或直接盛放于密闭保温设备中进行贮存、运输和供餐，使产品在食用前的中心温度始终保持在≥60 ℃的配送方式。

这种配送方式通常为保温性配送方式，使用保温箱和保温车配送，配送距离较近，烧熟后 2 h 的食品中心温度保持在 60 ℃以上的，其保质期为烧熟后 4 h，主要适用于餐饮成品或即食食品，产品配送范围较小。

根据食品特点选择适宜的配送工具（包括配送车辆、工具和盛装容器），配送工具应防雨、防尘。运送对温度有要求的食品时，配备冷藏（冻）或保温等设施。配送前应对配送工具（一次性容器除外）进行检查和清洁，必要时进行消毒。冷藏（冻）运输车辆装货前应对厢体进行预冷。配送过程的温度应符合食品安全要求，并进行监控，宜实时连续监控。配送过程中，原料、半成品、成品等应使用容器或独立包装进行分隔。不应将食品与有毒有害物品混装。配送工具应采取安全措施，宜采取签封或加锁等方式。

二、产品追溯和召回

应建立产品追溯制度，确保对产品可进行有效追溯。应及时向餐饮门店收集汇总所配送产品的缺陷信息,包括品种、数量、质量指标、可能危害等。

应建立产品召回制度。当发现某一批次或类别的产品含有或可能含有对消费者健康造成危害的因素时,应按照国家相关规定启动产品召回程序,及时向相关部门通告,并作好相关记录。召回食品应采用染色、毁形等措施予以销毁,采用照片或视频方式记录销毁过程,并详细记录食品召回和处理情况。不得将回收后的食品加工后再次使用。

知识链接 ▼

中央厨房的生产特点

1. 集约化生产

中央厨房最大的好处就是通过集中规模化采购、集约化生产来实现菜品的质优价廉,在需求量增大的情况下,采购量增长相当可观。集约化的操作模式,使得中央厨房对原料采购的要求也在不断提高。品牌原料不仅能够保证稳定的供应,良好的物流体系能更好地保证原料的新鲜与安全。集约采购将能带来中央厨房深化发展的机遇。

2. 标准化生产

中央厨房为保证原料质量的稳定,最佳方式是建立原料产品的统一标准,拥有原料基地或定点品牌供应企业,在原辅料达到规范的前提下,产品才有统一的保证,产品质量才可能达到稳定一致。中央厨房从采购到加工都有严格的控制标准,甚至对原料的冷冻程度、排骨中骨与肉的比例等都有具体规定。对于一些特殊产品,可以指定厂家进行定制。由于进货量大,中央厨房可以对原料的规格标准、质量要求、运送方式等做出全面规定,保证原料新鲜优质,为生产制作统一优质的菜品提供前期保证。

3. 高效化生产

集约化采购对餐饮工业化发展推动作用明显,企业合作互惠互利。它为中央厨房带来的还有成本的降低,市场竞争力的提高。一方面是原料成本,中央厨房通过大批量进货减少中间环节,使产品具有价格优势。集中加工提高了原料综合利用能力,边角余料可以通过再加工进行使用,减少浪费,从而降低成本。另一方面是人力资源成本,中央厨房的设置,使经营点缩小后厨面积或取消了自有厨房,不仅可以改善环境,而且还扩大了一线店堂面积,减少勤杂人员。

4. 工业化生产

建立中央厨房,实行统一原料采购、加工、配送,精简了复杂的初加工操作,操作岗位单纯化,工序专业化,有利于提高餐饮业标准化、工业化程度,是餐饮业实现规范化经营的必要条件,只有这样才能在一定规模基础上产出规模效益,让家庭厨房劳动社会化,更科学地保障市民餐桌的安全。

【要点提示】

1. 中央厨房食品处理区分为一般操作区、准清洁区、清洁区,同时各加工操作场所按照原料进入、原料处理、半成品加工、食品分装及待配送食品贮存的顺序合理布局,能有效防止食品在存放、操作中产生交叉污染。

2. 经过从原料粗加工、切配、烹调制作、食品冷却、食品包装、待配送食品贮存到供应等诸多环节,每个环节都有危及食品安全的隐患,但是应该把预防的重点放在烹调后的程序,即冷却、包装、储存、配送环节。

3. 中央厨房的配送通常采用冷链,在储运过程中一定注意避免温度的波动,尽快配送至各门店厨房,同时要注意库房和运输车辆的卫生整洁。

【思考练习】

1. 什么是中央厨房?
2. 从食品安全角度,中央厨房的选址设计应该注意什么?
3. 中央厨房应该从哪些方面建立食品安全管理体系?
4. 中央厨房生产过程中应遵守的操作规范有哪些?
5. 产品配送和储存应该注意什么?

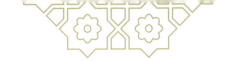

项目四
餐饮从业人员及环境、服务的安全

餐饮从业人员因为直接或间接与食物接触,对食品安全有着重大影响,因此强化从业人员的食品安全意识,对保障食品安全起着至关重要的作用。而餐饮服务环节是食物供应链的最后环节,也是洁净度要求最高的环节,食品安全规范对餐饮环境、服务人员、服务操作都有着严格要求。

◎ **学习目标**

- 了解餐饮从业人员的食品安全管理规范;
- 掌握餐饮加工环境的布局和设计;
- 掌握餐饮服务的卫生操作规范;
- 熟悉餐饮服务的环境和流程。

模块一　餐饮从业人员的安全管理

案例导入 ▶

> 据《海南日报》报道,2014年12月19日下午,海口市布朗幼儿园10名幼儿陆续出现恶心、呕吐、腹痛、腹泻等症状,年龄均在4~5岁,之后送往医院就诊治疗,经抗菌药物和对症治疗后,发病幼儿于12月20日基本痊愈出院。
> 根据疾控部门的报告,10名发病幼儿有共同进餐史,均为同一班级;发病幼儿临床表现基本相同(主要症状为恶心、呕吐、腹痛、个别伴有腹泻),潜伏期较短,病程较短,且人与人之间不传染,发病曲线呈单峰型,基本符合食物中毒特点。
> 海口市疾控中心实验室分别在一名患者的呕吐物和粪便、厨师吴某的手拭子和五香焖饭等样品中检出金黄色葡萄球菌,其阳性菌株引起的发病症状与10个幼儿发病的症状

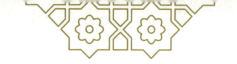

基本一致，因此可判断该起事件为金黄色葡萄球菌引起的食物中毒事件。引起中毒事件的可疑中毒食品为五香焖饭，引起此次食物中毒事件的原因，可能是厨房员工吴某携带金黄色葡萄球菌，在从事厨房食品加工操作过程中污染食品或厨房环境所致。

该案例说明，在厨房食物加工过程中，如果不能对操作人员的个人卫生和健康进行有效管理，很有可能导致食品安全危害的发生。

餐饮从业人员包括餐饮各岗位的操作人员，如厨师、服务员、洗碗工、采购员、库管员、管理员、餐厅领班等。这些人员直接或间接与食品接触，其健康状况、个人卫生习惯、操作行为都与食物的卫生安全息息相关，因此针对餐饮从业人员有一系列的食品安全管理规范，旨在防止食物加工过程中的人员污染。

工作任务一　从业人员的健康和培训管理

一、餐饮从业人员的健康管理制度

为规范餐饮服务从业人员健康管理，保障公众餐饮安全，根据《中华人民共和国食品安全法》《中华人民共和国食品安全法实施条例》《食品生产经营监督检查管理办法》等法律、法规及规章，餐饮从业人员的健康管理制度如下：

1. 上岗前取得健康证

从业人员（包括新参加和临时参加工作的人员）在上岗前应取得健康证明。严格厨师、服务员招聘上岗程序：面试—体检—培训—持体检、培训合格证明后再试工、上岗，杜绝发生试工后再体检或边试工边体检等未取得健康合格证明即上岗的违法行为。

2. 每年健康检查

从业人员每年进行一次健康检查，必要时进行临时健康检查。凡患有痢疾、伤寒、病毒性肝炎等消化道传染病，活动性肺结核，化脓性或者渗出性皮肤病以及其他有碍食品安全疾病的，不得从事接触直接入口食品的工作。

3. 每日晨检

餐饮服务提供者应建立每日晨检制度。员工上岗前自觉接受健康晨检，如患病应主动向企业卫生管理人员汇报。企业卫生管理人员视情况及时做出处理意见。有发热、腹泻、皮肤伤口或感染、咽部炎症等有碍食品安全病症的人员，应立即离开工作岗位，待查明原因并将有碍食品安全的病症治愈后，方可重新上岗。每位员工都有义务向上级报告自己及家人的身体情况，特别是食源性传染病。

4. 建立健康档案

食品安全管理人员要及时对本单位餐饮从业人员进行登记造册，建立从业人员健康档案，组织从业人员每年定期到指定机构进行健康检查。食品安全管理人员和部门经理要随时掌握从业人员的健康状况，并对其健康证明进行定期检查。从业人员健康证明应随身佩带(携带)或交主管部门统一保存,以备检查。

二、餐饮从业人员培训管理制度

餐饮服务从业人员(包括新参加工作和临时参加工作的人员)必须经过培训、考核合格后,方可从事餐饮服务工作。

食品安全管理人员应制定从业人员食品安全教育和培训计划,组织各部门负责人和从业人员参加各种上岗前及在职培训,培训情况应记录。食品安全管理人员原则上每年应接受不少于40 h的餐饮服务食品安全集中培训。

食品安全教育和培训应针对每个食品加工操作岗位分别进行,内容应包括食品安全法律、法规、规范、标准和食品安全知识,各岗位加工操作规程等。定期组织冷荤、洗消等重要岗位职工开展强化培训,组织其他岗位职工开展卫生知识常规培训。培训方式以集中讲授与自学相结合,定期考核,不合格者待考试合格后再上岗。

建立餐饮服务从业人员食品安全知识培训档案,将培训时间、培训内容、考核结果记录归档,以备查验。企业对职工的培训考核及企业内部自查情况,纳入奖惩制度之中。

工作任务二　从业人员的个人卫生要求

一、餐饮从业人员个人卫生要求

从业人员应保持良好个人卫生,坚持四勤(勤洗手、剪指甲;勤洗澡、理发;勤换衣服、被褥;勤洗工服、发帽);按规定统一着整洁工服,生产人员工作时戴发帽,不穿短裤、短裙、不光脚;男士不留长发、胡须;女士不染指甲、戴戒指、耳环,长发放入发帽内;专间工作人员须穿戴专间工作服、洁净口罩和发帽。工作服应有清洗保洁制度,定期进行清洗,保持清洁。

从业人员操作前手部应洗净,操作时应保持清洁。接触直接入口食品时,手部还应进行消毒。工作时不做有碍食品安全的动作,如抓头发、剪指甲、掏耳朵、伸懒腰、剔牙、揉眼睛、打呵欠、吐痰等;咳嗽或打喷嚏时,要掩住口鼻。

接触直接入口食品的操作人员,在有下列情形时应洗手:① 处理食物前。② 上厕所后。③ 处理生食物后。④ 处理弄污的设备或饮食用具后。⑤ 咳嗽、打喷嚏或擤鼻子后。⑥ 处理动物或废物后。⑦ 触摸耳朵、鼻子、头发、口腔或身体其他部位后。⑧ 从事任何可能会污染双手的活动(如处理货项、执行清洁任务)后。

非接触直接入口食品的操作人员,在有下列情形时应洗手:① 开始工作前。② 上厕所后。③ 处理弄污的设备或饮食用具后。④ 咳嗽、打喷嚏或擤鼻子后。⑤ 处理动物或废物后。⑥ 从事任何(其他)可能会污染双手的活动后。

专间操作人员进入专间时应再次更换专间内专用工作衣帽并佩戴口罩,操作前双手严格进行清洗消毒,操作中应适时地消毒双手。不得穿戴专间工作衣帽从事与专间内操作无关的工作。

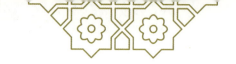

个人衣物及私人物品集中存放，保持整洁，不得带入食品处理区。不得在食品处理区内吸烟、饮食或从事其他可能污染食品的行为。进入食品处理区的非加工操作人员，应符合现场操作人员卫生要求。

二、餐饮从业人员工作服管理要求

所有从业人员上班时间必须统一着单位配发的工作服。每名从业人员不得少于2套工作服。个人不得擅自改变工作服式样。

工作服（包括衣、帽、口罩）宜用白色（或浅色）布料制作，也可按其工作的场所从颜色或式样上进行区分，如初加工、烹调、仓库、清洁等。

工作服应定期更换，保持清洁。接触直接入口食品的从业人员的工作服应每天更换。待清洗的工作服应远离食品处理区。从业人员上厕所前应在食品处理区内脱去工作服。

工作任务三　从业人员的标准卫生操作

一、原料采购员

采购人员要认真学习有关法律规定，熟悉并掌握食品原料采购索证要求。在采购食品前应与库房联系，做到按计划进货，有进货记录。掌握常用食品的鉴别检查方法并基本掌握鉴别要领，掌握常用食品的质量标准和规定；采购食品、食品用洗涤剂、消毒剂及食品包装材料应向供货单位提出质量要求并索取有关证明，要求供货单位提供《食品生产许可证》（或《食品经营许可证》）、《营业执照》复印件、《产品检验合格证》、《动物检疫合格证》等，采购的食品用洗涤剂、消毒剂应是具有卫生许可批件的正规产品，同时按照相关食品安全标准进行核查。采购的食品、食品添加剂、洗涤剂、消毒剂等要索取发票或其他购货凭证，凭证单据所列物品名录要与实际采购物品相符。

有定点采购单位的许可证和合格证复印件要与原件相对照并相符；非定点单位在采购前坚持索取许可证和合格证制度；所索取的证明由单位食品安全管理人员妥善保存，以备查验。

采购中必须对每种食品的质量进行感官检查并自我评估。禁止采购下列食品：有毒、有害、腐烂变质、酸败、霉变、生虫、污秽不洁、混有异物或有其他感官性状异常的食品；无检验合格证明的肉类食品；超过保质期限及其他不符合食品标签规定的定型包装食品；无《食品生产许可证》《食品经营许可证》的食品生产经营者供应的食品；无产地、无厂名、无生产日期和保质期或标志不清、超过保质期限的食品。

采购乳制品、肉制品、水产制品、食用油、调味品、酒类饮料、冷食制品、食品添加剂以及食品安全监督管理部门规定应当索证的其他食品等，均应严格索证索票。生肉、禽类应索取兽医部门的检疫合格证，进口食品及其原料应索取口岸监督部门出具的建议合格证书。

运输食品的车辆要专用，车辆容器要清洁卫生；运输直接入口食品，应用密闭（有通气

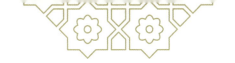

孔)的专用容器盛装;食品装车后,除能加锁密闭的运输车外,要人不离车;运输过程中要做到防尘防蝇、防止污染、防晒、生熟分开;易腐食品(豆制品和肉类制品等)要使用冷藏车辆。装卸食品时讲究卫生,食品不得直接接触地面,不得在道路上堆放直接入口的食品。

验收员在验收食品时,要检查验收所购食品有无检验合格证明,并做好记录。食品在入库前必须与库房管理员进行交接,并有交接记录、签名、时间。

二、库房管理员

库房管理员要掌握常用食品的鉴别检查方法,掌握常用食品的质量标准及规定;食品入库前必须与采购员针对每件食品进行验收交接并有交接记录、签名、交接说明;入库要验收、登记,验收时要检查食品的质量、生产日期及保质期限、卫生状况、数量、票据(要与食品批号相符),并要注意:

(1) 不收、不存腐败变质、霉变、有异味、生虫、污秽不洁食品;

(2) 过去没有食用习惯的水产品、野味、野菜、蘑菇等,应注意调查了解相关知识,对人体无毒无害方可验收入库;

(3) 收取食品的工具、容器做到生熟分开。

入库食品要分类、分架、隔墙 10 cm、离地 10 cm 存放,食品和非食品库房或贮存区域应分开设置,各类食品的存放要有明显标志,按入库的先后顺序、生产日期、分类分架、生熟分开、摆列整齐、挂牌存放。易腐食品如熟肉制品、奶制品和标识标注低温保存的食品要按规定冷藏或冷冻;用于出售食品的包装物和一次性餐、用具入库要定位、分类存放并做到清洁无污染;为重要活动提供的食品原料应单独储存;带有原包装的物品、商品进库房前要先擦拭干净;有条件的应做到主、副食品、原料、半成品分库存放。库内不得存放无商品标签、无中文标识、超过保质期限的食品。食品要坚持先进先出的原则并有记录;对特殊食品(鸡蛋要倒箱入库,食品外包装在入冷藏或冰柜前应除去)等要按食品保存的规范进行。

冷库要达到规定的温度,熟食品库要保持在 $-4\ ℃$ 以下,带外包装的熟食不准进入熟食库。生鱼、肉类短期(10 天)保存则需要在 $-6\ ℃$ 至 $-10\ ℃$;长期保存的冷冻温度要在 $-18\ ℃$ 以下。冷库内要定期除霜、清理。需要冷藏的熟制品,应尽快冷却后再冷藏。冷藏、冷冻柜(库)应有明显区分标志,宜设外显式温度计。

保持库房的清洁、通风良好,具有防鼠、防蚊、防蝇、防潮、防霉等设施,并运转正常;禁止存放有毒有害物品、杂品、个人用品及与库房不相关的任何物品;食品储存过程中应采取分类码放及保质措施。清理库房各部位卫生,擦拭货架、用具和摆放物品、商品上的尘土,清扫、擦净地面,定期对库房屋顶、墙壁、门窗、灯饰等清扫擦拭。

做到定期(2~3天)对食品进行全面检查,及时发现并对腐烂、变质或超过保质期的食品随时处理;做好质量检查与质量预报工作,不合格需退换的原材料、商品以及贮存过程中发现变质食品、过期、包装破损的食品须及时下架,要定位存放,有标记,及时销账处理。严格按照库房卫生制度要求验收、存储、管理和发放物品及原材料。食品出库前必须有出库记录,必要时提出出库食品的质量情况。

三、初加工人员

初加工人员掌握常用食品的鉴别检验方法,掌握常用食品质量的标准及规定;在初加工过程中应当检查待加工的食品及食品原料,发现有腐败变质或者其他感官性状异常的,不得加工或者使用。对每件食品要有与库管员、采购员的验收交接并有记录、签名、交接日期。

食品原料初加工必须在初加工间(区域)内操作,随时保持台面、地面清洁,排水沟保持通畅,排水沟出口防鼠类侵入的网眼孔径小于 10 mm 的金属网罩完好。保持初加工间或初加工区的卫生整洁;初加工所用容器、用具要保持清洁、卫生,必要时对所用容器、用具进行消毒处理;初加工所用的刀、墩、案板、切割机、绞肉机、洗涤池、盆、盘等用具容器用后洗刷干净,定位存放,并定期消毒;达到刀无锈、墩无霉、炊事机械无污物且无异味,菜筐、菜池无泥垢、无残渣。

水产品、动物性与植物性食品要分开加工,清洗动物性食品、植物性食品及水产品的清洗池要严格分开、专用,各类水池以明显标识表明其用途;动物性食品、植物性食品及水产品要分开加工,所用的容器、用具分开使用。蔬菜、肉类、水产品要分池清洗并有明显标识;蔬菜要按浸泡、清洗、控水、初加工、清洁容器盛放;肉类食品要按先清洗后加工的方式并做好防止污染的各项准备工作;冷冻食品要在自然解冻之后清洗、初加工,并放入清洁的容器内,注意存放时间,存放条件;对特殊的食品,如土豆、水产品、肉类等要注意先去除有害、无用部分后再按规范操作。

各种食品原料在使用前应洗净,蔬菜要择洗干净,无虫、无杂物异物、无泥沙;蔬菜应先洗后切,已发芽的土豆要挖去芽眼并削去青绿色的皮肉;禽蛋在使用前应对外壳进行清洗,必要时消毒处理。

易腐食品如鸡、鸭、鱼等应尽量缩短在常温下的存放时间,做到购进后及时加工,加工后要及时食用或冷藏保存;鲜活水产品加工完毕后要立即烹调食用。

切配好的半成品应避免污染,与原料分开存放,并应根据性质分类存放;已盛装食品的容器应放在台、架上,不得直接置于地上,防止食品污染。允许生食的水产品(生鱼片)要严格食用品种范围,在初加工时,要严格卫生要求,防止食物中毒。

冷藏、冷冻柜内温度要符合要求(冷藏 0 ℃至 10 ℃,冷冻 -20 ℃至 -1 ℃),定期除霜、清洁与维修;贮藏食品时做到植物性、动物性、水产品分类摆放,原料、半成品分开存放;食品在冷藏、冷冻柜贮藏时,不得将食品堆积、挤压存放。

初加工的废弃物及时收集,放在坚固、带盖、不透水材料制作的垃圾容器内,垃圾容器外观清洁,内壁光滑,垃圾存放不积压、不暴露。

四、食品加工人员

1. 烹调人员

烹调人员对所加工的各种食品原料与调味(佐)料要详细、认真地检查,禁止加工腐败、变质或其他感官性状异常的食品及食品原料;不选用、不切配、不烹调、不加工腐败、变质、

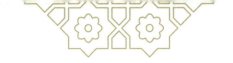

有毒有害食品。

块状、冷冻、易产生中毒等食品必须充分加热、烧熟煮透,禁止出现外热内生食品;凡隔餐或隔夜的熟制品必须经充分加热(使食品内部温度达到 70 ℃以上)后方可再次供食用;不得将回收后的食品(包括辅料)经烹调加工后再次供应;需要熟制的食品在加工中应当烧熟煮透,对半成品二次烹调加工时其中心温度应不低于 70 ℃。

油炸食品时避免温度过高、时间过长;随时清除煎炸油中漂浮的食物碎屑和底部残渣,煎炸食用油不得连续反复煎炸使用。熟练掌握扁豆、豆浆、鲜黄花菜等食品加工中容易发生安全卫生问题的加工环节与方法要求。豆腐、肉类、禽蛋等易腐食品要冷藏保存,生、熟食品及半成品分开冷藏,不得混放。在使用禽蛋前先对外壳表面进行清洗,必要时进行消毒处理。

已加工好的菜品必须使用经过消毒后的容器盛装。加工后的成品与半成品、原料严格分开存放。在烹饪后至食用前需要较长时间(超过 2 h)存放的食品,要在高于 60 ℃ 或低于 10 ℃ 的条件下存放;妥善保存剩余食品及剩余原料,需要冷藏的熟制品,应尽快冷却后再冷藏。

地面、台面、墙面清洁无杂物,排烟罩无油垢、污垢,达到物见本色。调料、辅助用品及容器必须保持清洁、卫生;盛装调味(佐)料的容器清洁卫生,使用后加盖;用于原料、半成品、成品的刀、墩、板、桶、盆、筐、抹布及其他工具、容器要有明显标志并分开使用,用后洗净、物见本色、定位存放、保持清洁。已盛装成品、半成品食品的容器放在台、架上,不得直接置于地上,做到分开使用,定位存放,用后清洗,保持清洁。盛放食品原料的容器与盛放已烹调好的直接入口食品的容器应以材质、形状、颜色、规格、标记的形式严格生熟分开,标记清晰便于辨认,品尝菜品使用专用工具。按国家卫生标准和有关规定使用食品添加剂。废弃物用带盖专用容器盛放,做到不暴露、不积压、不外溢,容器外观清洁。

2. 面点制作人员

面点制作人员应穿戴干净的工服、发帽、围裙,操作前应彻底洗手消毒。加工前认真检查各种食品原料与调味料,发现米、面、黄油、果酱、果料、豆馅、水产品、蔬菜等原料有生虫、霉变、有异味、污秽不洁、腐败变质及其他感官性状异常的,不得进行加工。

面点用的禽蛋要先将表面清洗、消毒后方可使用,不用变质、散黄及破损蛋;添加剂、强化剂的使用范围与使用量要符合相应国家食品安全标准与要求;散装调料用密闭容器存放,标明品名;煎炸食品用油应适时更换,最好配备测油试纸。防止食用油长期循环使用产生有毒有害物质,对食品造成污染。

生产、加工、贮存、运输、销售使用的工具、机械、台案、包装材料、容器等应符合卫生要求。机械苫布、台案苫布及食品盖布(被)要专用,有清晰的正反面及生熟标志,使用前进行消毒,防止污染食品。生熟工具、用具必须分开使用,并注有标识。

面肥不得变质、发霉、有异味,发面应使用专用容器,不在和面机内发面;发面缸、盆、点心模子、蒸箱、笸箩、食品箱等用具每天使用前洗刷消毒,绞肉机、压面机等机械使用前后认真洗刷,保持清洁,机械润滑用油应使用食用油。

主食、糕点等要以销定产,存放面点应有专库,做到通风、干燥、防尘、防蝇、防鼠、防毒。

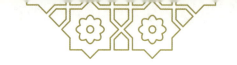

含奶油、含水分较大和带馅的糕点及未用完的点心馅料、半成品点心等应放入冰箱内保存,并做到生、半成品与成品分开存放,并在规定存放期限内使用。奶油类原料应低温存放。水分含量较高的含奶、蛋的点心应当在10 ℃以下或60 ℃以上的温度条件下贮存。

面点间不得从事裱花食品制作,裱花食品应在相应的专间内制作。加工制作裱花食品应严格在符合"五专"条件的专室内加工,参照"冷荤"食品加工规范,其环境、布局、设备、设施应符合"冷荤间"易腐直接入口食品加工的卫生标准与要求。

加工制作直接入口食品、面点(如西点、豌豆黄、冷食点心等)使用的工具用具、工作台、容器等要专用。炸锅无油垢,墙壁无油灰,工具、用具、容器、机械及设备用后洗刷干净,物见本色,定位存放。

3. 裱花制作人员

裱花制作须达到"五专"要求(专人、专室、专工具、专冷藏、专消毒)。裱花间设有二次更衣室,制作人员工作前须进行二次更衣,穿整洁的工作服,戴发帽、口罩,手用流动水、肥皂或洗手液洗净,消毒后方可工作。裱花间内紫外线消毒灯要分布均匀,距离地面2 m以内。每天上班前、后将紫外线灯开半小时,对裱花间的空气及台面进行消毒,并有消毒记录本,记录消毒时间,紫外线灯使用1 000 h或紫外线照度低于每平方厘米70微瓦时应及时更换。

安装独立的空调,保持室内温度不得超过25 ℃。安装3个能满足使用需要的水池接通上下水,在水池的上方设有标牌,专池专用。墙壁瓷砖到顶。

裱花间备有消毒药及消毒液试纸,准确配制消毒液。各种工具、用具、容器、机械用完后要洗刷干净,用250 ppm的氯制剂消毒液浸泡5 min后用净水冲净,或煮沸消毒后,定位存放。配好的消毒液定时更换,一般每4 h更换一次。使用时定时测量消毒液浓度,浓度低于要求立即更换。

水果等食品原料,必须洗净消毒,未经清洗处理的不得带入裱花间。裱浆和新鲜水果应当天加工、当天用完。食品原料必须符合相关法律要求。加工食品使用的食品添加剂,如色素、糖精、香精等须符合《食品添加剂使用标准》,并作好相应的记录。蛋糕胚应在专用冰箱中贮存,贮存温度10 ℃以下。植脂奶油裱花蛋糕储藏温度在3 ℃±2 ℃,蛋白裱花蛋糕、奶油裱花蛋糕、人造奶油裱花蛋糕贮存温度不得超过20 ℃。

4. 冷菜制作人员

冷菜制作人员在操作前必须穿戴洁净的工作衣帽,并将手洗净、消毒;进入冷荤间前在预进间进行二次更衣,将双手洗净消毒,切配食品时应戴口罩;出冷荤间前在预进间先脱掉二更工作服,更换一更工作服。凉菜由专人加工制作,非凉菜间工作人员不得擅自进入凉菜间。

供加工凉菜用的蔬菜、水果等食品原料,必须清水浸泡、洗净、消毒,未经清洗处理的蔬菜、水果等食品原料及食品小包装以外的包装(纸箱、木箱等)不得进入冷荤凉菜间;蔬菜、水果类需在室外择好洗净后进入冷荤间浸泡消毒、冲净,方可加工;在切配带包装的食品前,先将食品包装清洗洁净后再开启使用,防止污染食品;制作肉类、水产品类凉菜拼盘的原料,应当餐用完,如必须有剩余,并且剩余食品尚需使用的必须冷藏或冷冻;凉菜间的冷藏、冷冻设备必须专用并保证清洁、卫生、无污染；奶油类原料应在 10 ℃ 以下贮存。加工前认真检查待配制的成品凉菜，发现有腐败变质或者其他感官性状异常的，不得进行加工。

冷荤间每餐或每次使用前在无人工作时进行不低于 30 min 的室内空气和操作台的紫外线消毒，消毒时避免用眼睛直视灯管，不得在紫外线灯管下长时间停留，消毒后进行记录，当室内温度低于 20 ℃ 或相对湿度大于 60% 时，应适当延长照射时间（延长至 1 h）以保证消毒效果，室内使用独立空调，设温度计，室内温度控制在 25 ℃ 以下；室内机须定期清洗空气过滤网。每周用 95% 酒精棉球擦拭紫外线灯管一次，保持灯管清洁；紫外线灯累计使用 1 000 h 或紫外线照度低于每平方厘米 70 微瓦时及时更换，保证消毒效果。冰箱把手放置消毒小毛巾，每天更换、清洗消毒，冰箱内存放的冷荤食品应放置在容器内，容器应加盖；定期进行除霜，擦拭冰箱内积水。

专间内工具、容器专用，食品容器、盖布有专用标识，正反面分开，切配加工凉菜前先将刀、墩等工用具及双手以 75% 酒精棉球擦拭消毒，盛放冷荤食品的容器、用具用前应消毒，用后洗净并保持清洁，木墩物见本色，立式存放；用具柜内清洁，专间内不得存放个人物品。冷荤间设有三个水池，分别标注洗涤、消毒、清洗标识；蔬菜、水果等食品原料使用前在冷荤间再经清洗、消毒，消毒水池内壁水面高度标记清晰，消毒工序、药物配比浓度符合要求。

设有与生产规模相适应的冷藏、晾货设备。冷藏柜内铺设消毒垫布，定期除霜、内外清洁，温度为 0～10 ℃。酱卤熟食加工后在 24 h 内使用，冷盘食品当餐食用当餐切配，尽量缩短加工、切配后的放置时间；剩余尚需使用的应存放于专用冰箱内冷藏或冷冻，食用前要彻底加热蒸透。重要活动时供食用的冷荤食品加工切配后应在消毒容器内冷藏留样至餐后 48 h。

（1）生食海产品制作人员

制作人员加工生食海产品应在清洁操作区内进行。加工操作时应避免生食海产品的可食部分受到污染。从事生食海产品加工的人员操作前应清洗、消毒手部，操作时宜戴口罩及一次性手套。

用于生食海产品加工的工具、容器应专用，有标识。用前应消毒，用后应洗净并在专用的保洁设施内存放。

加工后的生食海产品应放置在食用冰中保存并用保鲜膜分隔。制作食用冰的水应达到直接饮用的标准。加工后至食用的间隔不得超过 1 h。

（2）现榨果蔬汁及水果拼盘制作人员

现榨果蔬汁及水果拼盘制作应在清洁操作区内进行，现榨果蔬汁及水果拼盘制作的人员操作前应清洗、消毒手部，操作时佩戴口罩。用于现榨果蔬汁及水果拼盘的瓜果感官性状应良好，未经清洗消毒不得使用。

现榨果蔬汁及水果拼盘制作的设备、工用具应专用，用前应消毒，用后应洗净并在专用的保洁设施内存放。制作的现榨果蔬汁及水果拼盘应当餐用完。

5. 餐具洗消员

从事洗刷、消毒工作的从业人员经健康、培训合格，持有效健康、培训证明上岗；熟练掌握洗消工序与洗涤、消毒的相关卫生知识。必须掌握专用消毒水池的水容量，做好刻度；所

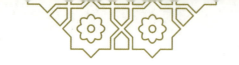

使用的洗涤剂、消毒剂需经检验合格,符合国家食品用洗涤剂、消毒剂卫生标准与要求,保证对人体安全无害,索取的检验证明存档备查。药物消毒时使用的清洗剂、消毒剂必须符合食品用洗涤剂、消毒剂的卫生标准和要求;药物消毒时要严格按消毒药品的使用说明配比药液,消毒餐具量较大时要注意药液的浓度及消毒时间、消毒状况。

盛放冷荤及烹饪、加工好的直接入口食品的盆、盘、碟、方盘等容器在盛放直接入口食品前必须洗刷洁净并进行有效的消毒。清洗消毒设备设施的大小与数量应能满足需要;餐用具应首选热力方法进行消毒,因材质、大小等原因无法采用的除外。餐饮具洗涤消毒池严格专用,明确标识洗涤池、消毒池、清洗池。严格执行餐饮具、工用具、容器洗刷消毒程序,清洗时注意不允许有药液的残留。

严格餐用具用后洗净、用前消毒原则;已消毒与未消毒的餐饮具分开存放,并在餐饮具贮存柜上标有明显的"已消毒""未消毒"标识;消毒后的餐具表面清洁、光滑、无食物残渣、无异味,残水不超过两滴;消毒后的餐用具放入密闭保洁柜中储存,分类摆放、整洁有序,餐具保洁柜定期清洗、保持洁净;保洁柜内无杂物及个人用品。洗碗机保持洁净,热力洗消用水、气达到规定的温度;设备上的温度显示或清洗消毒剂自动添加装置正常无故障。洗碗机、洗消池用后保持洁净,无残渣,台面、地面清洁无污垢。

从餐用具、容器上清除下来的废弃物用专用带盖容器盛放,做到废弃物不暴露、不积压、不外溢,容器外观清洁。未经消毒的餐饮具、容器不得用于盛放直接入口食品及提供给客人使用;禁止重复使用一次性的餐饮具。

知识链接 ▼

一、人体各部位带菌情况

虽然呱呱落地的婴儿体内几乎是无菌的,但离开母体后,就同周围富含微生物的自然环境密切接触,因而人体的体表皮肤和与外界相通的口腔、上呼吸道、肠道、泌尿生殖道等黏膜及其腔道寄居着不同种类和数量的微生物。这些微生物中有大部分是无害的,我们称之为正常菌群。多汗的地方,例如胳肢窝和脚趾缝里微生物也多,通常所说的汗臭味就是由微生物分解汗液造成的。皮肤大面积烧伤或黏膜破损时,葡萄球菌便会侵袭创伤面而大量繁殖,引起创伤发炎溃烂。

由于餐饮行业食品加工具有手工操作为主的特点,而人体各部位都可能带有各种细菌,因此,员工个人健康情况和个人卫生习惯会对食品安全产生重要影响。

二、食源性传染病及预防

食源性传染病是食源性疾病的一种,与食物中毒一样也是通过摄入对人体有毒有害的物质(包括生物性病原体)等致病因子所造成的疾病。需要强调的是,食物中毒没有人与人之间的传染,而食源性传染病则是通过病原微生物(细菌、病毒等)感染人体后所产生的有传染性(在人与人之间或人与动物之间传播、流行)的疾病。传染病流行的三个环节是传染源(如病人、病畜、病原携带者等)、传播媒介(途径,如空气、水、食物、虫媒、生活接触、血液

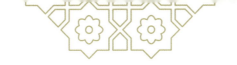

体液传播)和易感人群。传染源"伤寒玛丽"正是通过传播媒介"食物"将伤寒这种传染病传染给了周围的易感人群"她的雇主"。

常见食源性肠道传染病有病毒性肝炎(甲型肝炎、乙型肝炎)、细菌性痢疾、伤寒、霍乱、结核病、布氏杆菌病(波浪热)、炭疽(炭疽杆菌)。另外,还有牲畜患病,其中有的对人有传染性,这类疾病叫人畜共患传染病,如口蹄疫(偶蹄兽由病毒引起的一种接触性急性传染病,多见于牛、羊、猪,病原体为口蹄疫病毒)、疯牛病(一种由耐高温的"朊病毒"引起的,能使脑组织"海绵化"的人畜共患传染病)等。为预防人畜共患传染病,对疫区牲畜必须严格隔离、处死、焚尸深埋,同时应加强对肉品、乳及乳制品的卫生检验。

餐饮企业生产经营中建立从业人员的持证上岗和卫生管理制度,加强餐饮具的清洗消毒,重视环境卫生管理,对防止食源性传染病的传播具有重要意义。常见的食源性传染病主要有:

1. 细菌性痢疾

细菌性痢疾是由痢疾杆菌随食物和饮水经口感染而引起的常见急性肠道传染病。痢疾杆菌的传染源是病人和带菌者,其中以无肠道症状而又排出病原菌的带菌者是主要的传染源。病原体随粪便排出,污染了环境,而使食品、饮水受到污染。日常生活中通过接触手、食物、饮水以及苍蝇等媒介方式,经消化道感染。细菌性痢疾四季均可发生,但以夏秋季多见,且在儿童中发病率较高。

痢疾杆菌的致病作用主要是其侵袭力和毒素。病菌侵入消化道粘附于肠黏膜的上皮细胞,生长繁殖并引起炎症,在内毒素的作用下,使肠壁组织坏死,肠功能紊乱,可引起败血症。

其预防主要从控制传染源及切断传播途径入手。加强对传染源的管理,消灭传染源。定期对餐饮从业人员进行健康检查,发现病人早隔离、早治疗,带菌者调离食品加工岗位。要做好餐饮业的卫生管理,搞好饮食、饮水卫生,养成良好个人卫生习惯,做到饭前洗手,不吃不洁食物。搞好环境卫生,消灭苍蝇。

2. 霍乱

霍乱是由霍乱弧菌引起的急性肠道传染病,发病急,传染性强,若不及时采取治疗措施,则病死率高,属于国际检疫的传染病。霍乱的传播途径为传染源的排泄物、呕吐物等污染了水源、食物和环境,并通过手、水、苍蝇或被污染的食物、食具为媒介而传播。人对霍乱具有易感性,也是唯一的易感者。霍乱好发于气温炎热的夏秋季。

霍乱经消化道感染人体,在肠道内大量繁殖并产生肠毒素作用于小肠黏膜,引起肠液分泌过度,导致机体严重脱水,循环衰竭,重者休克或死亡。霍乱的病死率高,是严重危害公共健康的重要传染病。

对此病的预防是一旦发现疫情要及时隔离治疗病人,疫区控制人群流动,防止病人和带菌者的排泄物、呕吐物污染水源和食物,加强环境卫生及消毒卫生管理等。讲究饮食卫生,不食生冷不洁的食物,养成良好的卫生习惯;加强餐饮行业卫生管理,保持环境卫生。

3. 病毒性肝炎

肝炎病毒引起的病毒性肝炎是最常见的肠道传染病。引起病毒性肝炎的病毒目前认为有甲、乙、丙、丁、戊等七种,主要引起肝脏病变,严重危害人体健康,最常见的为甲型和乙型肝炎。其中甲型、戊型可作为食源性疾病。

甲型肝炎由甲型肝炎病毒(HAV)引起,甲型肝炎的传染源为病人。HAV 经口进入人体内后,经肠道进入血液,引起病毒血症,经过 1 周后才到达肝部,随即通过胆汁排入肠道并出现在粪便之中。通过污染的手、水、食物、餐具等经口传染,以日常接触为主要传播途径,呈散发流行,但也可通过污染水和食物而引起暴发流行。该病以秋冬季易感,经彻底治疗预后良好。

乙型肝炎由乙型肝炎病毒(HBV)引起。乙型肝炎的主要传染源是病人和乙型肝炎抗原携带者。乙型肝炎的潜伏期可长达 60～160 d,在潜伏期和急性期,病人的血清均有传染性。乙型肝炎的传播非常广泛,据估计全世界约有 1.2 亿的乙肝病毒表面抗原携带者。由于这些携带者不出现临床症状,是危害较大的传染源。乙肝病毒通过输血、输液、注射为主要传播途径,也可经母婴传播。有研究发现乙肝病人或乙肝病毒表面抗原携带者的唾液中有相当一部分能查到乙肝病毒表面抗原,因此存在着唾液传播和消化道传播的可能。

病毒性肝炎的预防主要是加强传染源的管理,对食品生产、加工人员要进行定期体检,做到早发现、早隔离。要加强饮用水的管理,防止污染,加强餐饮行业卫生管理,切断传播途径。同时要通过注射疫苗来提高人群的免疫力。

三、世界卫生组织预防食源性疾病的"五大要点"

食源性疾病是当今世界上分布最广泛、最常见的公共卫生问题,其发病率居各类疾病发病率的前列,是当前世界上最突出的食品安全问题。世界卫生组织成立了国际食品安全局,研究发现食源性疾病的高危人群有五类。

(1) 婴幼儿:因为他们的免疫系统仍在发育,由肠道菌群提供的保护不像成人那么有效,婴幼儿更易患食源性疾病。此外,按婴儿的体重比例计算,他们较成人消费更多的食品,从而更容易暴露于食源性毒素和污染物。

(2) 孕妇:孕期激素的变化影响母亲的免疫系统,导致免疫功能下降和更容易罹患食源性疾病。此外,发育中的胎儿易感食源性病菌,而这些病菌可能不会造成孕妇生病。例如,李斯特菌和弓形虫可导致早产、流产、死胎或胎儿畸形,而母亲不发生任何症状。

(3) 免疫受损人群:由于免疫系统的削弱,患有艾滋病等慢性病的人、接受癌症治疗和器官移植的人更容易感染食源性疾病。细菌感染通常与这些病人病情的复杂化和死亡有关。

(4) 老年人:老年人更易患食源性疾病,因为随着年龄的增长,抵抗疾病的自然防护和能力下降。感染败血性大肠杆菌(例如 E. coli O157)可能致命。由于视力下降,干扰了老年人判断板面是否洁净、食品是否煮透的能力,从而增加了他们患病的风险。

(5) 旅行者:国际旅行者经常通过食用污染的食品而患腹泻。免疫功能的受损、食品和气候的变化、压力、对当地问题知之甚少以及社会传统是使问题复杂化的一些因素。

针对于此,世界卫生组织提出预防食源性疾病的五大要点:

(1) 保持清洁

拿食品前要洗手,准备食品期间还要经常洗手,便后更要洗手。清洗和消毒用于准备

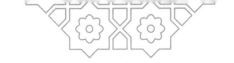

食品的所有场所和设备,避免虫、鼠及其他动物进入厨房和接近食物。(备注:多数微生物不会引起疾病,但泥土和水中以及动物和人体身上常常可找到许多危险的微生物。手上、抹布、切肉板等用具上可携带这些微生物,稍经接触即可污染食物并造成食源性疾病。)

(2)生熟分开

生的肉、禽和海产食品要与其他食物分开。处理生的食物要有专用的设备和用具,例如刀具和切肉板。使用器皿储存食物以避免生熟食物互相接触。(备注:生的食物,尤其是肉、禽和海产食品及其汁水,可含有危险的微生物,在准备和储存食物时可能会污染其他食物。)

(3)加热彻底

食物要彻底加热,尤其是肉、禽、蛋和海产食品。汤、煲等食物要煮开以确保达到70 ℃。肉类和禽类的汁水要变清,而不能是淡红色的。熟食再次加热要彻底。(备注:适当烹调可杀死几乎所有危险的微生物。研究表明,烹调食物达到70 ℃的温度可有助于确保安全食用。需要特别注意的食物包括肉馅、烤肉、大块的肉和整只禽类。)

(4)保持食物的安全温度

熟食在室温下不得存放2 h以上。所有熟食和易腐烂的食物应及时冷藏(最好在5 ℃以下)。熟食在食用前应保持温度在60 ℃以上。即使在冰箱中也不能过久储存食物。冷冻食物不要在室温下化冻。冷冻食物解冻的最好方法是微波炉解冻、冰箱冷藏室解冻和清洁流动水解冻。(备注:如果以室温储存食品,微生物可迅速繁殖。当温度保持在5 ℃以下或60 ℃以上,可使微生物生长速度减慢或停止。有些危险的微生物在5 ℃以下仍能生长。)

(5)使用安全的水和原材料

使用安全的水或进行处理以保安全;挑选新鲜和有益健康的食物;选择经过安全加工的食品,例如经过低热消毒的牛奶;水果和蔬菜要洗干净,尤其是要生食的果蔬;不吃超过保存期的食物。(备注:原材料,包括水和冰,可被危险的微生物和化学品污染。受损和霉变的食物中可形成有毒化学物质。谨慎地选择原材料并采取简单的措施如清洗去皮,可减少危险。)

【要点提示】

1. 餐饮从业人员的健康要求很高,除了每年必须经过专门的健康检查、持证上岗之外,平时工作前都应该向上级汇报自己的健康状况,出现可疑症状,应调离食品加工岗位。

2. 餐饮从业人员应该保持良好的个人卫生习惯,一方面要养成卫生的生活习惯,同时在加工食品环节中禁止出现不良卫生操作行为。

3. 餐饮从业人员岗位有原料验收员、库房管理员、食品加工人员(烹调员、面点师、裱花师、冷菜加工人员)、餐具洗消人员等,这些岗位人员的操作与食品安全都密切相关。

【思考练习】

1. 餐饮食品安全为什么强调从业人员的卫生操作?
2. 餐饮从业人员不得患有哪些疾病?
3. 餐饮从业人员患有哪些疾病时需调离食品加工岗位?
4. 餐饮从业人员个人卫生应该注意哪些方面?

5. 餐饮从业人员各个岗位的卫生操作要求分别是什么？

模块二　餐饮加工环境的安全

> 案例导入 ▶

　　2007年8月21日中午，白山市友谊宾馆举办升学酒宴，参加酒宴中的部分人员就餐后当日出现呕吐、腹泻等症状。白山市卫生局卫生监督所接到报告立即组织监督员赶赴现场，对友谊宾馆依法进行全面检查，采取有效控制措施。

　　经调查共有180人就餐，有21人发病，主要表现为恶心、呕吐、腹痛、腹泻，腹泻患者平均每日达15次。根据流行病学调查，此次发病的21人没有同种食物食用史。采集14份剩余食物、6名从业人员和1名患者的肛拭、8份水样进行检验，结果在厨房下水管地下水、锅炉房地下水、洗碗间热水中检出总大肠菌群、耐热大肠菌群。在白山市自来水公司的协助下，现场反复勘察，发现该宾馆私自使用地下自备水源。卫生监督所下达了卫生行政控制决定书，封存可疑食品及用具。查明原因，确定友谊宾馆地下水源撤掉，停止使用，无危险因素存在后解除控制，并对友谊宾馆依法进行立案处罚。

　　事后对此次事件进行分析，发生的原因有：1.友谊宾馆厨房使用地下水自备水源不符合生活饮用水卫生标准。在事件出现前几天白山市区内连续降雨，自备水源无任何保护措施，导致水源水受到污染。2.厨房加工用水检出总大肠菌群、耐热大肠菌群，大餐菜单中有三道凉菜，加工简单，即原料清洗后，直接切制不需加热而成。3.友谊宾馆洗碗用热水检出总大肠菌群、耐热大肠菌群，餐饮具消毒措施也不能确定是否按要求落实。因此，综合分析此次事件是由于友谊宾馆使用的自备水源污染而引起就餐人员感染性腹泻。

　　该案例说明，要注重外源食品及加工用水的管理，彻底排查餐饮业加工用水情况，避免擅自使用地下自备水源，新型建筑工地的开发、污染源的增加、管道的老化、维修不及时，气候多变等都易引发水源的污染，这些都是餐饮加工场所的卫生管理面临的难题。

　　餐饮加工环境包括食物制备所有环节的相关场所，包括原料库房、初加工间、烹调间、冷菜间、面点间、裱花间、洗碗间、备餐间等，各加工操作场所按照原料进入、原料处理、半成品加工、食品分装及配送、食品贮存的顺序合理布局。食物直接暴露在这些场所中，因此加工环境与食物的卫生安全密切相关。

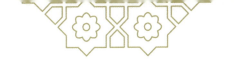

工作任务一　餐饮加工场所的建筑要求

一、选址要求

应选择地势干燥、有给排水条件和电力供应的地区,不得设在易受到污染的区域。应距离粪坑、污水池、暴露垃圾场(站)、旱厕等污染源 25 m 以上,并设置在粉尘、有害气体、放射性物质和其他扩散性污染源的影响范围之外。应同时符合规划、环保和消防等有关要求。加工经营场所内不得圈养、宰杀活的禽畜类动物。在加工经营场所外设立圈养、宰杀场所的,应距离加工经营场所 25 m 以上。

二、建筑结构和布局要求

建筑结构应坚固耐用、易于维修、易于保持清洁,能避免有害动物的侵入和栖息。

食品处理区应设置在室内,按照原料进入、原料加工、半成品加工、成品供应的流程合理布局,防止在存放、操作中产生交叉污染。食品加工处理流程应为生进熟出的单一流向。原料通道及入口、成品通道及出口、使用后的餐饮具回收通道及入口,宜分开设置;无法分设时,应在不同的时段分别运送原料、成品、使用后的餐饮具,或者将运送的成品加以无污染覆盖。

食品处理区应设置专用的初加工(全部使用半成品的可不设置)、烹饪(单纯经营火锅、烧烤的可不设置)、餐用具清洗消毒的场所,并应设置原料和(或)半成品贮存、切配及备餐(饮品店可不设置)的场所。进行凉菜配制、裱花操作、食品分装操作的,应分别设置相应的专间。制作现榨饮料、水果拼盘及加工生食海产品的,应分别设置相应的专用操作场所。集中备餐的食堂和快餐店应设有备餐专间,或者符合相关规定的要求。中央厨房配制凉菜以及待配送食品贮存的,应分别设置食品加工专间;食品冷却、包装应设置食品加工专间或专用设施。

食品处理区的面积应与就餐场所面积、最大供餐人数相适应。

初加工场所内应至少分别设置动物性食品和植物性食品的清洗水池,水产品的清洗水池应独立设置,水池数量或容量应与加工食品的数量相适应。应设专用于清洁工具的清洗水池,其位置应不会污染食品及其加工制作过程。洗手消毒水池、餐用具清洗消毒水池的设置应分别符合相关的规定。各类水池应以明显标识标明其用途。

烹饪场所加工食品如使用固体燃料,炉灶应为隔墙烧火的外扒灰式,避免粉尘污染食品。清洁工具的存放场所应与食品处理区分开,大型以上餐馆(含大型餐馆)、加工经营场所面积 500 m² 以上的食堂、集体用餐配送单位和中央厨房应设置独立存放隔间。

餐饮服务食品加工经营场所应当保持内外环境整洁,采取有效措施,消除老鼠、蟑螂、苍蝇和其他有害昆虫及其孳生条件。餐饮服务经营者应当定期维护食品加工、贮存、陈列、消毒、保洁、保温、冷藏、冷冻等设备与设施,校验计量器具;及时清理清洗,确保正常运转和使用。

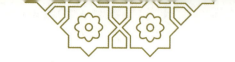

工作任务二　餐饮加工场所的设施要求

一、地面与排水

食品处理区地面应采用无毒、无异味、不透水、不易积垢的材料铺设,且应平整、无裂缝。初加工、切配、餐用具清洗消毒和烹调等场所需经常冲洗,易潮湿场所的地面应易于清洗、防滑,并应有一定的排水坡度(不小于1.5%)及排水系统。排水沟应有坡度、保持通畅、便于清洗,沟内不应设置其他管路,侧面和底面接合处宜有一定弧度(曲率半径不小于3 cm),并设有可拆卸的盖板。排水的流向应由高清洁操作区流向低清洁操作区,并有防止污水逆流的设计。排水沟出口应防止有害动物侵入的设施。

清洁操作区内不得设置明沟,地漏应能防止废弃物流入及浊气逸出(如带水封地漏)。废水应排至废水处理系统或经其他适当方式处理。

二、墙壁与门窗

食品处理区墙壁应采用无毒、无异味、不透水、平滑、不易积垢的浅色材料构筑。其墙角及柱角(墙壁与墙壁间、墙壁及柱与地面间、墙壁及柱与天花板)间宜有一定的弧度(曲率半径在3 cm以上),以防止积垢和便于清洗。

初加工、切配、餐用具清洗消毒和烹调等需经常冲洗的场所、易潮湿场所应有1.5 m以上的光滑、不吸水、浅色、耐用和易清洗的材料(例如瓷砖、合金材料等)制成的墙裙,各类专间应铺设到墙顶。

食品处理区的门、窗应装配严密,与外界直接相通的门和可开启的窗应设有易于拆下清洗且不生锈的防蝇纱网或设置空气幕,与外界直接相通的门和各类专间的门应能自动关闭。窗户不宜设室内窗台,若有窗台台面应向内侧倾斜(倾斜度宜在45度以上)。

初加工、切配、烹调、餐用具清洗消毒等场所和各类专间的门应采用易清洗、不吸水的坚固材料制作。供应自助餐的餐饮单位或无备餐专间的快餐店和食堂,就餐场所窗户应为封闭式或装有防蝇防尘设施,门应设有防蝇防尘设施,以设空气幕为宜。

三、屋顶与天花板

加工经营场所天花板的设计应易于清扫,能防止害虫隐匿和灰尘积聚,避免长霉或建筑材料的脱落等情形发生。

食品处理区天花板应选用无毒、无异味、不吸水、表面光洁、耐腐蚀、耐温、浅色材料涂覆或装修,天花板与横梁或墙壁结合处宜有一定弧度(曲率半径在3 cm以上);水蒸汽较多场所的天花板应有适当坡度,在结构上减少凝结水滴落。清洁操作区、准清洁操作区及其他半成品、成品暴露场所屋顶若为不平整的结构或有管道通过,应加设平整易于清洁的吊顶。

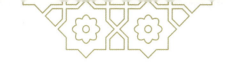

烹调场所天花板离地面宜在 2.5 m 以上,小于 2.5 m 的应采用机械排风系统,有效排出蒸汽、油烟、烟雾等。

四、厕所

厕所不得设在食品处理区。厕所应采用冲水式,地面、墙壁、便槽等应采用不透水、易清洗、不易积垢的材料。

厕所内的洗手设施,应设置在出口附近。厕所应设有效排气(臭)装置,并有适当照明,与外界相通的门窗应设置严密坚固、易于清洁的纱门及纱窗,外门应能自动关闭。厕所排污管道应与加工经营场所的排水管道分设,且应有可靠的防臭气水封。

五、更衣场所

更衣场所与加工经营场所应处于同一建筑物内,宜为独立隔间,有适当的照明,并设有符合规定的洗手消毒设施。更衣场所应有足够大小的空间,以供员工更衣之用。

六、库房

食品和非食品(不会导致食品污染的食品容器、包装材料、工具等物品除外)库房应分开设置。食品库房宜根据贮存条件的不同分别设置,必要时设冷冻(藏)库。除冷库外的库房应有良好的通风、防潮设施。冷冻(藏)库应设可正确指示库内温度的温度计。

同一库房内贮存不同性质食品和物品的应区分存放区域,不同区域应有明显的标识。库房的构造应采用无毒、坚固的材料建成,应能使贮存保管中的食品品质的劣化降至最低程度,防止污染,且易于维持整洁,并应有防止动物侵入的装置(如库房门口设防鼠板)。

库房内应设置数量足够的物品存放架,其结构及位置应能使储藏的食品距离墙壁、地面均在 10 cm 以上,以利空气流通及物品的搬运。

七、专间

专间应为独立隔间,专间内应设有专用工具清洗消毒设施和空气消毒设施,专间内温度应不高于 25 ℃,宜设有独立的空调设施。加工经营场所面积 500 m² 以上餐馆和食堂的专间入口处应设置有洗手、消毒、更衣设施的通过式预进间。500 m² 以下餐馆和食堂等其他餐饮单位,不具备设置预进间条件的,应在专间内入口处设置洗手、消毒、更衣设施。凉菜间、裱花间应设有专用冷藏设施,需要直接接触成品的用水,还宜通过净水设施。

以紫外线灯作为空气消毒装置的,紫外线灯(波长 200~275 nm)应按功率不小于 1.5 W/m³ 设置,紫外线灯宜安装反光罩,强度大于 70 μW/cm²。专间内紫外线灯应分布均匀,距离地面 2 m 以内。

专间不得设置两个以上(含两个)的门,专间如有窗户应为封闭式(传递食品用的除外)。专间内外食品传送宜为可开闭的窗口形式,窗口大小宜以可通过传送食品的容器为准。专间的面积应与就餐场所面积和供应就餐人数相适应。

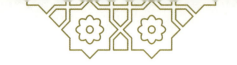

八、洗手消毒设施

食品处理区内应设置足够数目的洗手设施,其位置应设置在方便从业人员的区域。洗手消毒设施附近应设有相应的清洗、消毒用品和干手设施。员工专用洗手消毒设施附近应有洗手消毒方法标示。

洗手设施的排水应具有防止逆流、有害动物侵入及臭味产生的装置。洗手池的材质应采用不透水材料(包括不锈钢或陶瓷等),结构应不易积垢并易于清洗。水笼头宜采用脚踏式、肘动式或感应式等非手动式开关,或可自动关闭的开关,并宜提供温水。就餐场所应设有数量足够的供就餐者使用的专用洗手设施。

九、供水设施

供水应能保证加工需要,水质应符合 GB 5749—2022《生活饮用水卫生标准》规定。不与食品接触的非饮用水(如冷却水、污水或废水等)的管道系统和食品加工用水的管道系统,应以不同颜色明显区分,并以完全分离的管路输送,不得有逆流或相互交接现象。

十、通风排烟设施

食品处理区应保持良好通风,及时排除潮湿和污浊的空气。空气流向应由高清洁区流向低清洁区,防止食品、餐饮具、加工设备设施污染。

烹调场所应采用机械排风。产生油烟的设备上部,应加设附有机械排风及油烟过滤的排气装置,过滤器应便于清洗和更换。产生大量蒸汽的设备上方除应加设机械排风外,还宜分隔成小间,防止结露并做好凝结水的引泄。

排气口应装有易清洗、耐腐蚀并可防止有害动物侵入的网罩。采用空调设施进行通风的,就餐场所空气应符合 GB 16153—1996《饭馆(餐厅)卫生标准》要求。

十一、餐用具清洗消毒和保洁设施卫生要求

餐用具宜用热力方法进行消毒,因材质、大小等原因无法采用的除外。清洗消毒设备设施的大小和数量应能满足需要。采用自动清洗消毒设备的,设备上应有温度显示和清洗消毒剂自动添加装置。应设专供存放消毒后餐用具的保洁设施,其结构应密闭并易于清洁。

餐用具清洗消毒水池应专用,与食品原料、清洁用具及接触非直接入口食品的工具、容器清洗水池分开。水池应使用不锈钢或陶瓷等不透水材料,不易积垢并易于清洗。采用化学消毒的,至少设有 3 个专用水池。各类水池应明显标明其用途。

十二、防尘防鼠防虫害设施

加工经营场所门窗应设置防尘防鼠防虫害设施。加工经营场所必要时可设置灭蝇设施。使用灭蝇灯的,应悬挂于距地面 2 m 左右高度,且应与食品加工操作保持一定距离。排水沟出口和排气口应有网眼孔径小于 10 mm 的金属隔栅或网罩,以防鼠类侵入。

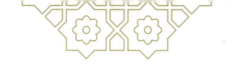

应定期进行除虫灭害工作,防止害虫孳生。除虫灭害工作不得在食品加工操作时进行,实施时对各种食品应有保护措施。加工经营场所内如发现有害动物存在,应追查和杜绝其来源,扑灭时应不污染食品、食品接触面及包装材料等。

杀虫剂、杀鼠剂及其他有毒有害物品存放,应有固定的场所(或橱柜)并上锁,有明显的警示标识,并有专人保管。使用杀虫剂进行除虫灭害,应由专人按照规定的使用方法进行。宜选择具备资质的有害动物防治机构进行除虫灭害。各种有毒有害物品的采购及使用应有详细记录,包括使用人、使用目的、使用区域、使用量、使用及购买时间、配制浓度等。使用后应进行复核,并按规定进行存放、保管。

十三、采光照明设施

加工经营场所应有充足的自然采光或人工照明,食品处理区工作面不应低于 220 lux,其他场所不应低于 110 lux。光源应不至于改变所观察食品的天然颜色。安装在食品暴露正上方的照明设施宜使用防护罩,以防止破裂时玻璃碎片污染食品。

十四、废弃物暂存设施

食品处理区内可能产生废弃物或垃圾的场所均应设有废弃物容器。废弃物容器应配有盖子,以坚固及不透水的材料制造,能防止有害动物的侵入、不良气味或污水的溢出,内壁应光滑以便于清洗。专间内的废弃物容器盖子应为非手动开启式。废弃物应及时清除,清除后的容器应及时清洗,必要时进行消毒。

在加工经营场所外适当地点宜设置废弃物临时集中存放设施,其结构应密闭,能防止害虫进入、孳生且不污染环境。在加工经营场所外适当地点宜设置结构密闭的废弃物临时集中存放设施。中型以上餐馆(含中型餐馆)、食堂、集体用餐配送单位和中央厨房,宜安装油水隔离池、油水分离器等设施。

十五、设备与工具

食品加工用设备和工具的构造应有利于保证食品安全、易于清洗消毒、易于检查,避免因构造原因造成润滑油、金属碎屑、污水或其他可能引起污染的物质滞留于设备和工具中。食品容器、工具和设备与食品的接触面应平滑、无凹陷或裂缝,设备内部角落部位应避免有尖角,以避免食品碎屑、污垢等的聚积。所有用于食品处理区及可能接触食品的设备与工具,应由无毒、无臭味或异味、耐腐蚀、不易发霉的符合卫生标准的材料制造。不与食品接触的设备与工具的构造,也应易于保持清洁。食品接触面原则上不得使用木质材料(工艺要求必须使用除外),必须使用木质材料的工具,应保证不会对食品产生污染。

设备的摆放位置应便于操作、清洁、维护和减少交叉污染。用于原料、半成品、成品的工具和容器,应分开并有明显的区分标识;原料加工中切配动物性和植物性食品的工具和容器,宜分开并有明显的区分标识。

集体用餐配送单位应配备盛装、分送集体用餐的专用密闭容器,运送集体用餐的车辆应为专用封闭式,车内宜设置温度控制设备,车辆内部的结构应平整,以便于清洁。

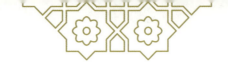

【要点提示】

1. 餐饮加工场所的选址既要考虑经济成本问题,也要考虑周边环境污染问题,选址如果不当,出现水源、空气等污染,会造成长期的大规模的食物中毒事件,因此选址对于食品安全至关重要。

2. 餐饮加工场所根据加工的原料清洁程度不同,分为一般操作区、准清洁区、清洁区。原料按照低清洁度往高清洁度的顺序进行加工,在布局中充分考虑物流人流影响,最大程度防止食品在存放、操作中产生交叉污染。

3. 餐饮加工场所的设施设备基本具有易清洁、不易藏污纳垢、防腐蚀防霉等特点,设施设备应做到定期清洁。

【思考练习】

1. 餐饮厨房选址应该注意什么?
2. 餐饮加工场所该如何布局设计,才能避免交叉污染?
3. 餐饮加工场所的设施应符合什么要求?
4. 餐饮加工场所的设施设备工具清洗消毒应该注意什么?

模块三　餐厅服务的食品安全

案例导入

> 据《新民晚报》报道,2014年1月14日晚上10时,毛先生一行6人去上海新天地宝莱纳西餐厅小聚。吃一道甜品冰激凌时,毛先生嚼碎了一小块硬物,他以为是碎冰沙,就吞下去了。之后,他在搅拌冰激凌时又发现有一块较大透明硬物,仍然以为是冰块,但由于第二块比较大,他觉得有点奇怪,仔细一看,居然是碎玻璃!
>
> 毛先生大惊失色,他立即叫来餐厅服务员处理此事,在和对方交涉时,毛先生已觉得舌头痒,用餐巾纸一擦发现已出血。"显然,这是被吞下去的碎玻璃划伤的……"毛先生很气愤。为此,记者致电上海宝莱纳餐饮有限公司,公关部工作人员表示,事发后,餐厅第一时间向客人赔礼道歉,为表示歉意,同意该桌6位客人免单,同时提议陪该客人到医院检查。对于这样的提议,毛先生表示拒绝。"宝莱纳是知名的西餐厅,发生这样的事情,伤害了顾客最基本的人身安全,我就是要讨个说法!"毛先生表示。餐厅解释,碎玻璃很可能来自装甜品杯子杯口的一个小破损。
>
> 该案例说明,在餐饮服务环节,餐具的破损有可能会给消费者带来人身伤害,也会直接给餐厅带来不良影响。

餐饮服务是通过即时加工制作食物、商业销售和技术服务,向消费者提供各种酒水、食

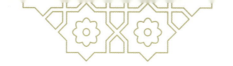

品、消费场所和设施的服务。广义的餐饮服务,应非仅限于提供餐饮的纯熟技巧,用餐场所设施、服务的个性化和情感化皆应包括在服务的范围内。在此餐饮服务是指服务人员将制备好的食物提供给消费者的过程,这个过程也是食品安全链的最后环节,同时也是清洁度要求最高的环节,因此对于食品安全至关重要。

工作任务一　餐厅环境的食品安全维护

餐厅内外应保持清洁整齐。餐厅内部装饰材料不得对人体产生危害。店堂内应当保持空气流通、保证空气新鲜、无异味;不在无机械排风设施的房间采用木碳及燃气火锅方式供餐;空调空气过滤网定期清洗,保持清洁。地面、墙壁、门窗、暖气、桌、椅、台等清洁整齐;室内无有害昆虫及老鼠;防蝇设施齐全有效,及时捕打进入餐厅内的苍蝇等有害昆虫,灭蝇灯应悬挂于距地面 2 m 高度,并与餐桌保持一定水平距离,高压电网保持清洁。旅店的餐厅必须与客房、厨房分开,要有独立的建筑系统及合理的通道相连接。

餐厅每个座椅平均占地面积不得低于 1.85 m^2;供用餐者使用的洗手设施保持整洁、完好,洗涤用品充足。使用工具售货,货款分开,食品包装材料(包装纸、塑料袋、一次性餐盒等)应符合国家卫生标准要求,禁止使用带有颜色的塑料袋直接盛装食品。各类饭馆(餐厅)内必须设洗手间;根据餐厅席位数,在隐蔽地带设置相应数量的男女厕所,厕所采用水冲洗式,禁止设座式便桶,厕所内应有单独排风系统。供应的饮水应符合 GB 5749—2022《生活饮用水卫生标准》规定。二次供水蓄水池应有卫生防护措施,蓄水池容器内壁涂料应符合输水管材卫生要求,做到定期清洗消毒。

清扫时应采用湿式作业,保持餐厅店堂的整洁,在餐具摆台后或有顾客就餐时不得清扫地面。当传染病流行时,坚持班前班后对餐厅进行消毒,并按卫生部门要求落实各项防病措施。饭馆(餐厅)的卫生标准值如表 4-1 所示。

表 4-1　饭馆(餐厅)卫生标准值

项　目	标准值	项　目		标准值
温度(℃)	18～20	可吸入颗粒(mg/m^3)		≤0.15
相对湿度(%)	40～80	空气细菌数	a. 撞击法(cfu/m^3)	≤4 000
风速(m/s)	≤0.15		b. 沉降法(个/皿)	≤40
二氧化碳(%)	≤0.15	照度(lx)		≥50
一氧化碳(mg/m^3)	≤10			
甲醛(mg/m^3)	≤0.12	新风量[m^3/(h·人)]		≥20

餐(用)具应执行 GB 14934—2016《食品安全国家标准　消毒餐(饮)具》的规定。用于餐饮加工操作的工具、设备必须无毒无害,标识或区分明显,并做到分开使用,定位存放,用后洗净,保持清洁。购置、使用集中消毒企业供应的餐具、饮具,餐饮服务经营者须查验供货商的营业执照、索取有关票据及符合 GB 31651—2021《食品安全国家标准 餐(饮)具集中消毒卫生规范》的检验报告等凭证。不得购置、使用没有资质或没有检验合格报告的集中

消毒企业供应的餐(饮)具。

接触直接入口食品的工具、设备应当在使用前进行消毒。按照要求洗净、消毒餐具、饮具,并将消毒后的餐具、饮具贮存在专用保洁柜内备用,不得使用未经消毒的餐具、饮具。消毒后的餐饮具要自然滤干或烘干,不应使用毛巾、餐巾擦干,以避免受到再次污染。禁止重复使用一次性的餐具、饮具。

在就餐前一小时以内进行餐具摆台,餐具摆台超过当次就餐时间尚未使用的必须回收,经再次消毒后保洁贮存,餐具摆台后或有客人就餐时不得清扫地面。鼓励餐饮服务经营者实行分餐制或在餐桌专门放置公用餐具。

消毒后的餐巾、餐纸在专台折叠,定位保洁存放,工作人员折叠前洗净并消毒双手;不向用餐者提供非一次性餐(纸)巾及非专用口布。餐桌上摆放供客人自取的调味料符合相应卫生要求,盛放容器清洁卫生,盛放的调味料做到适时更换。供顾客自取的调味料,应当符合相应的食品安全标准和要求。

餐厅清洁卫生标准:(1)小料:调料充足,做到料内无膜、无杂物;容器外(嘴、面、边)要清洁,无污物,完好无损;容器外部无粘连物。(2)烟缸:内外无污迹、明亮;要保证完好无缺损。(3)席位牌:字号之间要无尘土,无缺无损;面上无手迹、污迹,做到席牌明亮。(4)意见卡:要清洁无污迹;字迹要明了、清晰。(5)花瓶:要做到内无杂物,外无油渍、手印,要保证完好无损;瓶内插花要做到叶无尘土。(6)牙签盅:做到牙签洁净充足,盅内外清洁锃亮,无指痕,完好无损。(7)护墙板:窗台、框、板面要保证清洁,无灰尘;门从上到下,横楞及面要保证无尘土、污迹;花架要做到无尘土,套盆要没有水痕、杂物,无破损;大叶花要做到无尘土,衣钩要齐全无缺损;屏风上下要保证无尘,板面锃亮。(8)地毯:要保持无破损状态;做到地毯边无尘土,没有顽劣污渍和口香糖胶渍。(9)窗帘:要清洁,要悬挂美观,遮光布要保持没有漏洞烫痕;窗帘钩要保证没有松脱,绳要保持操作自如状态。(10)座椅:座套要做到没有破损,要平整无污渍;座椅要保证无晃动。位置放置合理;座椅腿无尘土,摆在一条直线上。(11)餐桌:餐桌结构要做到无损坏,桌腿要保证无尘土;桌面底部要做到无积尘,摆放位置要符合要求。(12)桌面要做到无尘、无污渍;桌内物品摆放要整齐有序;桌内边角要保持无积尘、清洁。(13)台布:要保持清洁无污迹(渍)、无洞无损;餐桌下垂部分四周要均匀一致。(14)更衣室、休息室:物品要摆放整齐,地面要保持无杂物,四角要做到无积垢,窗台、玻璃要保持清洁明亮;垃圾箱内外要保持清洁无积垢;垃圾箱的位置摆放要合乎卫生要求;厅内要保证做到无苍蝇(要求门纱、窗纱齐全完好)。(15)暖瓶、茶壶:暖瓶外部要做到无污渍,茶壶内外都要始终保持清洁无茶垢。

工作任务二　餐厅服务人员的操作卫生规范

一、餐厅服务人员个人卫生规范

服务人员不宜浓妆艳抹,长发要盘起,短发不过肩,刘海不过眼睛,头发不染色,发型不

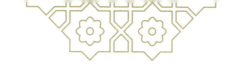

过于夸张。不留长指甲，不得涂有色指甲油。不用刺激性很强的香水。上班时间不戴手镯、耳环、项链等饰物。工作服要整洁，无油渍、无皱痕。上班前不吃大蒜、槟榔等刺激性、带异味的食品，不能吃酒精含量过高的食物饮料。不能当着客人的面做不雅观的动作，如抓痒、抠鼻子、挖耳朵、梳头发、剔牙、打呵欠等，打喷嚏应遮掩。

要随手捡拾地面杂物，维护公共卫生。上班时间站立规范，不得倚墙、靠椅，不聚集在一起闲谈，上班按规定时间在自己区域站立规范，面带微笑迎接客人的到来。

二、餐厅服务人员操作规范

服务员上岗前检查个人卫生是否符合要求，上岗时保持服装的清洁。

保持餐厅的卫生整洁。做到开窗通风，保持店堂空气流通。清理餐厅各部位卫生，擦拭桌椅、调理台、储藏柜、装饰物、空调、电视、音响设备及墙壁、窗台、橱窗等；沙发、装饰帘、地毯要随时吸尘；清扫地面并用墩布擦净。擦洗调料瓶（壶）、桌签、餐桌面及备餐桌使用的卫生工具要和清理外环境卫生的工具有严格区别。在餐具摆放后或有顾客就餐时不得清扫地面；保持保洁柜的清洁、卫生，并对保洁柜定期消毒；餐具储藏柜要保持清洁，并且各类餐饮具分类存放。每周擦拭一遍餐厅屋顶、灯饰；每月清洗一次窗帘、窗纱及坐垫；每季度清洗一次地毯。餐桌上为顾客提供的调料要适时更换，调料容器保持清洁。

餐具应在就餐半小时内摆放，餐具摆放超过当次就餐时间未使用的应回收保洁；使用干净清洁的托盘为客人服务。如有菜汤、菜汁洒在托盘内，要及时清洗。托盘是服务员的工具，要养成随时清洁托盘的好习惯。

上餐盘、撤餐盘、拿餐盘的手法要正确。正确拿餐盘的手法是：四个手指托住盘底，大拇指呈斜状，拇指指肚朝向盘子的中央，不要将拇指直伸入盘内。如有些大菜盘过重时，可用双手端捧上台。运送杯子时要使用托盘。拿杯时要拿杯的下半部，高脚杯要拿杯柱，不要拿杯口的部位。任何时候都不要几个杯子套摞在一起拿，或者抓住几个杯子内壁一起拿。拿小件餐具如筷子、勺、刀叉时，筷子要带筷子套放在托盘里送给客人，小勺要拿勺把，刀叉要拿柄部。

餐用具有破损的，如餐盘有裂缝、破边，玻璃杯有破口等，要立即挑拣出来，不可继续使用，以保证安全。对有传染病的客人使用过的餐具、用具，不要与其他客人的餐具混在一起，要单独存放、清洗，及时单独做好消毒工作。

餐厅内销售的各种食品，服务人员要从感观上检查其质量，如发现有不符合卫生要求的，则应立即调换。发现或被顾客告知所提供的食品确有感官性状异常或可疑变质时，服务人员应当立即撤换并同时告知有关备餐人员。菜品上桌前，送菜服务员发现菜品有异常时，及时通知有关负责人及备餐人员。销售直接入口食品时，必须使用专用工具分检传递食品。

服务过程严格按照标准操作，随时保持餐厅环境卫生，下班前做好收尾工作。物品分类定位存放；餐台上的餐用具要用专用盖布盖好；客人餐后垃圾应归类丢放，餐巾纸包装袋等不可回收的垃圾应丢在专用垃圾处；对于剩菜剩饭则应倒入潲水桶里；不能将餐厨垃圾中的废弃食用油脂加工后作为食用油继续使用；不能将餐厨垃圾直接排入下水道；每天都

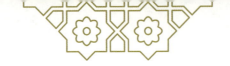

有专人来收垃圾,下班前一定要倾倒干净,并把垃圾区域清理干净,以防滋生蟑螂等病媒生物。

工作任务三　备餐与自助餐的卫生控制

一、备餐分餐卫生

备餐分餐人员进入备餐间、分餐间前应更换清洁的工作衣帽,并将手洗净、消毒,操作时戴口罩;操作时要避免食品受到污染。离开后再次回到分餐岗位工作应重新洗手消毒;非操作人员不得擅自进入;不得在备餐间、分餐间内从事与分餐无关的活动。

操作人员应认真检查待供应食品,发现有感官性状异常的,应立即停止供应,并及时上报。当发现或被顾客告知所提供的食品确有感官性状异常或可疑变质时,服务人员需立即撤换该食品,并同时告知有关负责人及备餐人员,备餐人员需当即检查被撤换的食品和同类食品,及时做出相应处理,确保供餐卫生。盒饭内禁止冷荤凉菜类食品与热菜混合盛装。

配送直接入口食品时,使用专用工具分捡、传递食品,专用工具定位放置,防止污染;提倡分餐方式供餐与就餐,做到每个菜品的容器中备有公用筷及公用勺;菜肴分派、造型整理的用具使用前应经过消毒。

用于菜肴装饰的原料使用前应洗净消毒,不得反复使用。分餐用的餐具、工用具每餐做到清洗、消毒。饮品制作的设备、工具、容器等应专用。每餐次使用前应消毒,用后应洗净并在专用保洁设施内存放。生豆浆烧煮时应将上面泡沫除净,煮沸后再以文火维持煮沸 5 min 以上。自制含酒精的饮品,所使用的原料应符合有关要求。

备餐间、分餐间内安装紫外线消毒灯,紫外线灯应按功率不小于 $1.5\ W/m^3$。操作间每餐(或每次)使用前应进行空气和操作台的消毒。使用紫外线灯消毒的,应在无人工作时开启 30 min 以上。紫外线灯宜安装反光罩,强度大于 $70\ \mu W/cm^2$。紫外线灯应分布均匀,距离地面 2 m 以内。在分餐前无人工作时开灯 0.5 h 以上进行空气消毒,并有消毒记录(记录消毒日期、开灯时间、闭灯时间及消毒人员签字)。操作间内应使用专用的工具、容器,用前应消毒,用后应洗净并保持清洁。

烹饪制作成品后的食品应尽快食用,其间隔不得超过 2 h,需较长时间(超过 2 h)存放的食品,应当在高于 60 ℃ 或低于 10 ℃ 的条件下存放。冷盘、拼盘不积压、不摞盘。

备餐间、分餐间每日供餐后要及时进行清扫,保持清洁卫生。分餐间内设专用留样冰箱,配送的集体用餐及重要接待活动供应的食品成品应留样。

二、自助餐卫生

自助餐是指就餐者通过使用公筷、公勺等公用餐具分取菜点成品,再用各自餐具进食的一种餐饮服务形式。它具有菜式多样、营养丰富、供应快速、节省人力等特点,是全世界最流行的用餐方式之一。

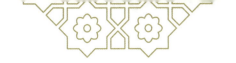

自助餐形式多样化,有全自助形式;有服务员分菜,或者分送饮料、面包、黄油及甜品,直接送至各个餐桌;有些自助餐还有厨师表演雕刻的项目,把所有的菜摆成一长列,可以给就餐者一种深刻的印象和强烈的刺激。同时,自助餐也是展示花色品种(如装饰得很美的肉、鱼、鸡和贝肉)的好机会。

自助餐,包括热餐和冷餐,其食品安全方案包括:① 应尽量在非现场制作;② 执行 HACCP 安全标准,以保证食品安全;③ 冷却的餐饮原料和有关食品通过冷藏车运送到销售处;④ 冷却的餐饮原料和有关食品宜在夜间按规定时间送到销售处;⑤ 食品的卸货和储存,保存工具专用,有温控设施;⑥ 食品在备餐间中制作完成。

1. 自助餐食品时间与温度的安全控制

时间和温度控制十分关键。厨房生产中很难短时间在现场准备出成百上千种菜点,因此,通常是事先装盘,放在保温箱里保温或保冷。对移动式的冷冻储存系统要求较高,应当把温度维持在食品内部温度为 10 ℃ 以下;移动式保温箱应当使食品内部温度达到至少 60 ℃。当菜肴摆台展示时,需要有特殊设备维持菜肴的温度范围。

对冷菜来说,一般使用冰来取得所需的冷却效果,要注意不得使菜肴直接接触到冰或冰水。把菜肴盛在小容量盘里,不仅可以增加菜肴的吸引力,而且便于控制。热菜通常可用电炉盆、酒精炉盆保持在 60 ℃。大块的烤肉、火腿、鸡等则放在红外线下。

设置自助餐食品摆台时,冷热食品应分区分开摆放,避免串温。经常更换食品品种,做到品种多样化,以缩短各种食品的供应时间,每种食品供应时间不超过 4 h。

2. 自助餐食品服务过程中的安全控制

服务员进出应检查仪容、仪表,工作服、健康证、工号牌要求整洁、齐备。养成良好的个人卫生习惯,服务员不能就手咳嗽、抓头、摸脸。每天开餐前应检查"餐具、餐炉、玻璃器皿、台布"等卫生。

菜点在供应前和供应过程中应用盖遮挡,以防灰尘、苍蝇、他人咳嗽等。用过的食物不能使用。使用适当用具供应食物,如刀、叉、勺、筷子、夹子等。分菜工具清洁,不同口味色泽的菜肴,其分菜工作要调换。

卫生交接应双方检查签字认可。每天收市后进行灭"四害",但应注意不能污染食品。

3. 自助餐食品进餐过程中的安全控制

服务员应指导就餐者不用个人使用过的餐具夹取食品,而应提示使用公筷、公勺,建议就餐者用另一未使用过的餐具夹取食品,如果使用个人已用过的餐具,则会有交叉污染的可能。

应劝导就餐者取食时使用公用餐具,严格做到一菜一用,不能混用。不要对着食物讲话、打喷嚏,以免口腔中的细菌污染食品。

三、集体用餐配送卫生

集体用餐配送的食品不得在 10～60 ℃ 的温度条件下贮存和运输,从烧熟至食用的间隔时间(保质期)应符合以下要求:

烧熟后 2 h 的食品中心温度保持在 60 ℃ 以上(热藏)的,其保质期为烧熟后 4 h。烧熟后 2 h 的食品中心温度保持在 10 ℃ 以下(冷藏)的,保质期为烧熟后 24 h,但供餐前应按要求再加热。

盛装、分送集体用餐的容器表面宜标明加工单位、生产日期及时间、保质期,必要时标注保存条件和食用方法。运送集体用餐的容器和车辆应安装食品热藏和冷藏设备,在每次配送前应进行清洗消毒。运输食品的工具与设备应当保持清洁,必要时应消毒,运输保温、冷藏(冻)食品应当有必要的并与供应的食品品种、数量相适应的保温、冷藏(冻)设备。

工作任务四 宴会服务的卫生保障

宴会服务是指把菜肴装在大碗、大盘或大盆中送上桌,由客人相互传递,从中自取所需分量的服务形式,适用于大型宴会或晚间服务。由于菜肴传来传去,热菜很可能会变凉;也可能因为客人来回走动,意外的咳嗽或打喷嚏而使整盘菜受到污染,因此对大容器内盛放的菜肴如菜汤、大盆冷菜均应加盖保护。

一、宴席服务用设备的卫生

在营业开始前,要对餐厅做常规性检查。重点检查地面、墙壁、天花板、菜单的清洁状况。对餐厅照明度做调节,以制造合适的气氛。应调节通风设施,使客人不觉憋闷和有烟雾。

1. 摆台用设备的卫生

台布:摆台时要检查台布是否清洁,有无破损现象。为确保台布卫生,可使用廉价的一次性塑料台布。为防止餐具与桌子碰撞发出噪声,桌子与台布之间应设一层垫布。

餐具:桌面上的筷子在摆放时,与食物接触的细端应放在筷子架上。调羹放在汤碗内,如多人共餐,应设公筷公勺,确保分餐卫生。餐巾应放于杯子中或碟子上,放置前应确保不被弄脏。纸质餐巾只能一次性使用,即使看上去还干净,在清洁桌面时也应全部废弃。布质的餐巾每次用后都要洗净。不能用餐巾擦拭已经消毒的餐具。

其他物品:摆台时还要考虑放置适量的调味品、牙签、烟灰缸。餐桌上摆放的调味品常用的有酱油、辣酱、食醋、果酱等。盛装这些食品的容器其外部应定期清洁。可用湿布把瓶子外面的指印、食品溢出物擦净。这类瓶子不能洗涤,也不能向这些瓶子中倒入或补充调味品。如果顾客自行取用,容易造成污染和浪费。最好使用细口瓶,并严格控制调味品流量。烟灰缸在摆上桌子前应清洗干净。清理时应将烟灰倒入指定的金属器内,以防火灾。

2. 托盘卫生

托盘有大中小型、方圆型之分。一般大中型方盘用于装运菜肴、点心、饮料,收运餐具、盘碟等较重的器皿。小方盘和大小圆盘用于上菜肴、上饮料、斟酒、上毛巾。摆台、收台、端送食品饮料都要使用托盘,能否使用好托盘也是服务工作的一项基本技能。

在开始服务之前,应检查托盘的底部、面上、四周,不应有油污、食物或别的残料。要检查托盘是否有裂缝、破损。装托盘时,物品不能过多。各种物品都要小心轻放。为了防滑,可在盘内垫上垫布。

3. 设备的存放

在餐厅一般设有墙侧柜，用于服务设备的存放。服务员应在每次换班前把墙侧柜装满，在营业时随用随取。对所用餐具应防止污染，对用脏了的台布、盘碟、夹具都不得放进墙侧柜中保存，并防止其腐败变质。

二、宴席服务中的食品安全

1. 端盘服务的卫生

端盘服务是指把在厨房里做好的所有菜肴都装好盘，直接送给顾客的服务形式。为了确保菜肴的温度适于顾客食用，就必须尽快地送给顾客。由于菜肴不可避免地暴露于空气中，冷菜因在厨房拼摆时间较长，应对其进行紫外线灭菌消毒，必要时可做加盖放置。对热制冷菜应迅速冷却，在出售前确保一直处于低温状态，以抑制污染菌生长。对热菜要趁热供应。如暂时不立即供应，则应有保温设施。

在餐厅服务过程中，食品可能暴露于室温条件下，导致微生物污染及生长繁殖。上菜时，热菜应用经过加热的盘子盛装，冷菜应当用经过冷却的盘子盛装。不用抹布擦拭盘子。菜肴装托盘时，不加盖的菜肴，应放在远离身体一侧的托盘内，以免送菜时落入头发。

为了避免手与食品不必要的接触，服务员应使用分菜工具，或给客人配备分菜工具。如分菜工具暂时不用，可以放置于食品中，要确保刀柄、叉柄露在外面或放在循环水中，或将其洗净、擦干后存放在带盖的工具盒中。

2. 分菜服务的卫生

分菜服务是指在厨房里把烧好的完整菜肴如整鸡、整鸭、整鱼、整乳猪等用大盘装上，端到餐桌上给顾客欣赏，然后由服务员给顾客分菜的服务方式。对分菜服务来说，虽然菜肴也是厨房里做成的，它能保持食品内部达到一定的温度，符合杀菌需要，但从厨房拿到餐厅时，较难维持原有温度。在服务员把菜肴向客人展示以及从大盘分向小盘时，温度会继续下降。因此分菜应尽可能缩短时间。分菜服务是分餐制的一种具体形式。

3. 桌旁服务的卫生

桌旁服务是指由服务员在餐桌旁，当着顾客的面做菜的服务形式，如加工火锅食品、烧烤食品、拌腌生食食品。桌旁服务虽然省去了搬运环节，但服务员必须有许多烹调卫生知识。如服务员必须保证把食品内部的温度加热到合适的程度，防止半生不熟及食物中毒事故发生；拌腌食品要拌腌足够时间，且成品与原料容器具严格分开、防止交叉污染。此外，餐厅的通风设备应能使热气、油和烧菜产生的气味排除。如用电、气、火设备，还应注意安全操作。

4. 饮料供应的卫生

作为饮料供应的牛奶应为消毒奶。商业上的消毒只能杀灭非芽孢菌，因此消毒的瓶装奶必须在低温下存放。用奶粉冲制的奶茶，必须先煮沸后供应。饮料杯必须消毒。

对冷冻饮品，使用前必须处于冷冻状态。对清凉饮料必须低温存放。

给客人供应冰时，服务员应使用勺、夹子、冰铲等专用工具，禁止让客人自取，以免污

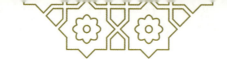

染。冰、工具不用时均应放置在不受污染的地方。

5. 斟酒的卫生

中餐宴会一般使用酒精含量较高的蒸馏酒和酒精含量较低的葡萄酒。其他饮料还有啤酒、汽水、矿泉水等。服务人员应当着客人的面将酒打开。斟酒之初须用洁净布将瓶口、瓶塞擦净,嗅察一下瓶塞的味道,异味酒、变质酒不能使用,瓶有裂纹也不能使用。

西餐宴会上用酒较多,供应的食品不同,搭配的饮料也有区别。供应开胃食品时搭配供应含气软饮料,并加入一些冰块,这些饮料应事先放在冰箱做冷却处理。供应鸡鱼菜肴时搭配供应白酒,其酒和酒杯均应提前冷却,斟酒前要将酒瓶擦干。供应牛排、烤肉、野味食品时搭配供应红葡萄酒,常在室温下饮用。红葡萄酒可能沉淀物较多,斟酒时要避免摇动或振荡,也可先用纱布或滤纸过滤后再入瓶。

斟酒时,瓶口不要触及酒杯,但也不要离杯过高,以免酒水溅出。如失误碰翻酒杯时,应迅速铺上餐巾,将溢出的酒水吸干,瓶内酒越少时酒的出瓶速度越快,因此在倒半瓶的酒时,要掌握好酒瓶的倾斜度。斟啤酒时泡沫较多,倒的速度要慢些。斟酒完毕时,要使最后一滴酒均匀分布于瓶口,以免滴在桌上。斟酒后可用酒布揩干瓶口。

斟酒取杯时,对高脚杯要倒过来用手指夹住杯脚部分。对大玻璃杯则要拿住杯底部分。不能在杯口边缘留有指纹。

有些顾客饮酒过度不能节制,易导致醉酒,表现为呕吐、哭笑无常等。对醉酒者可在其额上敷湿毛巾,供醒酒菜,助其醒酒。

6. 剩余食品的处理

对已经给客人送过的食品,如果剩下不能再送给别的客人使用。有的时候顾客确实是传染源,他们通过各种途径使食品受到污染。这些剩余食品即使再有利用价值,企业职工也不能盲目使用。

对一些经过包装的、易腐性较低的食品,在包装完好的情况下,则可以再次使用。如顾客提出带走剩余食品,则应主动为顾客提供便利。如提供符合卫生要求的食品包装袋、方便盒等。

知识链接 ▼

一、餐厅的卫生标准

餐饮服务是指服务人员将制备好的食物提供给消费者的过程,这个过程也是食品安全链的最后环节,同时也是清洁度要求最高的环节,因此对于食品安全至关重要。国家也出台一系列法规政策和标准,如《中华人民共和国食品安全法》、《中华人民共和国食品安全法实施条例》、《饭馆(餐厅)卫生标准》、GB14934—2016《食品安全国家标准 消毒餐(饮)具》、GB31654—2021《食品安全国家标准 餐饮服务通用卫生规范》、《食品生产经营日常监督检查管理办法》、《食品经营许可和备案管理办法》、《餐饮服务食品安全操作规范》等。

二、餐厅服务分餐制的意义

由于在集体用餐过程中,个别就餐者口腔唾液中的病原生物可经非公用餐具转移进入进餐的食物中,会被同桌共餐的其他健康者接触并摄入,健康消费者就可能患病及传播病原,餐饮业提供的食物虽经严格烹饪和准无菌化服务,但是在最后食用环节还是会受到污染。

目前餐饮业对食品中细菌、病毒快速检测制度尚未完善,对前来消费的病人、病原携带者也无从识别与隔离。餐饮业是接受消费者服务的单位,《中华人民共和国消费者权益保护法》第十八条规定:"经营者应当保证其提供的商品或者服务符合保障人身、财产安全的要求。对可能危及人身、财产安全的商品和服务,应当向消费者作出真实的说明和明确的警示,并说明和标明正确使用商品或者接受服务的方法以及防止危害发生的方法。"因此只要不能排除有食源性疾病发生的可能,服务过程中均应对公筷、公勺及就餐用具进行标识(不同颜色、款式等)或说明。作为接受专业培训的餐厅服务员,应具有系统的食品安全、食品污染和疾病预防的科学知识,应当主动积极地采取各种防止病从口入的措施,减少发生食源性疾病的风险。

餐饮业应创新具有更高安全性的餐饮服务方式,改变落后的、不科学的、不卫生的餐饮业经营服务方式。分餐制作为一种时尚,餐饮业有着引领时尚的使命。要加强企业员工分餐制方式的操作培训,对消费者做好提倡文明用餐的宣传与引导工作,以促进餐饮业走上健康可持续发展的道路。

【要点提示】

1. 餐厅是消费者直接用餐的场所,其卫生整洁的程度直接关乎餐厅的形象,因此应该严格按照《饭馆(餐厅)卫生标准》的规定,保持餐厅的卫生。

2. 服务过程是最容易造成食品污染的环节,所以服务员的个人卫生和操作规范不仅仅是关乎餐厅的形象,更是决定食品安全与否的重要因素,因此应该强化服务人员的卫生规范操作意识。

3. 餐饮服务有自助餐、宴会服务等多种形式,在此介绍了酒店常用的餐饮服务形式,强调了备餐、分餐、送餐、桌前服务各个环节的卫生规范,旨在保障消费者身体健康。

【思考练习】

1. 餐厅的卫生要求有哪些?
2. 服务员在操作中应该注意什么?
3. 自助餐在供餐中应注意什么?
4. 备餐和分餐的要点是什么?
5. 宴会服务应该注意什么?

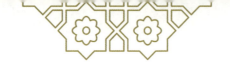

项目五
餐饮业食品安全控制体系

随着餐饮行业日渐增多的国内外交流,国际先进的食品安全管理方法和保障体系在餐饮业的应用受到越来越多的关注,建立有效的食品安全控制体系为企业创造了市场竞争的良好先机。本章主要介绍这些先进的食品安全控制技术和管理方法在餐饮服务生产经营中的应用。

◎ 学习目标

- 掌握食品安全控制体系的概念,了解常用食品安全控制体系的特点;
- 熟悉良好生产规范(GMP)、卫生标准操作程序(SSOP)和餐饮服务食品安全量化分级管理制度的内容;
- 掌握危害分析与关键控制点(HACCP)体系的基本原理;
- 了解餐饮业建立 HACCP 体系的方法。

模块一 现代食品安全控制体系

案例导入 ▶

经过近半年的筹备,广州香格里拉大酒店于 2008 年 10 月 9 日获得由摩迪国际认证有限公司颁发的《危害分析与关键控制点》(简称 HACCP)国际食品安全认证。此认证有效期为三年,是广州城中首家获此殊荣的五星级酒店。

HACCP 是一套严格而精密的认证体系。早在 2001 年,香格里拉酒店管理集团就已经根据 HACCP 的原理,将食品安全系统引入酒店,推行香格里拉食品安全管理体系(SFSMS),并在每一家的酒店开始施行。近两三年,HACCP 开始正式进入每一家香格里拉酒店。根据每家酒店运作的差异,HACCP 的实际操作会有所区别。广州香格里拉大酒店自 2007 年 3 月成立开始,一直在筹备 HACCP 的认证。酒店邀请了专业的培训咨询机构根据HACCP的原理法则将收货温度、冷储存温度、烹调温度、冷却热食控制、食物翻热、食物摆盘、食品热保温、食品冷保温、水果蔬菜的清洁消毒及洗碗机温度等定为HACCP的关键控制点,并列出详尽的实施细则。从2008年3月开始,HACCP认证的筹备进入关键阶段。酒店首先邀请泰华施利华公司对酒店负责HACCP体系实施的主要人员进行专业培训;然后对不同岗位的员工分批进行初级、中级培训,让每一位员工都意识HACCP体系实施过程中应尽的职责,同时提高员工的参与度和热情度;文书准备是最繁复和最精细的一道程序,必须经过餐饮部、厨房、管事部、成本控制、采购部、工程部、管家部的共同配合,进一步完善酒店各部门的管理档案。摩迪认证公司进行初步的预审,根据HACCP的体系规范,指出酒店存在的问题。经过酒店内部的沟通和整改后,方可进入最后审核阶段。审核必须经过二天的实地考察,考察包括HACCP规定的每一个实际操作的细微环节。在确定整个体系的规范性和可行性后,认证机构方可颁发正式的注册证书,确认酒店的质量及食品安全管理体系符合ISO 9001:2000及可操作性的HACCP体系规范MI-H02的要求。

从HACCP的申请到实施,充分展示了广州香格里拉大酒店员工参与的热情,从最初的不熟悉到初步认识再到全面推广,在酒店内部形成了一个食品安全的文化,从而增加了客户和政府对酒店的信赖度。HACCP对关键控制点的监控比最终产品的检验更有效,它将食品安全从被动的反应转化为预防,从而大大降低了酒店食品安全事故发生的风险。

餐饮服务业经营的品种、数量和加工方式多变,加之受从业人员素质的影响,如何有效地控制餐饮行业食物中毒发生是世界各国都在努力开展的课题。《中华人民共和国食品安全法》第四十八条规定:"国家鼓励食品生产经营企业符合良好生产规范要求,实施危害分析与关键控制点体系,提高食品安全管理水平。"

工作任务一 了解HACCP食品安全控制体系

HACCP是Hazard Analysis and Critical Control Point的首字母缩写,中文名称为危害分析与关键控制点,它是一个为国际认可的、科学、高效、简便、合理而又专业性很强的食品安全管理体系。

HACCP是一种控制食品安全危害的预防性体系,但并非一个零风险系统,而是设法使食品安全危害的风险降到最低限度,是一个使食品供应链及生产过程免受生物、化学和物理性危害污染,使食品安全危害的风险降低到最小或可接受水平的管理工具。

实施HACCP的目的是对食品生产、加工进行最佳管理,确保提供给消费者更加安全的食品,以保护公众健康。食品加工经营企业不但可以用它来确保加工出更加安全的食品,而且还可以用它来提高消费者对企业的信心。

一、HACCP 的起源与发展

HACCP 系统是 20 世纪 60 年代由美国 Pillsbury 公司 H. Bauman 博士等与宇航局和美国陆军 Natick 研究所共同开发的,主要用于航天食品的生产。1971 年在美国第一次国家食品保护会议上提出了 HACCP 原理,立即被食品药物管理局(FDA)接受,并决定在低酸罐头食品中采用。1985 年美国科学院(NAS)就食品法规中 HACCP 有效性发表了评价结果,随后由美国农业部食品安全检验署(FSIS)、美国陆军 Natick 研究所、食品药物管理局(FDA)、美国海洋渔业局(NMFS)4 家政府机关及大学和民间机构的专家组成的美国食品微生物学基准咨询委员会(NACMCF)于 1992 年采纳了食品生产的 HACCP 七原则。1993 年联合国粮农组织(FAO)、世界卫生组织(WHO)、国际食品法典委员会(CAC)批准了《HACCP 体系应用准则》,1997 年颁布了新版法典指南《HACCP 体系及其应用准则》,该指南已被广泛接受并得到了国际上普遍的采纳,HACCP 概念已被认可为世界范围内生产安全食品准则。

1998 年起美国的 HACCP 已进入法制化阶段,在此期间,欧盟、日本等发达国家也纷纷采用 HACCP 体系并将其法制化。欧美等发达国家自在食品加工企业引入 HACCP 体系后,在提高食品的卫生质量、降低食物中毒发病率方面取得了显著效果。

我国 1991 年农业部渔业局派遣专家参加了美国 FDA、NOAA、NFI 组织的 HACCP 研讨会,1993 年国家水产品质检中心在国内举办了首次水产品 HACCP 培训班,介绍了 HACCP 原则、水产品质量保证技术、水产品危害及监控措施等。1996 年农业部结合水产品出口贸易形势颁布了冻虾等 5 项水产品行业标准,并进行了宣讲贯彻,开始了较大规模的 HACCP 培训活动。2002 年 12 月中国认证机构国家认可委员会正式启动对 HACCP 体系认证机构的认可试点工作,开始受理 HACCP 认可试点申请。目前国内约有 500 多家水产品出口企业获得 HACCP 认证。

二、HACCP 的特点

HACCP 作为科学的预防性食品安全控制体系,具有以下特点:

1. HACCP 是预防性的食品安全控制体系,但它不是一个孤立的体系,必须建立在良好生产规范(GMP)和卫生标准操作程序(SSOP)的基础上。

2. 每个 HACCP 计划都反映了某种食品加工方法的专一性,其重点在于预防,设计上在于防止危害进入食品。

3. HACCP 不是零风险体系,但使食品生产最大限度趋近于"零缺陷",可用于尽量减少食品安全危害的风险。

4. 恰如其分地将食品安全的责任首先归于食品生产商及食品销售商。

5. HACCP 强调加工过程,需要工厂与政府的交流沟通。政府检验员通过确定危害是否正确地得到控制来验证工厂 HACCP 实施情况。

6. 克服传统食品安全控制方法(现场检查和成品测试)的缺陷,当政府将力量集中于 HACCP 计划制定和执行时,对食品安全的控制更加有效。

7. HACCP 可使政府监督员将精力集中到食品生产加工过程中最易发生安全危害的环节上。

8. HACCP 概念可推广延伸应用到食品质量的其他方面，控制各种食品缺陷。

9. HACCP 有助于改善企业与政府、消费者的关系，树立食品安全的信心。

上述诸多特点之根本在于 HACCP 是使食品生产企业或供应商从以最终产品检验为主要基础的控制观念转变为建立从收获到消费，鉴别并控制潜在危害，保证食品安全的全面控制系统。

三、餐饮业实施 HACCP 的意义

世界范围内食物中毒事件的显著增加激发了经济秩序和食品安全意识的提高，在美国、欧盟、英国、澳大利亚和加拿大等地区与国家，越来越多的法规和消费者要求将 HACCP 体系的要求变为市场的准入要求。一些组织，例如美国国家科学院、国家微生物食品标准顾问委员会以及 WHO/FAO 营养法委员会，一致认为 HACCP 是保障食品安全最有效的管理体系。

1. 对食品工业企业

（1）增加市场机会

良好的产品质量将不断增加消费者信心，特别是在政府的不断抽查中，总是保持良好的企业，将受到消费者的青睐，形成良好的市场机会。

（2）降低生产成本（减少回收/食品废弃）

因产品不合格，使企业产品的保质期缩短，使企业频繁回收其产品，增加企业生产费用。

（3）提高产品质量的一致性

HACCP 的实施使生产过程更规范，在提高产品安全性的同时，也大大提高了产品质量的均匀性。如在美国 300 家畜肉、禽肉生产企业在实施 HACCP 体系后，沙门氏菌在牛肉上降低了 40%，在猪肉上降低了 25%，在鸡肉上降低了 50%，所带来的经济效益不言而明。

（4）提高员工对食品安全的参与

HACCP 的实施使生产操作更规范，并促进员工对提高公司产品安全的全面参与。

（5）降低商业风险

日本雪印公司金黄色葡萄球菌中毒事件使全球牛奶巨头日本雪印公司一蹶不振的事例充分说明了食品安全是食品生产企业的生存保证。

2. 对消费者

（1）减少食源性疾病的危害

良好的食品质量可显著提高食品安全的水平，更充分地保障公众健康。

（2）增强卫生意识

HACCP 的实施和推广，可提高公众对食品安全体系的认识，并增强自我卫生和自我保护的意识。

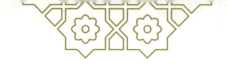

(3) 增强对食品供应的信心

HACCP 的实施,使公众更加了解食品企业所建立的食品安全体系,对社会的食品供应和保障更有信心。

(4) 提高生活质量(健康和社会经济)

良好的公众健康对提高大众生活质量、促进社会经济的良性发展具有重要意义。

3. 对政府

(1) 改善公众健康

HACCP 的实施将使政府在提高和改善公众健康方面发挥更积极的影响。

(2) 更有效和有目的的食品监控

HACCP 的实施将改变传统的食品监管方式,使政府从被动的市场抽检变为政府主动地参与企业食品安全体系的建立,促进企业更积极地实施安全控制的手段,并将政府对食品安全的监管从市场转向企业。

(3) 减少公众健康支出

公众良好的监控,将减少政府在公众健康上的支出,使资金能流向更需要的地方。

(4) 确保贸易畅通

非关税壁垒已成为国际贸易中重要的手段。为保障贸易的畅通,对国际上其他国家已强制性实施的管理规范,须学习和掌握,并灵活地加以应用,减少其成为国家贸易的障碍。

(5) 提高公众对食品供应的信心

政府的参与将更能提高公众对食品供应的信心,增强国内企业竞争力。

工作任务二　了解良好生产规范(GMP)

良好生产规范(Good Manufacture Practice,GMP)是一种特别注重在生产过程中实施对产品质量与卫生安全的自主性管理制度,适用于制药、食品等行业的强制性标准,要求企业从原料、人员、设施设备、生产过程、包装运输、质量控制等方面按国家有关法规达到卫生质量要求,形成一套可操作的作业规范,帮助企业改善企业卫生环境,及时发现生产过程中存在的问题并加以改善。简要地说,GMP 要求企业应具备良好的生产设备,合理的生产过程,完善的质量管理和严格的检测系统,确保最终产品的质量(包括食品安全卫生)符合法规要求。

实施 GMP 对于确保食品质量和安全、提高我国食品的国际竞争力有重要意义。GMP 在国外特别是美国已经普遍推行,我国大型食品生产企业和大型餐饮连锁企业也已引入 GMP 规范,企业实施 GMP 是建立 HACCP 体系的前提条件之一。

一、GMP 的内容

GMP 涉及人员、厂房、设备、卫生条件、原辅材料、生产操作、包装和标签、质量控制系统、自我检查、销售记录、用户意见等方面。在硬件方面要有符合要求的环境、厂房、设备;在软件方面要有可靠的生产工艺、合格的操作人员、严格的管理制度、完善的检测手段。简单地说,食品 GMP 的重点可以用 4 个 M 来解释:人员(Man)、原材料(Material)、设备(Machine)和方法(Method)。

二、GMP 的分类

从 GMP 适用范围来看,现行的 GMP 可以分为以下几类:

1. 具有国际性质的 GMP

具有国际性质的 GMP 如世界卫生组织(WHO)、欧洲共同体和东南亚国家联盟颁布的 GMP。对于 WHO 的 GMP 认证,企业需要向 WHO 提出申请,按 WHO 的 GMP 要求进行认证。企业申请欧盟的 GMP 需要注意的是:首先,欧盟的 GMP 要求厂家参照其指导进行自身检查;其次,所有的质量管理文件、操作规范和各种生产管理表格、标牌、标签和生产记录都应具备中英文对照;另外,要求员工进行欧盟 GMP 的全员培训,了解并适应国外检查的特点。

2. 国家权力机构颁布的 GMP

国家权力机构颁布的 GMP 如食品安全监管机构发布的食品生产企业良好操作规范、美国 FDA 颁布的 CGMP(现行 GMP)、英国卫生和社会保险部颁布的 GMP、日本厚生省颁布的 GMP。

3. 工业组织制定的 GMP

工业组织制定的 GMP 如美国制药工业联合会制定的标准不低于美国政府制定 GMP,中国医药工业公司制订的 GMP 实施指南,甚至还包括药厂或公司自己制定的 GMP。

三、GMP 的内容和特点

1. GMP 的内容

GMP 总体内容包括机构与人员、厂房和设施、设备、卫生管理、文件管理、物料控制、生产控制、质量控制、贮存和销售管理等方面,涉及生产的方方面面,强调通过对生产全过程的管理来保证产品质量。

从专业化管理的角度,GMP 可以分为质量控制系统和质量保证系统两大方面。一是对原材料、中间品、产品的系统质量控制,这就是质量控制系统。另一方面是对影响产品质量、生产过程中易产生的人为差错和污染等问题进行系统的严格管理,以保证产品的质量,这就是质量保证系统。

从硬件和软件系统的角度,GMP 可分为硬件系统和软件系统。硬件系统主要包括对人员、厂房、设施、设备等的目标要求,可以概括为以资本为主的投入产出。软件系统主要包括组织机构、组织工作、生产技术、卫生、制度、文件、教育等方面内容,可以概括为以智力为主的投入产出。

2. GMP 的特点

(1)原则性。GMP 条款仅指明了要求的目标,而没有列出如何达到这些目标的解决办法。达到 GMP 要求的方法和手段是多样化的,企业有自主性、选择性,不同企业可根据自身情况选择最适宜的方式实施 GMP 改造和建设。

(2)时效性。GMP 条款是具有时效性的,因为条款只能根据该国家、该地区现有一般生产水平来制定,随着科技和经济贸易的发展,GMP 条款需要定期或不定期补充、修订。

(3)多样性。GMP 是保证产品生产质量的起码标准,但不是最严的、最好的,更不是高不可攀的。任何一国的 GMP 都不可能把只能由少数企业做得到的一种生产标准来作为全行业的强制性要求。生产达标方法和手段是多样化的,企业有自主性,也可以是严于 GMP 标准的。将生产要求与目标市场的竞争结合起来,必然会形成实现标准要求的多样性。

(4)基础性。尽管各国 GMP 在规定内容上基本相同,但在同样的内容上所要求的精度和严格程度却是不一样的,且存在很大差异。各国 GMP 均是建立在 WHO 的 GMP 之上的发展和完善,体现着各国政府特别是监督管理部门更为严格的要求趋向,是一种进步和必然的发展趋势。

四、GMP 与一般食品标准的区别

我国 GMP 的颁布也是以标准的形式,但与其他的食品标准在性质、内容和侧重点上有本质的区别。

1. 性质

GMP 是对食品企业的生产条件、操作过程和管理行为提出的规范性要求,而一般的食品标准则是对食品企业生产出的终端产品所提出的量化指标要求。

2. 内容

GMP 在内容上可以概括为两个部分:硬件和软件。硬件是指对食品企业(包括生产、贮存、流通、服务等企业)的建筑、设备、卫生设施、环境等方面的技术要求和规定;软件是指对人员的要求(素质、教育和培训、职业合格证等)及对生产工艺(技术水平、科学先进性、操作性等)、生产行为、管理组织、管理制度、记录和教育等方面的管理要求,例如,产品质量的检测机构、执行标准、不合格品处理方法等。一般食品标准的内容主要是产品必须符合的卫生和质量指标,如理化、微生物等污染物的限量指标;水分、过氧化物、挥发性盐基总氮等食品腐败变质的特征指标;纯度、营养素、功效成分等与产品品质相关的指标等。

3. 侧重点

GMP 的内容体现在原料到产品的整个食品生产过程中,所以 GMP 是将保证食品质量的重点放在成品出厂前的整个过程的各个环节上,而不仅仅是着眼于终端产品。一般食品标准则是侧重于对终端产品的判定和评价等。

工作任务三 了解卫生标准操作程序(SSOP)

卫生标准操作程序(Sanitation Standard Operating Procedure,SSOP)是食品加工企业为了达到良好操作规范 GMP 而制定的实施细则,主要是用于指导食品生产加工过程中如何实施清洗、消毒和卫生保持的作业指导文件。它没有 GMP 的强制性,是企业内部的管理性文件,但 SSOP 的规定是具体的,主要指导卫生操作和卫生管理的具体实施。在某些情况

下，SSOP可以减少在HACCP计划中关键控制点的数量，使用SSOP减少危害控制而不是HACCP计划，不减少其重要性或显示更低的优先权。实际上危害是通过SSOP和HACCP关键控制点的组合来控制的。一般来说，涉及产品本身或某一加工工艺、步骤的危害是由关键控制点(CCP)来控制，而涉及加工环境或人员等有关的危害通常是由SSOP来控制比较合适。在有些情况下，一个产品加工操作可以不需要一个特定的HACCP计划，这是因为危害分析显示没有显著危害，但是所有的加工厂都必须对卫生状况和操作进行监测。

1. 与食品接触或与食品接触物表面接触的水(冰)的安全

生产用水(冰)的卫生质量是影响食品安全的关键因素，食品加工厂应有充足供应的水源。对于任何食品的加工，首要的一点就是要保证水的安全。食品加工企业一个完整的SSOP，首先要考虑与食品接触或与食品接触物表面接触用水(冰)来源与处理应符合有关规定，并要考虑非生产用水及污水处理的交叉污染问题。

餐饮业用水和冰安全的要求如下：

(1) 水质标准。供应水应能保证加工需要，水质应符合《生活饮用水卫生标准》(GB 5497)。

(2) 食用冰块。直接与食品接触的冰必须采用符合饮用水标准的水制作；制作设备和盛放冰块的器具必须保持良好的清洁状态；冰的存放、粉碎、运输、盛装等都必须在卫生条件下进行，防止与地面接触造成污染。

(3) 设施。供水设施完好，一旦损坏后能立即维修好，避免供水设施被其他液体污染。供水设施被污染的主要原因有交叉污染、回流(压力回流、虹吸管回流)。防止措施：食品接触的非饮用水(如冷却水、污水或生活废水等)的管道系统与食品加工用水的管道系统，应以不同颜色明显区分，并以完全分离的管路输送，不得有逆流或相互交接现象；排水系统设计符合餐饮业加工要求，防止发生交叉污染。水管龙头需要一个典型的真空中断器或其他阻止回流装置以避免产生负压情况。如果水管中浸满水，而水管没有防止回流装置保护，脏水可能被吸入饮用水中。防止回吸清洗槽、解冻槽、漂洗槽的水。

2. 与食品接触的表面(包括设备、手套、工作服)的清洁度

保持食品接触表面的清洁是为了防止污染食品。与食品接触表面一般包括直接(加工设备、工器具和台案以及加工人员的工作服、手套、包装物料等)和间接(未经清洗消毒的冷库、卫生间的门把手、垃圾箱等)两种。

(1) 餐饮业对食品接触面的状况要求。食品接触面要保持良好状态，其设计、安装便于卫生操作；表面结构应抛光或浅色，易于识别表面残留物，易于清洗、消毒；设备夹杂物品残渣易清楚；手套、工作服清洁且状况良好。食品加工用设备和工用具的构造有利于保证食品安全、易于清洗消毒、易于检查，应有避免润滑油、金属碎屑、污水或其他可能引起污染的物质混入食品的构造；食品接触面应平滑、无凹陷或裂缝，设备内部角落部位应避免有尖角，以避免食品碎屑、污垢等的聚积；设备的摆放位置应便于操作、清洁、维护；所有用在食品处理区及可能接触食品的设备与工用具，应由无毒、无臭味或异味、耐腐蚀、不易发霉且可承受重复清洗和消毒的符合卫生标准的材料制造；除工艺上必须使用的外(如面点制作)，食品接触面原则上不可使用木质材料，必须使用木质材料工用具时，要保证不会对食品产生污染。

工作服(包括衣、帽、口罩)宜用白色(或浅色)布料制作,可按其工作的场所从颜色或式样上进行区分,如粗加工、烹调、仓库、清洁等。手套不易破损,不得使用线手套。

(2) 餐饮业食品接触面消毒保洁的要求。食品接触表面在加工前和加工后都应彻底清洁,并在必要时消毒。首先必须进行彻底清洗(除去微生物赖以生长的营养物质、确保消毒效果),再进行冲洗,然后进行消毒。

工作服应有清洗保洁制度,并按有关卫生管理规定处理相关事项。如工作服应集中清洗和消毒,应有专用的洗衣房,洗衣设备、能力要与实际相适应,不同区域的工作服要分开,并每天清洗消毒(工作服是用来保护产品的,不是保护加工人员的)。不使用时它们必须贮藏于不被污染的地方。

加工设备和器具清洗消毒的频率:大型设备在每班加工结束之后清洗消毒,工器具每2~4 h清洗消毒,加工设备、器具(包括手)被污染之后应立即进行清洗消毒。

制定有效的清洗和消毒方法及管理制度,清洗消毒的方法必须安全卫生。使用的洗涤剂、消毒剂必须符合《食品工具、设备用洗涤剂卫生标准》和《食品工具、设备用洗涤消毒剂卫生标准》等有关卫生标准和要求;用于清扫、清洗和消毒的设备、用具应放置在专用场所妥善保管。

(3) 场所、设施、设备及工用具的清洁。可参考《餐饮服务食品安全操作规范》附件3"推荐的餐饮服务场所、设施、设备及工用具清洁方法"(表5-1)。

表 5-1 餐饮服务场所、设施、设备及工用具清洁方法

项 目	频 率	使用物品	方 法
地 面	每天完工或有需要时	扫帚、拖把、刷子、清洁剂	1. 用扫帚扫地 2. 用拖把以清洁剂拖地 3. 用刷子刷去余下污物 4. 用水彻底冲净 5. 用干拖把拖干地面
排水沟	每天完工或有需要时	铲子、刷子、清洁剂及消毒剂	1. 用铲子铲去沟内大部分污物 2. 用水冲洗排水沟 3. 用刷子刷去沟内余下污物 4. 用清洁剂、消毒剂洗净排水沟
墙壁、天花板(包括照明设施)及门窗	每月一次或有需要时	抹布、刷子及清洁剂	1. 用干布除去干的污物 2. 用湿布抹擦或用水冲刷 3. 用清洁剂清洗 4. 用湿布抹净或用水冲净 5. 风干
冷 库	每周一次或有需要时	抹布、刷子及清洁剂	1. 清除食物残渣及污物 2. 用湿布抹擦或用水冲刷 3. 用清洁剂清洗 4. 用湿布抹净或用水冲净 5. 用清洁的抹布抹干/风干
工作台及洗涤盆	每次使用后	抹布、清洁剂及消毒剂	1. 清除食物残渣及污物 2. 用湿布抹擦或用水冲刷 3. 用清洁剂清洗 4. 用湿布抹净或用水冲净 5. 用消毒剂消毒 6. 风干

续 表

项 目	频 率	使用物品	方 法
工具及加工设备	每次使用后	抹布、刷子、清洁剂及消毒剂	1. 清除食物残渣及污物 2. 用水冲刷 3. 用清洁剂清洗 4. 用水冲净 5. 用消毒剂消毒 6. 风干
排烟设施	表面每周一次 内部清洗每年不少于2次	抹布、刷子及清洁剂	1. 用清洁剂清洗 2. 用刷子、抹布去除油污 3. 用湿布抹净或用水冲净 4. 风干
废弃物暂存容器	每天完工或有需要时	刷子、清洁剂及消毒剂	1. 清除食物残渣及污物 2. 用水冲刷 3. 用清洁剂清洗 4. 用水冲净 5. 用消毒剂消毒 6. 风干

（4）推荐的餐具清洗、消毒和保洁的方法。可参考《餐饮服务食品安全操作规范》（2018版）附录H"推荐的餐饮服务场所、设施、设备及工具清洁方法"和附录I"推荐的餐饮服务从业人员洗手消毒方法"。

3. 防止发生交叉污染

交叉污染是通过生的食品、食品加工者或食品加工环境把生物或化学的污染物转移到食品的过程。此方面涉及预防污染的人员要求、原材料和熟食产品的隔离和工厂预防污染的设计。

（1）人员要求。适宜的对手进行清洗和消毒能防止污染。个人物品也能导致污染并需要远离生产区存放。在加工区内吃、喝或抽烟等行为不应发生,这是基本的食品安全要求。在几乎所有情况下,手经常会靠近鼻子,约50%的人鼻孔内有金黄色葡萄球菌。皮肤污染也是一个相关点。未经消毒的肘、胳膊或其他裸露皮肤表面不应与食品或食品接触表面相接触。

（2）隔离。防止交叉污染的一种方式是合理选址和合理设计布局。食品原材料和成品必须在生产和储藏中分离以防止交叉污染。原料和成品必须分开,原料冷库和熟食品冷库分开是解决交叉污染的好办法。产品贮存区域应每日检查。另外注意人流、物流、水流和气流的走向,要从高清洁区到低清洁区,要求人走门、物走传递口。

4. 手的清洗与消毒,厕所设施的维护与卫生保持

手的清洗和消毒目的是防止交叉污染。一般的清洗方法和步骤为:清水洗手,擦洗手皂液,用水冲净洗手液,将手浸入消毒液中进行消毒,用清水冲洗,干手。根据《餐饮服务食品安全操作规范》（2018版）附录I"推荐的餐饮服务从业人员洗手消毒方法"正确洗手,清洗后的双手在消毒剂水溶液中浸泡20~30 s,或涂擦消毒剂后充分揉搓20~30 s。

5. 防止食品被污染物污染

食品加工企业经常要使用一些化学物质,如润滑剂、燃料、杀虫剂、清洁剂、消毒剂等,生产过程中还会产生一些污物和废弃物,如冷凝物和地板污物等。下脚料在生产中要加以控制,防止污染食品及包装。关键卫生条件是保证食品、食品包装材料和食品接触面

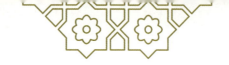

不被生物的、化学的和物理的污染物污染。

被污染的水滴或冷凝物中可能含有致病菌、化学残留物和污物,导致食品被污染;地面积水或池中的水可能溅到产品、产品接触面上,使得产品被污染。脚或交通工具通过积水时会产生喷溅。

水滴和冷凝水较常见,且难以控制,易形成霉变。一般采取的控制措施有:顶棚呈圆弧形、良好通风、合理用水、及时清扫、控制房间温度稳定等。

6. 有毒化学物质的标记、储存和使用

食品加工需要特定的有毒物质,这些有害有毒化合物主要包括洗涤剂、消毒剂(如次氯酸钠)、杀虫剂(如 1605)、润滑剂、试验室用药品(如氰化钾)、食品添加剂(如小苏打)等。没有这些化合物工厂设施无法运转,但使用它们时必须小心谨慎,要按照产品说明书使用,做到正确标记、贮存安全,否则会导致企业加工的食品被污染。

7. 雇员的健康与卫生控制

食品加工者(包括检验人员)是直接接触食品的人,其身体健康及卫生状况直接影响食品安全质量。管理好患病或有外伤或其他身体不适的员工,他们可能成为食品的微生物污染源。对员工的健康要求一般包括:不得患有碍食品安全的传染病(如肝炎、结核等);不能有外伤、化妆、佩带首饰和带入个人物品;必须具备工作服、帽、口罩、鞋等,并及时洗手消毒。应持有效的健康证,制订体检计划并设有体检档案,包括所有和加工有关的人员及管理人员,应具备良好的个人卫生习惯和卫生操作习惯。涉及有疾病、伤口或其他可能成为污染源的人员要及时隔离。食品生产企业应制订卫生培训计划,定期对加工人员进行培训,并记录存档。

8. 虫害的防治

害虫主要包括啮齿类动物、鸟和昆虫等携带某种人类疾病源菌的动物。通过害虫传播的食源性疾病的数量巨大,因此虫害的防治对食品加工厂是至关重要的。害虫的灭除和控制包括加工厂(主要是生区)全范围,甚至包括加工厂周围,重点是厕所、下脚料出口、垃圾箱周围、食堂、贮藏室等。食品和食品加工区域内保持卫生对控制害虫至关重要。

去除任何产生昆虫、害虫的滋生地,如废物、垃圾堆积场地、不用的设备、产品废物和未除尽的植物等,是减少吸引害虫的因素。害虫、昆虫也能从窗、门和其他开口,如开的天窗、排污洞和水泵管道周围的裂缝等进入加工设施区。可采取的主要措施包括:清除滋生地和设置防止害虫进入的风幕、纱窗、门帘,采用适宜的挡鼠板、反水弯等;还包括在生产区使用的杀虫剂、车间入口用的灭蝇灯、粘鼠胶、捕鼠笼等,但不能用灭鼠药。

家养的动物,如用于防鼠的猫和用于护卫的狗或宠物,不允许在食品生产和贮存区域。因为这些动物可能导致的食品污染,与昆虫、害虫一样,会引起类似的食品安全风险。

知识链接 ▼

一、食品安全控制体系的概念

按照 FAO/WHO 定义,广义的食品安全控制体系包括法规体系、管理体系和科技体

系。而狭义的食品安全控制体系主要是指为保障食品安全而制定的安全控制技术和管理方法。HACCP体系即是狭义的食品安全控制体系。

1. 食品安全法规体系

食品安全法规体系包括与食品有关的法律、指令、标准和指南等。

食品安全法律是综合性法规。食品安全法律法规体系是指有关食品生产和流通的安全质量标准、安全质量检测标准及相关法律、法规、规范性文件构成的有机体系。

2018年7月国家市场监管总局发布新版《餐饮服务食品安全操作规范》，被业界看作是引领中国餐饮服务走向规范化、标准化的重要指针，也是控制餐饮风险的"安全阀"。对企业自身规范管理、消费者维护自身合法权益、卫生监督人员开展针对性的执法监督等都有重要意义。内容涉及餐饮服务场所、食品处理、清洁操作、餐用具保洁以及外卖配送等餐饮服务各个环节的标准和基本规范。附件部分对"餐饮服务场所布局要求""餐饮服务预防食物中毒注意事项""推荐的餐饮服务场所、设施、设备及工具清洁方法""餐饮服务从业人员洗手消毒方法""推荐的餐用具清洗消毒方法""餐饮服务化学消毒常用消毒剂及使用注意事项""餐饮服务业特定的生物性危害、相关食品及控制措施""餐饮服务业食品原料建议存储温度"都做了较为详尽、具体和切实可行的规定和要求。

2. 食品安全管理体系

食品安全管理体系包括管理职能、政策制定、监管运作和风险交流。

有效的食品安全控制体系需要在国家和政府层面进行有效地交流与合作，并出台适宜的政策，建立相关领导机构或部门，明确界定其职责，建立标准和规则，参与国际食品控制的联络活动，制订应对紧急事件的程序，开展风险分析等。

食品安全管理体系的核心职能在于建立规范的监管人员队伍和措施，保障监督体系的运行，持续改进硬件条件，提供全部的政策指导和信息。

3. 食品安全科技体系

食品安全的科技体系是指国家进行食品安全控制时所需要的科学依据和技术支撑，主要包括基于科学的风险评估、检测监测技术、溯源预警技术和全程控制技术等技术支持体系。食品法典委员会(CAC)将风险评估定义为以科学为依据的，由以下四个步骤组成的过程：(1) 有害物确定。(2) 有害物定性。(3) 暴露量评估。(4) 风险定性。风险评估为食品有害物的确定和定性提供信息，为进一步探寻有效干预措施打下基础。

食品安全管理和监督需要检测和监测技术，特别是快速检测技术和长期监测方法；而食品和污染物溯源技术在食品安全事件产品召回管理和重大责任事故责任判定方面提供重要的证据和支持。

二、HACCP体系的基本原理

HACCP就是Hazard Analysis and Critical Control Point的首字母缩写词，被称为"危害分析与关键控制点"系统方法。其基本含义：为了防止食物中毒或其他食源性疾病的发生，应对存在于食品原料种(养)植(殖)、食品生产加工、销售以及食用等一系列过程中造成食品污染和发展的各种危害因素进行系统和全面的分析；在此分析的基础上，确定在以上

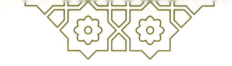

过程中能有效地预防、减轻或消除各种危害的"关键控制点",并在关键控制点对食品污染的发生和发展进行控制;且同时监测控制效果,随时对控制方法进行校正和补充。

1988 年美国食品微生物标准顾问委员会规范了食品工业和执法机构应用 HACCP 的七项原则:进行危害分析、评估危害程度、确定关键控制点、确定关键控制点的限值、建立关键控制点(CCP)监控程序、制定纠正措施、建立资料记录并保存文档、建立验证程序。

1. 危害分析(hazard analysis, HA)

首先要找出与加工过程有关的可能危及产品安全的潜在危害,然后确定这些潜在危害可能发生的显著危害,评价其严重性并制定出预防措施。一般将危害分为三种:生物性危害,包括寄生虫、病原菌等;物理性危害,包括食品中的异物、金属、玻璃等;化学性危害,包括天然毒素、农药残留、不恰当添加的食品添加剂等。

2. 确定关键控制点(critical control point, CCP)

对于每个显著危害确定适当的关键控制点,即决定加工中能去除此危害或是降低危害发生率的一个点、操作或程序的步骤。可以利用"决策树",判断加工过程中的 CCP。一般来说,关键控制点要少于六个,其确定必须是在生产过程中消除或控制危害的重要环节上,不能太多,否则将会失去重点。

3. 确定关键控制点的限值(control limit, CL)

对每一个确定的 CCP 的预防措施的确定关键限值,即制定相应的管制标准和检测方法。在实际操作中,若偏离 CL 则需采取矫正纠偏措施。常用的管制标准包括时间、温度、水分活度等。

4. 建立 CCP 的监控程序(monitor)

建立包括监控什么(W)、如何监控(H)、监控频率(F)以及谁来监控等内容的程序,以确保关键限值得以完全符合。标准设定之后,每一个 CCP 都须进行例行监测,以确保每一个环节都维持在适当的管制状态下。每次 CCP 的结果都要进行认真记录、存档,便于对今后可能出现的事故进行分析鉴定。

5. 制定纠偏措施(corrective action, CA)

当 CCP 未能在控制之下时,需要建立矫正措施。当发现某一个 CCP 超出管制标准时,应有临时性纠正计划,该计划包括如何使 CCP 恢复到管制状态以及建议在 CCP 超出管制标准期间所生产的产品如何处理。

6. 记录保存(record, R)

建立所有程序之资料记录,并保存文件,以利记录、追踪。需要保存的记录包括:① HACCP计划的目的和范围;② 产品描述和识别;③ 加工流程图;④ 危害分析;⑤ 确定关键限值的依据;⑥ 对关键限制的验证;⑦ 监控记录;⑧ 纠偏记录;⑨ 验证活动的记录;⑩ 清洁记录;⑪ 对HACCP体系的修改、复审材料和记录。

7. 建立验证程序

建立确认步骤,确定 HACCP 系统建立确认步骤,确定 HACCP 系统能有效正确动作。可采取随机验证方法:对生产过程中半成品、成品、设备、操作人员的抽样检测,往往可能及时发现新加或失控的关键危害点;每季或半年进行一次 HACCP 的评定;检查各种记录有

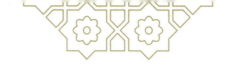

无缺漏和错误。如属对外出口产品，应定期向进口商提供 HACCP 卫生监测记录，以及政府检验机构签发的证明文件。

HACCP 的具体执行较为复杂，其中关键控制点的选择是实施 HACCP 体系的根本。不同的餐饮企业，其菜肴以及不同的工艺关键控制点是不同的，在确定关键控制点时应结合实际情况来定，不可盲目生搬硬套。

三、食品生产经营风险分级管理办法

为了强化食品生产经营风险管理，科学有效实施监管，落实食品安全监管责任，保障食品安全，2016 年 9 月 7 日，国家食品药品监督管理总局印发了《食品生产经营风险分级管理办法》（以下简称《办法》）共 5 章 40 条。

1. 风险分级管理概念

《办法》所称风险分级管理，是指食品安全监督管理部门以风险分析为基础，结合食品生产经营者的食品类别、经营业态及生产经营规模、食品安全管理能力和监督管理记录情况，按照风险评价指标，划分食品生产经营者风险等级，并结合当地监管资源和监管能力，对食品生产经营者实施不同程度的监督管理。

2. 食品生产经营风险等级的划分依据

《办法》规定食品安全监督管理部门对食品生产经营风险等级划分，应当结合食品生产经营企业风险特点，从生产经营食品类别、经营规模、消费对象等静态风险因素和生产经营条件保持、生产经营过程控制、管理制度建立运行等动态风险因素，确定食品生产经营者风险等级，并根据食品生产经营监督检查、监督抽检、投诉举报、案件查处、产品召回等监督管理记录实施动态调整。

3. 食品生产经营风险等级划分方法

《办法》规定食品生产经营者风险等级从低到高分为 A 级风险、B 级风险、C 级风险、D 级风险四个等级。食品安全监督管理部门确定食品生产经营者风险等级，采用评分方法进行，以百分制计算。其中，静态风险因素量化分值为 40 分，动态风险因素量化分值为 60 分。分值越高，风险等级越高。

4. 风险分级结果的运用

《办法》明确食品安全监督管理部门根据食品生产经营者风险等级，结合当地监管资源和监管水平，制订年度监督检查计划，合理确定企业的监督检查频次、监督检查内容、监督检查方式以及其他管理措施，根据风险等级不同，每年最多可检查 3~4 次。此外，《办法》明确要求市县级食品安全监督管理部门可以建立辖区内食品生产经营者的分类系统及数据平台，记录、汇总、分析食品生产经营风险分级信息，实行信息化管理。

【要点提示】

1. HACCP 是预防性食品安全控制体系，核心就是"防患于未然"，针对生产加工过程中的关键控制点（CCP），采取有效控制措施，控制食品安全危害，保障最终产品的安全。

2. HACCP 体系是一个系统化的控制体系，必须建立在良好生产规范（GMP）和卫生标准操作程序（SSOP）的基础上。

3. 为了督促、鼓励餐饮企业加强食品安全管理,政府监管部门实施了餐饮服务食品安全量化分级管理制度,以 A、B、C、D 四个等级对餐饮企业进行食品安全风险分级和卫生信誉度分级,按等级进行分类管理,并向消费者公示,这是一项预测和处理食品安全危害风险、发挥公众社会监督的重要措施。

【思考练习】
1. 试述 HACCP、SSOP、GMP 之间的关系。
2. 简要阐述 HACCP 的特点。
3. 简要阐述 HACCP 的七项基本原理。

模块二 餐饮业 HACCP 体系的建立

案例导入

> 据《佛山日报》报道,记者从顺德市场安全监管局餐饮业 HACCP 体系培训班获悉,2014 年顺德将在 21 家餐饮企业和 6 家集体食堂试点推行餐饮业 HACCP 体系食品安全管理体系,以保障市民"舌尖上的安全"。
>
> 顺德市场安全监管局副局长孔繁昌表示,继生产环节后,今年顺德将创造性地在餐饮服务环节引入 HACCP 体系,实现食品安全监管从事后把关到事前预防的转变。具体而言,它能对餐饮食品操作从菜谱审查、原料采购、菜肴烹调、凉菜加工到人员操作等各环节进行危害分析,根据不同类型餐饮业的特点找出可能存在的危害以确定重点监控环节。
>
> 本年度由顺德市场安全监管局统筹经费,在大良、容桂餐饮服务食品安全示范街遴选 21 家餐饮企业和集体食堂、学校食堂进行试点,依靠相关研究团队对它们进行"一对一"培训,找出关键控制点以确定有效的预防控制措施。

由于我国餐饮业具有品种多样、手工操作、工艺复杂、缺乏标准等特点,建立 HACCP 体系存在诸多困难,但 HACCP 强调预防性和过程控制的特点,又非常适合餐饮经营中控制食品安全风险,因此,针对餐饮业生产经营特点,建立有效的 HACCP 体系,是政府和餐饮服务企业越来越重视的食品安全管理技术。

工作任务一 实施 HACCP 体系的前提条件

餐饮业建立 HACCP 体系之前,需要有一些已经建立的、文件化的并已实施的前提步骤,用以控制可能与直接的生产过程关系不密切但为 HACCP 体系的实施奠定基础的程序。这些计划就是 HACCP 体系的前提条件。换句话说，HACCP 体系的前提条件就是餐饮服务企业为在良好环境和操作条件下生产加工安全卫生的食品所采取的基本的控制步骤或程序。

作为食品安全控制体系的 HACCP，并不是一个孤立的体系，而是系统控制的一个部分，餐饮企业只有建立一个较完善的必要基础程序，才有可能建立完善的 HACCP 系统。HACCP 体系的前提条件应根据不同企业的实际要求来选择，其基本内容如下：

1. 餐饮企业应满足良好的生产规范(GMP)

餐饮业适用的良好生产规范包括：GB31654—2021《食品安全国家标准 餐饮服务通用卫生规范》《餐饮服务食品安全操作规范》以及国际食品法典委员会发布的《食品卫生通则》等。

GMP 要求餐饮企业在烹饪全过程中相关人员的配置、建筑设施的布局、原料的采购贮存、加工过程的管理、餐具的洗涤消毒以及餐厅服务等均能符合良好生产规范，减少食物中毒的发生。就我国餐饮业现状而言，通过实施餐饮业食品安全监督量化分级管理制度以后，达到食品卫生 A 级的餐饮企业可以认为基本满足实施完整 HACCP 体系的前提条件。

2. 卫生标准操作程序(SSOP)

餐饮企业的 SSOP 可参照《餐饮服务食品安全操作规范》的要求，结合企业实际情况进行编写，一般应包括餐用具的清洗、消毒及存放环节；员工手部清洗消毒的卫生控制；原料、半成品和成品的存储条件和时间；有害化学品(如洗涤剂、消毒剂等)的存放等。HACCP 体系中需要监测、纠正和记录保存的 CCP 是针对烹饪加工过程而言，其作用是预防、消除某个安全危害或将其降低到可接受水平；而 SSOP 是企业为控制整个加工区域或设施的卫生状况而制定的操作程序，不仅仅限于某个特定的加工环节或关键控制点。如果企业不能有效执行 SSOP，就会增加 HACCP 体系中食品的显著危害，最终使 HACCP 体系难以建立。

3. 管理层的支持

制定和实施 HACCP 体系必须得到管理层的理解和支持，特别是企业最高管理者的重视。因为 HACCP 必须以良好生产规范(GMP)为基础，对大多数餐饮企业来说，与符合 GMP 的要求还有差距，需要企业投入资金进行硬件改造，没有最高管理者的支持，这一任务通常无法完成；同时，在执行 HACCP 的过程中会填制大量的表格，如果管理层不理解和支持，会给下级人员以错误的信息，消极对待 HACCP 体系，使 HACCP 体系流于形式，达不到应有的效果。

简言之，只有当最高管理者真正意识到 HACCP 体系能够预防食品安全危害、降低生产成本、提高管理效率上，对 HACCP 体系从组织结构、资源需求、工作的优先程度等多方面予以支持，一个良好的 HACCP 体系才能得到建立和保持。

4. 人员的素质要求和培训

人员是 HACCP 体系成功的重要条件，因为 HACCP 体系必须靠人来建立、实施和保持。而餐饮业的从业人员存在文化素质低、流动性强等特点，因此，HACCP 体系实施过程中，人员的素质和培训是 HACCP 体系成功的重要保证，餐饮业培训内容除了针对 HACCP 的基本知识以外，还需加强培训食品安全知识、正确的卫生操作技能、标准的烹饪加工工艺和技能以及统一的菜品感官判断标准等,对人员的培训应贯穿 HACCP 体系实施的全过程。

5. 设备设施的预防性维修保养程序

国际食品法典委员会在《食品卫生通则》中规定,设备设施应保持在适当的维护状态和条件下,保持设备的正常运转(尤其是关键生产工艺),防止食品污染。例如,防止厨房中由于冷柜的温度没有达到 $-18℃$ 导致食品的腐败变质;防止油炸炉油温显示出现误差时导致食物中心温度低于 $70℃$;防止设备金属碎屑、涂层脱落、化学品等污染食品。预防性的维护保养,降低了食品受污染的可能性,而且提供设备正常运行的必要记录,因此,设备设施的预防性维护保养程序是 HACCP 体系成功实施的一个前提条件。

由于餐饮业的加工过程不同于其他食品工业的加工过程,加工时间紧,前后工序缺乏计划性,机械化、自动化程度低,基本上是手工操作,再加上复杂多样的配方和加工工艺,给建立和实施 HACCP 体系带来一定难度。因此,建议基础卫生差的餐饮企业,应该按照 GMP 的要求改造加工环境、设备设施,完善卫生管理,执行有效的 SSOP,消除大量卫生隐患,在满足前提条件的基础上,再进一步建立控制食品安全的关键程序——HACCP 体系,使 HACCP 体系能真正发挥它的系统性强、结构严谨、理性化、有多向约束、适应性强而效益显著的优势,降低餐饮企业生产不安全食品的风险,强化政府对食品安全的监管,最终保障消费者的健康。

工作任务二 建立餐饮业 HACCP 体系的步骤

在本项目模块一中介绍了建立 HACCP 体系的七项基本原则,通过各条原则之间的协同工作,共同构成一个有效的食品安全控制体系的基本结构。对于餐饮企业来说,仅仅了解这些基本原则是无法正确实施 HACCP 体系的。根据国际食品法典委员会(CAC)《危害分析和关键控制点(HACCP)体系及其应用准则》,HACCP 体系的建立包括 12 个步骤,12 个步骤是对上述原理的应用。

一、步骤一:建立 HACCP 小组

要建立有效的 HACCP 体系,餐饮企业应确保有相应的产品专业知识和技术支持,最理想的是,既具有餐饮服务加工的专业知识和技术支持,也具有食品安全危害及控制方面的知识,以便制定有效的 HACCP 计划。因此,最好选择餐饮企业的管理者、厨师长、食品安全管理员及操作人员(厨师、清洗消毒人员、服务员等)的代表组成 HACCP 实施小组(表 5-2)。如现场缺乏这些技术时,也可以邀请熟悉 HACCP 原理且具有食品安全专业知识的外来专家参加。

餐饮企业管理者负责为有效实施和运转 HACCP 系统提供必要的经费和资源,负责签署 HACCP 体系文件,并且应该明确 HACCP 计划的目的和完整实施的时间。HACCP 小组的职责包括负责编写 HACCP 体系文件,监督 HACCP 体系的实施,企业员工 HACCP 培训,执行 HACCP 体系建立和实施过程中的主要职责。HACCP 小组成员及其职责可参考表 5-2。

表 5-2　HACCP 小组成员及其职责

编号	姓名	性别	学历	年龄	职务	职责	负责项目
01	＊＊＊	＊＊	＊＊	＊＊	总经理	HACCP 小组组长	负责制定 HACCP 体系文件
02	＊＊＊	＊＊	＊＊	＊＊	副总经理	HACCP 小组副组长	监督 HACCP 体系的实施指导
03	＊＊＊	＊＊	＊＊	＊＊	厨师长	HACCP 小组组员	执行和实施 HACCP 体系中的关键性工作
04	＊＊＊	＊＊	＊＊	＊＊	食品安全经理	HACCP 小组组员	从业人员培训
05	＊＊＊	＊＊	＊＊	＊＊	各岗位主管	HACCP 小组组员	负责各 CCP 的监控

HACCP 小组成立以后,须进行 HACCP 基本原理、基本步骤等相关内容培训,理解并掌握实施 HACCP 体系的管理技能与基本原则。HACCP 体系内容的培训可以由相关培训中心或食品安全监督机构提供的培训课程来完成,应有时间、对象、内容等相关记录作为培训证明,HACCP 小组成员必须通过培训具备以下工作能力:确认潜在的不安全因素及进行危害分析;提出监控方法、监控程序和纠偏措施;为 HACCP 体系执行过程中的突发情况提出解决方法。

二、步骤二:产品描述

对产品作全面描述,餐饮业加工经营的各类菜点与一般工业食品生产相比,其生产具备多样性、复杂性以及难以标准化,其产品种类、产量以及操作过程经常变化,在描述产品时一般应包括产品的原料、加工方式(热处理、冷冻、盐渍、烟熏等)、包装、保质期、储存条件等,故餐饮业供餐食品的描述见表 5-3。

表 5-3　产品描述情况

项目	说明
产品名称	名称表述尽量规范
烹饪原料	原辅料及调味品的品种、产地等信息
加工方法	各种加工烹饪工艺的描述
包装	采用什么容器装盛产品
贮存条件	采用什么形式送达消费者,如餐车、服务员端送、保温车等
食用方法、食用期限	最安全的食用期限

我国餐饮食品按加工方式可以分为五类,分别为生食、热加工后即时食用、热加工后放冷食用(或放冷后再拌入调味料食用)、热加工后保温食用、热加工后放冷再加热食用。其生产流程见表 5-4。

表 5-4　餐饮食品按加工方式分类

餐饮食品类别	流程
生食	原料接收—储存—粗加工—食用
热加工后即时食用	原料接收—储存—粗加工—加热烹调—食用

续 表

餐饮食品类别	流 程
热加工后放冷食用	原料接收—储存—粗加工—加热烹调—常温或冷藏放置—食用
热加工后保温食用	原料接收—储存—粗加工—加热烹调—保温放置—食用
热加工后放冷再加热食用	原料接收—储存—粗加工—加热烹调—冷藏放置—再加热—食用

三、步骤三:识别产品的可能用途

预期用途应基于最终用户和消费者对产品的使用期望。基于消费者对餐饮菜点的食用要求,识别和确定菜点食用方式,比如菜点是直接食用、加热食用,或者再加工食用等;同时明确消费人群,如普通消费者、特定人群(如学生、病人等)。在特定情况下,还必须考虑易受伤害的消费群体,如团体进餐情况。

在 HACCP 体系的文件资料中必须清楚指出加工菜点的正常食用方式和可能的最终消费者。即使许多餐饮企业阐述其产品是面向广大消费者的,但是某些消费群体仍然可能在安全食用该产品时具有独特的风险因素。一些产品的潜在使用者可能由于年龄或健康状况而有特殊的需求,如对婴幼儿、少年儿童、老年人、免疫力低下者需要给予最大关注,因为这类人群易引发严重健康后果。

另一个评估消费者食用方式恰当与否的方法是消费者投诉记录。从消费者关于产品安全方面的投诉记录中,查看引起消费者显著伤害或疾病的原因,如果消费者投诉涉及可控制的危害,则需审查纠偏行动和验证纠偏行动的有效性。

四、步骤四:制订流程图

一个好的流程图应清晰、准确并且足够详尽,并对各类食品分别绘制流程图,应包括从原料采购、粗加工到消费者食用前的整个生产加工过程和步骤。确定进行危害分析和制定 HACCP 计划的范围,是 HACCP 体系的基本组成部分。它可以使 HACCP 小组成员能跟随从原料到终产品加工的每个步骤,并运用共同的知识来分析产品的潜在危害。

五、步骤五:流程图的现场确认

HACCP 小组应深入生产过程,详细了解并记录整个加工工艺,确定生产流程图与实际操作过程一致。必要时,应对流程图加以修改。若生产流程图中漏掉一个工艺步骤,可能会导致生产工艺描述不准确,危害分析不全面。当 HACCP 应用于给定操作时,应对该特定操作的前后步骤予以考虑。

六、步骤六:HACCP 基本原则 1——危害分析

危害分析 HACCP 是具有产品、工序和企业特异性的,不同的产品存在许多不同的危害,同一产品不同的加工方式存在的危害不同,同一产品、同一加工工序在不同的加工环境仍然存在着不同危害。HACCP 小组应对加工过程的所有步骤进行逐一分析,确定哪一个或哪些步骤可能出现的各种潜在危害,并确定其显著性,同时确定相应的预防控制措施。

1. 危害识别

根据危害来源的不同,将其分为生物性危害、化学性危害、物理性危害三种。HACCP小组应将生产流程图的每一个步骤,根据这三种危害划分尽可能地列出所有可能出现的潜在危害。

(1) 原料带入的危害

餐饮原料种类繁多,由于动植物原料自身的生理特性和生长环境,某些原料自身就存在着威胁人类健康的潜在危害,如动物的疫病、软体贝类的贝类毒素等。

按照所描述的原料类别,确定所有与原料种类相关的潜在危害。生物性危害主要包括食品腐败菌、致病性细菌、病毒、霉菌、寄生虫及虫卵等;化学性危害包括天然毒素、过敏原、农药残留、兽药残留、重金属污染、过量使用的食品添加剂和非食用物质等;物理性危害主要为泥土、砂石、玻璃、塑料、金属等异物。

(2) 生产过程中引入的危害

餐饮食品中的潜在危害往往与生产过程有关,如加工方式、食用方式、贮存方式等。

生物性危害可能来自加热时间、温度不当未能杀灭致病菌,或者从业人员、器具不洁净,消毒不彻底,或者环境污染导致引入危害,还有不适当的贮存方式导致微生物生长繁殖等。

化学性危害常见的有:未按规定添加食品添加剂和使用非食用物质,餐用具洗消剂残留,生产工艺不当产生的有害化合物如亚硝胺、苯并芘、丙烯酰胺等。

物理性危害主要为餐饮从业人员自身着装及操作不当,导致铁屑、玻璃、头发、纽扣、首饰等异物引入食品中。

2. 危害评估

危害评估就是根据对餐饮生产过程中每一个步骤存在危害的分析,对其可能导致的危险性进行评估,判断该步骤中存在的危害的严重性。其重点是确定潜在危害中哪些属于显著危害,即必须予以控制可能会发生的并会严重威胁到消费者健康的危害。

确定其是否是显著性危害时,应考虑危害产生的可能性和影响健康的严重性,危害存在的定量、定性评价,相关微生物的存活或增殖,食品中毒素、化学或物理因子的产生和持久性,以及导致上述因素的条件。如生食贝类极有可能引起麻痹性贝类毒素 PSP 的中毒,摄取有毒贝类后 15 min 到 2~3 h 即可引起中毒,严重者常在 2~12 h 之内死亡,死亡率一般为 5%~18%。因此,贝类中的 PSP 毒素肯定是显著危害。在进行危害评估时,可以根据动植物疫情、流行病学调查、科技文献相关类别产品的危害控制指南、企业管理经验、客户投诉等,对危害显著性进行判断。

必须强调的是,当影响危害评估结果的任何因素发生变化时,如生产工艺发生变化等,HACCP 小组应当重新进行危害评估。

3. 确定预防措施

对于已确定的显著危害,HACCP 小组应寻求相应的控制措施,以预防、消除食品安全危害,或将其降低到可接受水平。HACCP 小组在确定控制措施时需明确:针对已确定的危害,有哪些危害是已经被控制的;哪些控制措施是包含在 SSOP 内容中的;现有 SSOP 文件还需进行哪些补充和修改,以进一步完善基础卫生控制。常见加工方式存在的危害及控制措施见表5-5。

表5-5 常见加工方式存在的危害及控制措施

加工类型	存在危害	控制环境	控制措施
生食	原料中的生物及化学污染;加工污染	控制原料;预防交叉污染	购买合格原料;执行清洗程序;保持加工人员及加工器具清洁
热加工后即时食用	原料化学污染;成品生物污染	控制原料烹调	购买合格原料;加热食品到杀灭微生物的温度和时间
热加工后放冷食用	原料化学污染;生物污染	控制原料放置或冷藏环境与温度	控制放置时间和温度
热加工后保温食用	原料化学污染;生物污染	控制原料保温环境	控制保温温度和时间
热加工后放冷,再加热食用	原料化学污染;生物污染	冷却放置场所,再热方式	控制冷却时间和温度、再加热温度及时间

当这些控制措施涉及生产过程的改变时,应当做出相应的变更,并修改流程图。

4. 填写危害分析工作表

危害分析工作表可以用来组织和明确危害分析的思路,故应将分析过程和分析结果填入危害分析工作表(表5-6)。

表5-6 餐饮业食品生产加工危害分析工作表

烹饪原料/加工步骤	确定本步骤引入的、受控的或增加的潜在危害	潜在的食品显著性(是/否)	对第三栏判断依据	防止显著危害的控制措施	该步骤是否是关键控制点CCP(是/否)
	生物性				
	化学性				
	物理性				

七、步骤七:HACCP基本原则2——确定关键控制点

关键控制点(CCP)是指对食品加工过程中能预防、消除食品安全危害或将其减少到可接受水平的某一点、步骤或工序。这里所指的食品安全危害是显著危害,需要HACCP来控制,也就是说每个显著危害都必须通过一个或多个CCP来控制。

不同经营种类的餐饮服务企业,不同加工方式的餐饮食品,其关键控制点的设置迥然不同。HACCP小组应对每一个显著危害进行判断,以确定该步骤是否为CCP。判断方法可参考CCP判断树的逻辑推理方法(见图5-1),或直接应用专业知识和实际经验进行判断。

判断树的逻辑关系表明:如有显著危害,必须在整个加工过程中用适当的CCP加以预防和控制;CCP点须设置在最佳、最有效的控制点上;如果CCP设在后步骤/工序上,前步骤/工序就不是CCP;但若后步骤/工序没有CCP,那么前步骤/工序必须确定为CCP。除此之外,如果在某个CCP上采用的预防措施对几种危害都有效,那么该CCP可用于控制多个危害,例如,冷藏既可用于控制致病菌的生长,又能控制组胺的产生。但是,有时一个危害

需要多个 CCP 控制,例如油炸肉饼,既要控制肉饼的厚度(CCP1),又要控制油炸时间和温度(CCP2),这样就需要 2 个 CCP 来控制肉饼中的致病菌。

需要注意的是,CCP 一般是实施 HACCP 的前提条件(如 GMP 或 SSOP)不能控制的环节,若某一危害已能用 GMP 或 SSOP 进行控制,则免去 CCP 的判断,不作为 CCP。

餐饮加工中常见的关键控制点有:A. 原料的采购验收;B. 烹调;C. 食品的冷却、冷藏;D. 运输;E. 再加热;G. 餐饮具的清洗、消毒等。

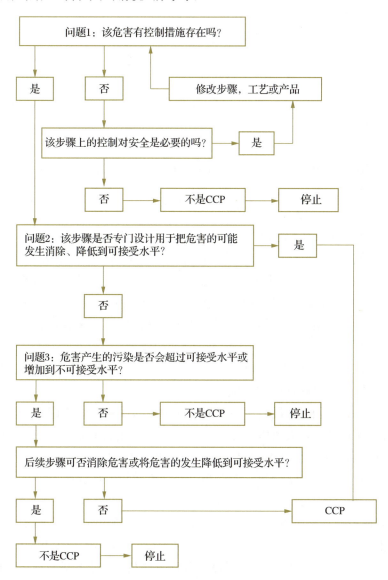

图 5-1　关键控制点判断树

八、步骤八:HACCP 基本原则 3——确定关键限值 CL

1. 关键限值的定义

关键限值(CL):就是关键控制点的预防性措施必须达到的标准,具体是指在某一关键

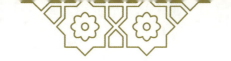

控制点上将物理的、生物的、化学的参数控制到最大或最小水平,从而可防止或消除所确定的食品安全危害发生,或将其降低到可接受水平。换句话说,关键限值就是关键控制点中不可超越的生产处理界限,如果关键限值被超越,则要采取必要的纠偏行动。对每个关键控制点,必须规定关键限值,并予以确认。在某些情况下,某一特定步骤中,要对一个以上的关键限值作详细说明。

2. 建立关键限值(CL)

正确的关键限值需要通过从科学刊物、法规性指南、国家标准、专家及科学研究等渠道收集信息,用来确定关键限值的依据和参考资料应作为HACCP体系支持文件的一部分。对于每个关键控制点CCP,通常存在多种选择方案来控制一种特定的显著危害。不同的控制选择通常需要建立不同的关键限值,最佳的方案和CL值往往有赖于实践和经验,确定关键限值应坚持三项原则:① 高效:在此范围内,显著危害能被防止、消除或降低到可接受水平。② 简单:简便快捷,易于操作,可在生产线不停顿的情况下快速监控。③ 经济:只需较少的投入。

例如,需对肉饼进行油炸(CCP),以控制显著危害——致病菌,油炸肉饼可以有三种CL的选择方案。其中,

选择一:CL值定为"无致病菌检出"。

选择二:CL值定为"肉饼最低中心温度66 ℃,油炸最少时间1 min"。

选择三:CL值定为"最低油温177 ℃,最大饼厚1 cm,最少时间1 min"。

显然,选择一采用的CL值(微生物限值)是不实际的,通过微生物检验确定是否偏离CL需要数日,CL值不能及时监控,同时,微生物污染带有偶然性,需大量样品检测结果方有意义。微生物取样和检验往往缺乏足够的敏感度和现实性,在餐饮企业中的可行性比较低。

在选择二中,以油炸后的肉饼中心温度和时间作为CL值,比选择一更灵敏、实用,但需要一个个测量肉饼温度,难以进行连续监控。

在选择三中,以最低油温、最大饼厚和最少油炸时间作为油炸工序(CCP)的CL值,确保了肉饼油炸后应达到的杀灭致病菌的最低中心温度和油炸时间,同时油温和油炸时间能得到连续监控(可利用测温仪或有温度显示的油炸炉来控制)。显然,选择三是最快速、准确和方便的,是最佳的CL选择方案。只是餐饮企业需要提前根据产品特点,通过实验确认相关参数。

总之,关键限值应当是可测量的,并能实时、快速地得到测量结果。餐饮企业常用的关键限值有:控制原料卫生质量的索证、感官检查,控制冷藏状况的温度和时间,控制烹调效果的火力大小、加工时间、菜品感官判断等。需要说明的是,对于基于感官判断的关键限值,应当由经过评估能胜任的人员操作。

3. 建立操作限值(OL)

关键限值建立后,宜建立操作限值(Operation Level,OL)。操作限值是比关键限值更为严格的标准,其建立的目的是为了防止关键限值出现日常偏差,这样在CCP超过关键限值以前,就能及时调整生产操作以维持控制。

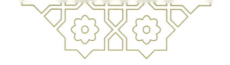

例如,采用双金属型温度计测量食物中心温度,由于温度计的测量有 3 ℃ 的波动范围,则实际测量中心温度的操作限值 OL≥CL+3 ℃。在监控中,一旦达到 OL,就应对加工过程进行调整,以免 CL 发生偏离。

九、步骤九:HACCP 基本原则 4——建立对每个 CCP 的监控系统

1. 定义

监控就是按照制订的计划进行观察或测量,并且准确真实地进行记录,用于以后的验证。每个 CCP 的监控程序必须是特定的,是设计用来监测对已知危害的控制情况的。换句话说,监控就是收集数据并从数据中获得信息,根据所获得的信息做出正确的判断或采取有效的行动。

HACCP 小组应对应每个 CCP 的监控活动指定出相应的工作程序,确定监控的对象、方法、频率及健康人员,并将结果填入表中,见表 5-7。

表 5-7 HACCP 计划表

CCP	显著危害	控制措施	关键限值	操作限值	监控				纠偏措施	记录	验证
					对象	方法	频率	人员			

2. 监控内容

根据生产加工流程图,确定了潜在/显著危害、控制措施、CCP 和关键/操作限值后,重要的是如何确定对 CCP 的监控,即确定监控内容。如表 5-7 所示,监控内容主要包括监控对象、监控方法、监控频率和监控人员。餐饮加工操作过程的监控措施应当简单易行,并且保证不干扰正常加工操作程序的进行。

(1)监控对象

监控对象指对产品或加工过程特性的度量,以确定是否符合关键限值。例如,对冷藏温度敏感的肉禽蛋类等易腐原料,当温度是关键时,对冷藏温度进行测量;对热制菜点,当加热是关键时,对加热温度、加热时间进行控制。

除了度量外,监控还包括在 CCP 上按控制措施的要求,实行各项现场观察和检查。例如,对供货商提供的原料,逐批检查有无相关食品安全证书或检疫证明。

(2)监控方法

监控必须提供快速的、即时的结果,因为 CL 的偏离必须立即察觉并采取纠偏行动。尤其对于餐饮服务业的生产经营特点而言,及时在生产过程中发现问题,控制可能出现的各种危害,选择快速、有效的监控方法显得非常重要。常用的监控方法有感官评价法、物理和化学检测方法。微生物检测很少用于 CCP 监控,其原因是不但耗时,而且确定对健康有害所需的大量样品取样、检测比较困难。

① 感官评价法。这是一种相当迅速且有效的监控方法,需要制定监控项目或计划,监

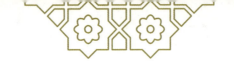

控人员应具有一定经验,并接受专业培训和考核,知道如何判断异常状况而采取适当行动。在餐饮生产经营中,可以用于原料验收、清洗、加工人员卫生操作、贮存与运输等。

② 物理和化学检测方法。物理和化学的测量手段快速、方便,通常成为较理想的监控方法。常用的如时间和温度组合(用来监控杀死或控制病原体生长的有效程度)、水分活度(可通过限制水分活度来控制病原体的生长)、pH 值、浓度等,也可在短时间内提供客观准确的监视结果。如对农药残留的快速检测、亚硝酸盐的快速检测等。

在选择合适的监控方法时,还应考虑选择何种监控仪器和设备。CCP 监控的仪器、设备有赖于监控的特性和对象,包括温度计、钟表、水分活度计、pH 值等。仪器和设备必须准确、可靠,例如,某菜品的最低中心温度必须达到 70 ℃方可杀灭致病菌,而温度计的误差为 ±1 ℃,则 CL 值应设定为 71 ℃。温度计需定期校正,以确保准确性。

(3) 监控频率

监控可以是连续的或非连续的,如有可能,应采取连续监控。如果不能进行连续监控,那就有必要确定监控的周期,以便发现可能出现的偏离关键限值或操作限值,并确保关键控制点在控制之下。

(4) 监控人员

可以进行 CCP 监控的人员包括生产操作人员、设备维护人员、食品安全管理人员等。负责监控 CCP 的人员必须接受有关 CCP 监控技术的培训,完全理解 CCP 监控的重要性,能及时进行监控活动,准确报告每次监控工作,随时报告违反关键限值的情况,以便及时采取纠偏行动。监控的执行者最好是直接操作者,应采用方便的记录方式,如放置在工作台上或挂靠在墙上的且可清楚标出 CCP 及相关关键限值的温度——时间日志。

十、步骤十:HACCP 基本原则 5——建立纠偏措施

1. 定义

无论 HACCP 计划设计和落实得多么好,在执行 HACCP 计划的过程中,都可能会产生一定的偏差。一旦危害被确认,相应的关键控制程序被制定下来,监控内容明确后,下一步需要做的就是建立纠偏行动程序,制定纠偏措施。所谓偏离,是指达不到关键限值的要求。纠偏措施就是指在关键控制点发生偏离时采取的行动或程序。在 HACCP 计划中,对每一个关键控制点都应预先建立相应的纠偏措施,以便在出现偏离时实施。

2. 纠偏措施的实施

(1) 确定并纠正引起偏离的原因

如果关键限值多次没有达到,则需要通过对人员、设备、原料、工艺和环境五个环节进行分析,找出存在问题的原因。例如偏离的原因是由于操作人员知识的欠缺,则应对员工进行食品安全知识培训;如果是由于人员的责任心缺乏,则应采取相应的奖惩措施。

(2) 确定偏离期所涉及菜品的处理方法

在餐饮业经营中,由于存在即时制作、即时消费的特点,偏离期涉及的菜品处理方法也应符合快速、安全并避免浪费的原则。通常可采用的措施有隔离和保存并做安全评估、退回原料、重新加工和销毁菜品等。例如鱼饼油炸,加热中心温度如果没有达到 70 ℃或加热

时间没有保持 1 min 以上,简单地继续加热到指定温度且维持要求的时间即是一种纠偏措施。再如菜品热保持的 CCP 中,红烧鸡块保持温度低于关键限值 60 ℃超过 2 h,则纠偏措施是将这批鸡块废弃并进行销毁。

(3) 记录纠偏行动

所有采取的纠偏行动都必须记录存档。纠偏行动的记录可帮助企业确认那些反复发生的问题,可用来判断是否 HACCP 计划需要修改。纠偏行动的记录包括产品确认(如产品处理、留置产品的数量)、偏离的描述、采取的纠偏行动(包括对受影响产品的最终处理)、采取纠偏行动人员的姓名、必要的评估结果。

(4) 重新评估 HACCP 计划

许多企业在采取纠偏行动时常常遗漏了最后也是最重要的一步——重新评估 HACCP 计划,这一步可以用来:

① 确认 HACCP 计划的差距。
② 确认在初始阶段可能忽视掉的危害。
③ 确定所采取的纠偏行动是否能足够地修正偏差。
④ 关键控制限值是否制定得恰当。
⑤ 监控措施是否适当。
⑥ 是否存在可应用的新技术来尽可能降低危害的发生。
⑦ 确定新的危害是否必须在 HACCP 计划中得到确认。

3. 餐饮业常用的纠偏措施

在餐饮行业,当关键控制点超出关键限值时,不同的关键控制点应采取相应的纠偏措施以保证食品安全,常用的纠偏措施见表 5-8。

表 5-8 餐饮业常用的纠偏措施

关键控制点	纠偏措施
采购的原料	未经验收不予入库
热菜烹调	加热至限量指标
不再加热的食品的处理(如冷荤类)	重新加热或销毁
食品的热保持(如集体配送、自助类)	重新加热、调整温度或销毁
设备、餐具的消毒	重新清洗消毒

十一、步骤十一:HACCP 基本原则 6——建立文件和记录档案

1. 重要性

一个有效的 HACCP 系统需要建立和保持一份书面的 HACCP 计划,即建立相关文件和记录档案。该计划应尽可能多地提供系统所包含的单个食品或一组与食品有关的危害信息,明确定义每个 CCP 及其相应的关键限值;计划还应包括关键控制点监控程序和记录保持方法。

存档文件为特定的活动已经按照规定要求充分完成提供了事实的证据。在 HACCP 系统下,存档文件必须以正式的形式产生,要有书面记录,活动应已按时完成并且应根据建

立好的程序来处理。准确的记录是 HACCP 体系成功的重要部分。记录提供了关键限值得到满足或未满足关键限值时采取纠偏行动的记载。同时，记录也为加工过程调整、防止 CCP 失控提供了监控手段。在 HACCP 计划表上，对于每一个确定为显著危害的加工工序，列明 CCP 监控所需使用的各种记录名称，记录应明确显示监控程序已被遵循，并应包括监控中获得的真实数值。

2. 文件和记录档案的内容

HACCP 系统中需保持的文件和记录档案随餐饮服务企业的经营业态、规模大小等不同而不同。例如，一个集中配送企业和一个中餐馆，需要保持的记录将存在较大的差异。HACCP 的具体内容，由食品生产操作的复杂性决定。HACCP 系统中应有保持足够的、能证明系统正常运作的记录，但记录格式要尽可能简单。

一般来讲，HACCP 体系需保存的记录应包括：

(1) HACCP 计划

它包括 HACCP 工作小组名单及相关的责任、产品描述、经确认的生产工艺流程、危害分析工作单及完整的 HACCP 计划表。企业还应当保存用于危害分析和建立关键限值所对应的任何支持性文件，如在确定杀灭细菌性危害加热强度时所使用的资料，或向有关顾问和专家进行咨询的信件等。

(2) HACCP 计划实施过程中的记录

它主要指对 CCP 的监控记录、纠偏记录、验证记录及培训记录等。在餐饮业 HACCP 的实施过程中，监控记录和纠偏记录可以根据实际情况适当简化。

(3) 记录人员和用具

记录工作应由专人负责，建议由食品安全管理员进行随机抽查、记录，并保存。记录保持对 HACCP 系统的整体效力至关重要。例如，在某一 CCP 处的一个程序发生改变，而在流程图上又未记录这一改变，那么类似的问题肯定会再次出现。

另外，必须为食品生产操作人员备好监控和记录关键限值的必要用具，如一个书写板、一张工作记录单、一支温度计、一块表、一个闹钟等。

十二、步骤十二：HACCP 基本原则 7——建立验证程序

1. 验证的定义

验证是指用来确定 HACCP 体系是否按照 HACCP 计划运作，或者计划是否需要修改，以及再被确认生效使用的方法、程序、检测及审核手段，以便确认 HACCP 计划的有效性和符合性。

通过危害分析，实施了 CCP 的监控、纠偏和记录后，并不等于 HACCP 体系的建立和运行已能充分确保食品的安全性。验证程序通常涉及 HACCP 的七个原则，并且试图将七个原则的内容归纳到一个原则的概念中（验证）。验证程序的设计有利于帮助企业实现 HACCP 计划的三个目标：

验证程序是用来保证 HACCP 计划具有作用，换句话说，它肯定了书写的计划能够得到落实，而落实的计划又与书写的计划保持着同一性。

验证保证了 HACCP 计划的有效性,验证实际上是对 HACCP 计划每一部分的基本原理进行科学性的审核。例如对危害分析、CCP 点的制定及关键控制限值的建立等进行有策略有计划的验证。

验证保证了 HACCP 计划是相关的,由于 HACCP 计划在发展和落实之后不是趋于静止不变的,它必须受到定期的审核以保证其通用性和有效性。

整个 HACCP 计划的验证工作每年应至少进行一次,保证计划的各种要素受到审核,以使计划在确认和控制食品安全危害方面更加有效。另外,每年的验证工作对 HACCP 计划进行评估,审核 HACCP 计划是否如同当初被设计的一样正常运行,保证 HACCP 计划的连续性和准确性,同时审核企业产品和操作方面的各种要求是否得到体现和落实。

2. 验证的内容

验证包括对 CCP 的验证和对 HACCP 体系的验证。

(1) CCP 的验证

① 监控仪器的校准。监控仪器的校准是为了验证监控结果的准确性,如果仪器未经校准或仪器失准,其测量结果都将被认为是不正确的。例如,CCP 点监控温度的双金属型温度计校准的方法主要是沸点或冰点法,至少每三个月一次自行检查温度计的准确度。

② 校准记录的复查。除了对监控仪器按 HACCP 计划内规定的频率校准外,还必须对校准记录进行审查,包括审查的日期、校准使用的方法及其结果(如监控仪器合格/不合格)。例如,对双金属温度计的校准记录进行了审核,表明该温度计已按 HACCP 计划规定的频率,对照标准温度计予以校准,校准结果证明温度计在规定的测量误差范围内,不需再作调整,则校准记录审核结论为"未发现温度计有问题"。

③ 针对性取样和检测。针对性取样和检测既可以在原料采购时进行,也可以在加工过程中进行,其原则是强化对 CCP 的监控,如监控程序不是太严格,就必须采取较严格的验证程序来与之相配合。例如,餐饮原料采购验收 CCP 点的监控措施是索证,为保证供货商提供的证明的可靠性,就必须定期通过样品取样、检测来加以验证。又如鱼饼油炸过程中的 CCP 是鱼饼的厚度,在生产中取样测定鱼饼厚度,用以验证操作的准确性。

(2) HACCP 体系的验证

除了对 CCP 的验证外,还需对 HACCP 体系进行验证,以检查 HACCP 计划所规定的各种控制措施是否有效实施。HACCP 小组要负责确保体系验证落到实处,通常可委托独立的第三方从事 HACCP 体系的验证评审。

① 验证的频率。HACCP 体系验证的频率应足以确认 HACCP 体系在有效运行,每年至少进行一次或在系统发生故障时,或者产品原材料和加工过程发生显著改变,以及发现新的食品安全危害时进行。

② 体系的验证。体系的验证评审通常可以采用现场检查评审和记录审查评审两种方式。现场检查评审包括检查产品说明和流程图的准确性、检查 CCP 是否按 HACCP 计划的要求被监控、检查加工中是否按确定的 CL 值操作、检查记录是否准确完成。

记录审查评审包括监控是否按 HACCP 计划规定的场所执行、监控是否按 HACCP 计划规定的频率执行、监控表明偏离关键限值时是否执行了纠偏行动、设备仪器是否按

HACCP 计划规定的频率进行了校准。

知识链接 ▼

某酒店 HACCP 体系应用实例

鉴于餐饮业生产具备多样性、复杂性以及难以标准化的特点,其产品种类、产量以及操作过程经常变化,从业人员水平参差不齐,用于餐饮业的 HACCP 系统应该具备一定的灵活性。在餐饮业实施 HACCP 系统,最好建立在生产过程的基础上,分析可能影响食品安全的主要环节,针对这些环节制定关键控制点,这样对不同的食品经相同的生产或操作过程,可采用类似的分析控制和手段,否则若按照食品工业对每一类食品建立 HACCP 计划,对餐饮企业来说就不现实了。下面以某经营中餐为主的酒店为例,分析餐饮业 HACCP 系统的应用。

根据国际食品法典委员会(CAC)的《HACCP 体系及其应用准则》、《ISO 22000 食品安全管理体系》、《食品安全管理体系餐饮业要求》、《食品安全管理体系要求》、《基于 HACCP 的食品安全管理体系规范(CNAB-S152:2004)》(CNAB:中国认证机构国家认可委员会)等文件建立了 HACCP 管理体系。

1. 建立 HACCP 工作小组

食品安全管理员、酒店高层管理人员、食品安全质量控制和检验人员、餐饮总监、厨师长共同组建了 HACCP 体系工作组,这是建立和实施 HACCP 体系的最基础工作,也是首要的工作。HACCP 工作组负责制定 HACCP 文件系统,监督实施 HACCP 体系的执行。工作组定期召开例会,提出 HACCP 体系实施过程中遇到的问题,并商讨解决办法,及时落实整改。按照制定的 HACCP 体系工作计划表,酒店开始执行 HACCP 体系。

2. 对菜品进行分类并描述

为了便于实施 HACCP 体系,我们将酒店的食品按照食用方式和基本加工工序的不同分成两大类,即热食类和冷食类。热食类是指热加工后直接食用的食品;冷食类是指热加工或者消毒后需再切配加工、可放凉食用的食品。如果是由肉类食品制成的又称冷荤;如果是由素菜食品制成的又称凉菜。

对不同类别的食物按照加工特点分别制定了食物加工全过程的流程(表 5-9)。

表 5-9 产品分类及加工流程

产品分类	加工流程
热食类	原料采购验收→原料贮存→粗加工→半成品贮存(生料)→精加工→半成品贮存(生或熟料)→烹饪(热处理)→上碟→就餐者食用→餐(饮)具消毒
冷荤类	原料采购验收→原料贮存→粗加工→半成品贮存(生料)→精加工→半成品贮存(生或熟料)→烹饪(热处理)、冷却→贮存(熟食品)、切配→上碟→就餐者食用→餐(饮)具消毒
凉菜类	原料采购验收→清洗消毒→切配、调味→贮存、上碟→就餐者食用→餐(饮)具消毒

从食品不同种类加工流程表可以看出,冷荤类食品加工流程最复杂,其次为热食类,凉菜类加工最为简单。

3. 危害分析

危害分析是对每个加工步骤中可能存在的每一个危害的风险及其严重程度进行分析，以判断食品安全危害是否属于显著危害，见表 5-10 至表 5-12。

表 5-10　热食类食品危害分析

加工步骤	显著危害
原料采购验收	有害化学物质（农兽药残留、食品添加剂与食品辅助剂、化学毒物等）和有害生物（致病菌、动物疫病）的存在、生长
原料贮存	肉类、海产品类原料未按照各自特殊贮存温度进行存放，导致常温条件下暴露时间过长引起的有害细菌大量繁殖、变质；化学品如洗涤剂、亚硝酸盐、杀虫剂、消毒剂等管理使用不当造成的原料污染
粗加工	肉类、海产品类原料预处理时在常温条件下暴露时间过长导致的有害微生物大量繁殖；清洗浸泡时间不足导致农药、有害有毒物质残留；化学品使用管理不当导致食品的污染
烹饪	加热时间和温度不适宜，不能有效杀灭致病菌、病毒、寄生虫等有害微生物；化学品使用管理不当导致产品的污染
餐（饮）具消毒	餐具洗涤剂和消毒剂使用不当造成餐具上的残留

经过分析和评估，热食类食品在原料采购验收阶段显著危害主要是有害化学物质和有害生物；原料贮存主要是未按规定温度存放和化学品污染；粗加工主要是常温暴露时间过长、清洗不规范和化学品污染；烹饪主要是加热时间和温度不适宜、化学品污染；餐饮具消毒主要是洗涤剂和消毒剂使用不当。

表 5-11　冷荤类食品危害分析

加工步骤	显著危害
原料采购验收	有害化学物质（农兽药残留、食品添加剂与食品辅助剂、化学毒物等）和有害生物（致病菌、动物疫病）的存在、生长
原料贮存	肉类、海产品类原料未按照各自特殊贮存温度进行存放，导致常温条件下暴露时间过长引起的有害细菌大量繁殖、变质；化学品如洗涤剂、亚硝酸盐、杀虫剂、消毒剂等管理使用不当造成的原料污染
粗加工	肉类、海产品类原料预处理时在常温条件下暴露时间过长导致的有害微生物大量繁殖；清洗浸泡时间不足导致农药、有害有毒物质残留；化学品使用管理不当导致食品的污染
烹饪	加热时间和温度不适宜，不能有效杀灭致病菌、病毒、寄生虫等有害微生物；化学品使用管理不当导致产品的污染
贮存（熟食品）	致病菌、病毒等生长繁殖、污染
切配、上碟	操作人员、手、砧板等用具携带的致病菌
餐（饮）具消毒	餐具洗涤剂和消毒剂使用不当造成餐具上的残留

冷荤类食品比热食类食品多了切配加工步骤，显著危害主要是致病菌。

表 5-12　凉菜类食品危害分析

加工步骤	显著危害
原料采购验收	有害化学物质（农兽药残留、食品添加剂与食品辅助剂、化学毒物等）和有害生物（致病菌、动物疫病）的存在、生长
清洗消毒	消毒剂使用不当或者使用时间控制不到位导致不能有效杀灭致病菌，消毒剂管理不当造成污染，清洗浸泡时间不足导致农药、有毒有害物质残留
切配、上碟	操作人员、手、砧板等用具携带的致病菌

续 表

加工步骤	显著危害
贮存	致病菌、病毒等生长繁殖、污染
餐(饮)具消毒	餐具洗涤剂和消毒剂使用不当造成的餐具上的残留

凉菜类食品加工工程比较简单，和其他两类食品比较，显著危害突出阶段主要是原料的清洗消毒，主要是消毒剂使用不当、清洗不规范。

4. 关键控制点

对加工步骤通过危害分析确定的每一个显著性危害，必须有一个或多个控制点对其进行控制，即对显著性危害能预防、消除或降低到可接收水平的一个点、步骤或过程，这才被确认是关键控制点，见表 5-13 至表 5-15。

表 5-13　热食类食品关键控制点

加工步骤	关键控制点
原料采购验收	原料采购规定、验收的程序和存放场所
原料贮存	存放场所温度控制、在常温下的暴露时间
粗加工	在常温下的暴露时间、清洗浸泡时间
烹饪	加热的温度和时间
餐(饮)具消毒	洗涤剂、消毒剂的规范管理和残留

表 5-14　冷荤类食品关键控制点

加工步骤	关键控制点
原料采购验收	原料采购规定、验收的程序和存放场所
原料贮存	存放场所温度控制、在常温下的暴露时间
粗加工	在常温下的暴露时间、清洗浸泡时间
烹饪	加热的温度和时间
贮存(熟食品)	在冷藏或者热藏条件下的存放时间
切配、上碟	操作人员健康体检、手卫生管理；加工和盛放食品的工具、容器具区分标识及使用管理；化学品的规范管理
餐(饮)具消毒	洗涤剂、消毒剂的规范管理和残留

热食类食品在原料采购验收阶段关键控制点是原料验收和存放场所，原料贮存的关键控制点是温度和时间，粗加工的关键控制点是时间控制，烹饪的关键控制点是加热温度和时间；餐(饮)具消毒的关键控制点是洗涤剂和消毒剂的规范管理和残留。

冷荤类切配阶段关键控制点是人员卫生、工器具管理和化学品管理。其他的与热食类基本一致。

表 5-15　凉菜类食品关键控制点

加工步骤	关键控制点
原料采购验收	原料采购规定、验收的程序和存放场所
清洗消毒	消毒剂配制比例、清洗消毒浸泡时间、消毒剂的规范管理

续 表

加工步骤	关键控制点
切配、上碟	操作人员健康体检、手卫生管理；加工和盛放食品的工具、容器具区分标识及使用管理；化学品的规范管理
贮存	在冷藏或者常温条件下的存放时间
餐（饮）具消毒	洗涤剂、消毒剂的规范管理和残留

凉菜类食品清洗消毒阶段关键控制点是消毒剂的使用、管理以及清洗消毒浸泡时间。

5. 关键限值

对照不同种类的食品，分别制定了关键限值，见表 5-16 至表 5-18。

表 5-16　热菜类食品关键限值

加工步骤	关键限值
原料采购验收	按照国家标准，蔬菜入库前做农药残留的快速检测，水发制品做甲醛检测，肉类原料做瘦肉精检测，肉制品进行亚硝酸盐快速定性检测等
原料贮存	食品分区贮存，生、熟食品不得混放，以防交叉污染。肉类和海产品类原料，冷柜储藏温度不超过 5 ℃；海产品在食用前可冷冻以杀死寄生虫，冷冻条件为 −20 ℃以下冷藏 7 天或 −35 ℃以下速冻 15 h；蛋类、豆制品储存在 0 ℃左右；蔬菜按照每日需量配送，当天用完
粗加工	常温条件下原料暴露时间≤2 h；员工执行良好的个人卫生规范；生熟食品容器、用具必须标识清楚，分部门、分专间使用，清洗消毒后定点存放；洗涤剂、消毒剂严格按照规范要求进行清洗和消毒
烹饪	加热食品时中心温度大于 70 ℃持续 2 min，必须确保食品烧熟煮透
餐（饮）具消毒	随用随清洗、消毒，即每使用一次必须充分进行清洗、消毒，注意控制洗涤剂和消毒剂的残留，使之符合 GB 14934—2016《食品安全国家标准　消毒餐（饮）具》

关键限值是针对关键控制点制定的，具有生物、化学和物理特征的可以接收与不可接收水平的指标，也就是确保食品安全必须达到的界限。关键限值的制定过程时间较长，既要符合国家卫生标准，又要和酒店实际情况相结合，这样制定出的关键限值才有实际操作参考意义。

表 5-17　冷荤类食品关键限值

加工步骤	关键限值
原料采购验收	按照国家标准，严格按照要求索证和验收
原料贮存	食品分区贮存，生、熟食品不得混放，以防交叉污染。肉类和海产品类原料，冷柜储藏温度不超过 5 ℃；海产品在食用前可冷冻以杀死寄生虫，冷冻条件为 −20 ℃以下冷藏 7 天或 −35 ℃以下速冻 15 h；蛋类、豆制品储存在 0 ℃左右；蔬菜按照每日需量配送，当天用完
粗加工	常温条件下原料暴露时间≤2 h；员工执行良好的个人卫生规范；生熟食品容器、用具必须标识清楚，分部门、分专间使用，清洗消毒后定点存放；洗涤剂、消毒剂严格按照规范要求进行清洗和消毒
烹饪	加热食品时中心温度大于 70 ℃持续 2 min，必须确保食品烧熟煮透
贮存（熟食品）	5 ℃或更低温度下冷藏食品时间不超过 12 h，常温下暴露时间不超过 2 h
切配、上碟	操作人员每年健康体检一次，洗手消毒 1 次/h，加工和盛放食品的工具、容器具每使用一次即清洗消毒
餐（饮）具消毒	随用随清洗、消毒，即每使用一次必须充分进行清洗、消毒，注意控制洗涤剂和消毒剂的残留，使之符合《食品安全国家标准　消毒餐（饮）具》GB 14934—2016 卫生标准

冷荤类食品关键限值和热食类食品基本相同,在切配阶段制定了从业人员的卫生管理要求和手消毒频次,特别强调了工器具的清洗消毒要求。

表 5-18　凉菜类食品关键限值

加工步骤	关键限值
原料采购验收	按照国家标准,严格要求,蔬菜入库前进行农药残留的快速检测
消毒	严格按照国家标准配制消毒剂浓度,确保消毒时间足够
切配、上碟	操作人员每年健康体检一次,洗手消毒 1 次/h,加工和盛放食品的工具、容器具每使用一次即清洗消毒
贮存	5 ℃或更低温度下冷藏食品时间≤12 h,常温下暴露时间≤2 h
餐(饮)具消毒	随用随清洗、消毒,即每使用一次必须充分进行清洗、消毒,注意控制洗涤剂和消毒剂的残留,使之符合《食品安全国家标准 消毒餐(饮)具》GB 14934—2016 卫生标准

凉菜类食品关键限值主要在清洗消毒阶段突出消毒剂的浓度和使用时间。

6. 关键控制点的监控措施

完整的监控过程包括监控内容、监控方式、监控频率和监控责任人四个部分的内容。按照各类食品的加工工艺流程,确定每个工段的负责人和质检员,对所有的工作、监测情况必须及时予以记录,通过这些记录确认全部过程是否符合规范要求,使所有关键点受到全面控制。各岗位记录人必须认真完成每一项、每一次记录,确保数据真实可靠。各工段质检员必须认真审核,发现问题及时反馈处理。每份记录必须由岗位操作人、质检员和负责人签字。不同种类食品监控措施见表 5-19 至表 5-21。

表 5-19　热食类食品关键控制点的监控措施

加工步骤	关键控制点的监控措施
原料采购验收	进货验收时索取供应商的营业执照、卫生许可证、检验证明等材料。散装食品建立感官验收记录,有专门人员鉴定肉类和海产品的新鲜度和质量。农药残留:验收种植产品(粮食、蔬菜、水果)时索取检验证明;兽药残留:验收养殖产品(肉类、水产、禽类)时感官检查,索取动物检疫证明;食品添加剂与食品辅助剂:按照《食品添加剂使用卫生标准》的规定采购和使用,购买时索取检验证明;化学物:采购定型包装食品从市场正当渠道进货,索取检验证明;重金属:采购定型包装食品从市场正当渠道进货,索取检验证明;天然毒素:采购水产品(鱼类、贝类等)从有捕捞证明的供货商进货或从市场正当渠道进货;动物疫病:采购肉类、禽类产品时感官检查,索取动物检疫证明;致病菌:采购定型包装的调味品索取检验证明
原料贮存	建立货位卡制度和冰箱(柜)观测记录,仓库管理人员每日上、下午各一次观测冰箱(柜)温度
粗加工	当班厨师长上、下午各查看一次生熟食品容器、用具标识是否清楚,是否定位存放;每一小时观察一次原料出库后到使用的时间
烹饪	当班厨师长每锅用温度计测定大宗食品的中心温度一次,确保相同火候下加热 2 min 以上
餐(饮)具消毒	专人负责,记录每次使用的消毒剂名称、配制浓度、时间、清洗消毒情况

各类食品关键控制点的监控措施关系到关键控制点的操作能否达到关键限值的要求,进而直接影响 HACCP 体系能否正确实施以及实施的效果,因此在监控措施的执行上,酒店管理层非常重视,对监控不到位的岗位管理人员就地免职,相关操作人员严肃处理,确保 HACCP 体系能够顺利实施。

表 5-20　冷荤类食品关键控制点的监控措施

加工步骤	关键控制点的监控措施
原料采购验收	进货验收时索取供应商的营业执照、卫生许可证、检验证明等材料。化学性危害:验收养殖产品(肉类、水产、禽类)时感官检查,索取动物检疫证明;生物学危害:采购肉类、禽类产品时感官检查,索取动物检疫证明
原料贮存	建立货位卡制度和冰箱(柜)观测记录,仓库管理人员每日上、下午各观测一次冰箱(柜)温度
粗加工	当班厨师长上、下午各查看一次生熟食品容器、用具标识是否清楚,是否定位存放;每一小时观察一次原料出库后到使用的时间
烹饪	当班厨师长每锅用中心温度计测定一次大宗食品的中心温度,确保相同火候下加热 2 min 以上
贮存(熟食品)	餐厅领班或当班厨师长每日上、下午各查看一次冰箱、冷柜的温度计,每餐观测食品常温下暴露时间
切配、上碟	餐厅领班或当班厨师长每餐随机抽查厨师和服务人员洗手方式、时间以及加工用具、器具洗消情况
餐(饮)具消毒	专人负责,记录每次使用的消毒剂名称、配制浓度、时间、清洗消毒情况

三类食品关键控制点的监控措施基本相同,只是由于加工步骤的不同,在相应的岗位上增加对应的监控措施。冷荤类食品在切配阶段增加了对厨师和服务人员的卫生考核,主要是查看洗手方式和时间是否达到规范要求,同时增加了对工器具洗消情况的现场监督检查,实际观看操作人员的操作过程。

表 5-21　凉菜类食品关键控制点的监控措施

加工步骤	关键控制点的监控措施
原料采购验收	化学性危害主要控制农药残留、化学毒物和重金属农药残留:验收蔬菜索取检验证明;化学毒物:采购定型包装食品从市场正当渠道进货,索取检验证明;重金属:采购定型包装食品从市场正当渠道进货,索取检验证明;生物学危害:采购定型包装的调味品索取检验证明
清洗消毒	消毒员每次使用消毒剂时记录消毒剂的名称、配制浓度、时间和消毒时间
切配、上碟	餐厅领班或当班厨师长每餐随机抽查厨师和服务人员洗手方式、时间以及加工用具、器具洗消情况
贮存	餐厅领班或当班厨师长每日上、下午各查看一次冰箱、冷柜的温度计,每餐观测食品常温下放置时间
餐(饮)具消毒	专人负责,记录每次使用的消毒剂名称、配制浓度、时间、清洗消毒情况

凉菜类食品在清洗消毒阶段不仅现场查看消毒员的实际操作过程,同时对清洗消毒记录作为考核的一项主要内容。

7. 选择纠偏措施

纠偏措施主要是对超出关键限值产生的食品的及时控制和调整,见表 5-22。

表 5-22　食品加工过程纠偏措施

加工步骤	关键控制点的监控措施
原料采购验收	原料超标或不合格,拒收或弃用;同时加强内部审计管理,每月对原料采购部门进行一次审查
原料贮存	需要冷藏的食品在常温下暴露时间超过 2 h,必须弃用;冷藏温度偏高时,调整冷柜温度,确保≤5 ℃;冷冻食品确保≤−20 ℃
粗加工	生熟食品容器具混淆时,重新加工;冷藏食品出库超过 2 h,必须弃用
烹饪	食品中心加热温度未达到 70 ℃时,重新加工,补偿加热时间
贮存(熟食品)	食品常温下暴露时间超过 2 h,不得提供给就餐者

续　表

加工步骤	关键控制点的监控措施
切配、上碟	操作人员的手、加工用具和容器具未及时洗消,重新洗消,食品不得提供给消费者;容器具常温下暴露 2 h 以上重新洗消,或者对产品进行评估,提出处理意见
餐(饮)具消毒	专人负责,记录每次使用的消毒剂名称、配制浓度、时间、清洗消毒情况

　　纠偏措施是对操作过错的一种弥补,不是对食品危害的有效预防,因此,酒店加大了对查实问题的处罚力度,对由于操作人员的不规范操作行为引起的食品废弃损失由操作人员自行承担。

8. 建立健全档案

　　在食品加工过程中准确地记录各种数据是保证 CCP 有效实施的主要组成部分,因此采取电脑和纸质保存相结合的方法,专人负责记录保存。保存的记录包括原料采购记录、感官验收记录、快速检验记录、员工培训记录、卫生检查记录、冷藏设施除霜记录、温度观测记录、加工过程记录、餐饮具消毒记录、产品保藏记录、紫外线灯使用记录等。每月对相关记录进行电脑汇总,排查记录不合格原因,对记录敷衍了事的岗位人员进行批评教育和再培训,严重的撤换或辞退。

9. 建立验证系统及时进行验证

　　每月由当地卫生监督所卫生监督员会同酒店的管理层对 HACCP 系统进行二次检查,按照 CCP 的操作程序检查其是否受控制,每月对产品和餐饮具按国标进行检验;对 HACCP 实施前后进行相关指标的对比,检查在对比过程中 CCP 出现的偏差,是否按规定进行纠正,是否符合 CCP 计划实施要求;查阅 CCP 记录,查看计划规定时间进行检测记录及出现偏差的处理记录是否符合 HACCP 计划的要求;最终了解受控前后整体卫生状况的变化情况。

【要点提示】

　　1. 餐饮企业建立 HACCP 体系需要具备的前提条件有:满足良好生产规范(GMP),建立标准卫生操作程序(SSOP),管理层支持,具备必需的人员素质和必备的设备及维护程序。

　　2. 在满足前提条件的基础上,餐饮企业按照自身的业态特点,结合生产流程,分析可能出现的食品安全危害,确定关键控制点,制定监控措施和验证方法,完成 HACCP 体系的建立。

【思考练习】

　　1. 餐饮业建立 HACCP 体系的前提条件有哪些?
　　2. 餐饮企业建立和实施 HACCP 需要经历的 12 个步骤是什么?

参 考 文 献

［1］李富潮. 广州市餐饮服务食品安全监管问题及对策研究［D］. 广州：华南理工大学，2014.

［2］熊敏. 餐饮业食品安全控制［M］. 北京：化学工业出版社，2012.

［3］汪志君. 餐饮食品安全［M］. 北京：高等教育出版社，2010.

［4］赵笑虹. 食品安全学概论［M］. 北京：中国轻工业出版社，2010.

［5］中华人民共和国卫生部令第 70 号.《餐饮服务许可管理办法》.

［6］张淼，李燮昕，张振宇，等. 我国食品安全现状与风险来源：以餐饮业为例［J］. 中国卫生政策研究，2013(7)：51-56.

［7］刘畅，张浩，安玉发. 中国食品质量安全薄弱环节、本质原因及关键控制点研究：基于 1 460 个食品质量安全事件的实证分析［J］. 农业经济问题，2011(1)：24-31.

［8］李小健. 食品小作坊小摊贩：食品安全事故"高发区"［J］. 中国人大，2012(3)：14-15.

［9］上海市食品药品监督管理局. DB 31/2008—2012《食品安全地方标准中央厨房卫生规范》.

［10］国家食品药品监督管理局.《中央厨房许可审查规范》.

［11］中华人民共和国国家标准. GB 16153—1996《饭馆(餐厅)卫生标准》.

［12］沈兴生. 怎样开好一家餐馆［M］. 北京：化学工业出版社，2009.

［13］陆仲寅，须莉燕，嵇羚. 浅析食品安全事故法律责任的认定［J］. 中国食品卫生杂志，2010(6)：536-539.

［14］张淼，李燮昕，张振宇，等. 我国餐饮行业食品安全问题现状及对策研究［J］. 四川烹饪高等专科学校学报，2010(3)：23-25.

［15］蒋云升. 烹饪卫生与安全学［M］. 北京：中国轻工业出版社，2011.

［16］钟志惠. 面点制作工艺［M］. 江苏：东南大学出版社，2012.

［17］周世中. 烹饪工艺［M］. 成都：西南交通大学出版社，2012.

［18］黄刚平. 烹饪营养卫生学［M］. 江苏：东南大学出版社，2009.

［19］丁晓雯，刘春红. 食品安全学［M］. 北京：中国农业大学出版社，2011.

［20］樊永祥，王茂起. HACCP 体系在餐饮业食品安全管理中的应用［J］. 中国食品卫生杂志，2006，18(1)：1-4

［21］胡小平，陈明海，楠国良. 食品安全控制体系 HACCP 及现阶段 HACCP 在我国食品加工的应用［J］. 食品科学，2004，25：285-287.

［22］贾金钊. 盐城市某四星级酒店食品加工 HACCP 体系建立及应用研究［D］. 南京：南京农业大学，2010.

[23] 朴昌玉. 食品加工中 HACCP 体系的意义[J]. 肉类研究,2007(7):6.

[24] 王晓冬. 新国标 新高度:《餐饮服务食品安全操作规范》解读[J]. 中国食品药品监管,2011(11):8-13.

[25] 夏桂珍. 食品加工企业应如何学习应用 GMP、SSOP 及 HACCP 管理体系[J]. 中国酿造,2003(6):1-6.

[26] 熊敏. HACCP 体系在热制凉食类菜肴中的应用[J]. 西南民族大学学报,2009,35(3):547-550.

[27] 北京市市场监督管理局. DB11/T 1968—2022《中央厨房布局设置与管理规范》.